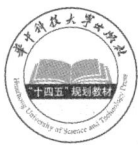

卫生职业教育"十四五"规划护理专业新形态一体化教材

供护理、助产及相关专业使用

U0641588

急救护理

主　　编　张翠玉　邹　亮　李　珍
副主编　黄益苗　唐明云　林秀金　代趁趁　宋和弦
编　　者　（按姓氏笔画排序）
　　　　　王　静　佛山市南海区卫生职业技术学校
　　　　　代趁趁　枣庄科技职业学院
　　　　　吕京凤　武汉市东西湖职业技术学校
　　　　　刘美鹏　广东省湛江卫生学校
　　　　　刘维贤　重庆市护士学校
　　　　　李　珍　武汉市第二卫生学校
　　　　　邹　亮　成都铁路卫生学校
　　　　　宋和弦　珠海市中西医结合医院
　　　　　张翠玉　广东省湛江卫生学校
　　　　　陈　炜　上海健康医学院附属卫生学校
　　　　　林秀金　海南卫生健康职业学院
　　　　　周　敏　重庆市九龙坡区中医院
　　　　　唐明云　湛江中医学校
　　　　　黄益苗　广东省湛江卫生学校
　　　　　颜丽桥　滕州市中等职业教育中心学校
　　　　　戴燕杰　武汉市东西湖职业技术学校

华中科技大学出版社

中国·武汉

内 容 简 介

本书是卫生职业教育"十四五"规划护理专业新形态一体化教材。

本书共十二个项目,内容包括绪论、院前急救、灾害救护、急诊科救护、重症监护、心搏骤停与心肺脑复苏、休克患者的救护、创伤患者的救护、常见急危重症患者的救护、急性中毒患者的救护、常见意外伤害患者的救护和常用急救护理技术。

本书是纸数融合教材,以任务为导向,融入思政课堂,引导学生在学中做、做中学,有利于提高学生的职业素养、学习能力和沟通技巧。本书可供护理、助产及相关专业学生使用。

图书在版编目(CIP)数据

急救护理 / 张翠玉,邹亮,李珍主编. -- 武汉 :华中科技大学出版社,2025. 1. -- ISBN 978-7-5772-1454-2

Ⅰ. R472.2

中国国家版本馆 CIP 数据核字第 2025BK5300 号

急救护理

张翠玉 邹 亮 李 珍 主编

JiJiu Huli

策划编辑:罗 伟

责任编辑:罗 伟 袁梦丽

封面设计:廖亚萍

责任校对:朱 霞

责任监印:周治超

出版发行:华中科技大学出版社(中国·武汉)　　电话:(027)81321913

　　　　　武汉市东湖新技术开发区华工科技园　　邮编:430223

录　排:华中科技大学惠友文印中心

印　刷:武汉市洪林印务有限公司

开　本:889mm×1194mm　1/16

印　张:17.25

字　数:553 千字

版　次:2025 年 1 月第 1 版第 1 次印刷

定　价:59.80 元

卫生职业教育"十四五"规划
护理专业新形态一体化教材

丛书编委会

网络增值服务

使用说明

欢迎使用华中科技大学出版社医学资源网 yixue.hustp.com

① 教师使用流程

（1）登录网址：http://yixue.hustp.com（注册时请选择教师用户）

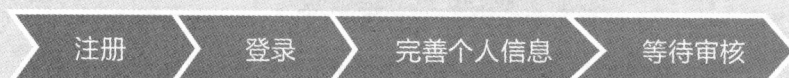

注册 ＞ 登录 ＞ 完善个人信息 ＞ 等待审核

（2）审核通过后，您可以在网站使用以下功能：

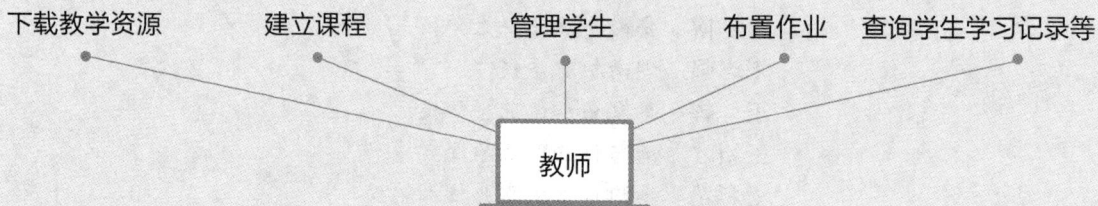

下载教学资源　　建立课程　　管理学生　　布置作业　　查询学生学习记录等

教师

② 学生使用流程

（建议学生在PC端完成注册、登录、完善个人信息的操作）

（1）PC 端操作步骤

① 登录网址：http://yixue.hustp.com（注册时请选择普通用户）

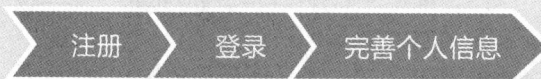

注册 ＞ 登录 ＞ 完善个人信息

② **查看课程资源：**（如有学习码，请在个人中心–学习码验证中先验证，再进行操作）

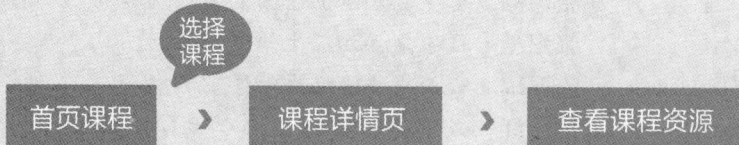

选择课程

首页课程 ＞ 课程详情页 ＞ 查看课程资源

（2）手机端扫码操作步骤

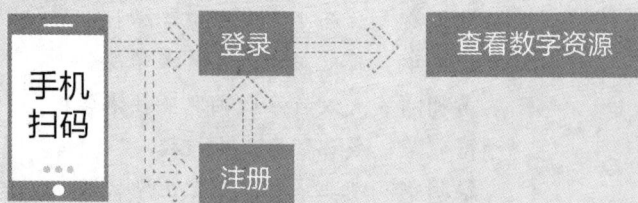

手机扫码 ⇢ 登录 ⇢ 查看数字资源

注册

前言

急救护理是护理专业的一门重要专业课程,是研究各类急危重症患者救护的综合性应用学科,是急诊医学的重要组成部分。随着急诊医学和重症医学的发展,各种急救仪器设备不断更新,急救护理在临床护理工作中发挥着越来越重要的作用,急救护理技术是紧急情况下对患者实施及时、有效救护的技术支撑,是从业护士必备的专业技术技能。

为办好人民满意的职业教育,推进职普融通、产教融合、科教融汇、优化职业教育类型定位,本书编写过程中紧密围绕卫生职业教育护理专业培养目标,坚持以专业培养目标为导向,以职业技能培养为根本,遵循"三基"(基本理论、基本知识、基本技能)、"五性"(思想性、科学性、先进性、启发性、适用性)的编写原则,力求满足卫生职业院校学生技能需要、满足护理岗位需要、满足护士执业资格考试需要,突出卫生职业教育特色,将知识教育与素质教育相结合,兼顾学生职业岗位能力和人文素养的培养。

本书共十二个项目,内容包括绪论、院前急救、灾害救护、急诊科救护、重症监护、心搏骤停与心肺脑复苏、休克患者的救护、创伤患者的救护、常见急危重症患者的救护、急性中毒患者的救护、常见意外伤害患者的救护和常用急救护理技术。

本课程共64学时,其中理论讲授36学时,实训操作28学时,确保学生既能掌握理论知识,又能获得充分的实践机会。本书具有以下四个特点:一是以任务为导向,引入实际案例,激发学生的学习兴趣,培养解决临床护理问题的能力;二是结合护士执业资格考试需要,设置测试题,帮助学生巩固所学知识;三是参照全国职业院校护理技能大赛标准,设计实训内容,突出急救护理实训的重要性与实用性;四是创新学习形式,融入数字资源模块,实现纸质教材与数字资源的完美结合,为学生提供更为丰富的学习资源。

本书在编写过程中,各位编者辛勤工作、精诚合作。在此,向所有为本书编写工作提供帮助的专家和学者表示衷心感谢。由于编写时间仓促,编者水平与编写能力有限,书中难免存在不足和疏漏之处,恳请各位读者能够提出宝贵的意见和建议,以便我们不断完善和提高教材的质量。

编　者

学时分配建议表

项 目	教 学 内 容	理论课时	实训课时	合 计
项目一　绪论	任务一　急救护理的起源及发展	1		2
	任务二　急救护理工作范畴			
	任务三　急救医疗服务体系	1		
	任务四　急救护理的学习方法及要求			
项目二　院前急救	任务一　院前急救概述	1		4
	任务二　院前急救护理	1		
	实训1　院前急救患者的现场救护		2	
项目三　灾害救护	任务一　灾害救护概述	1		2
	任务二　常见灾害的救护	1		
项目四　急诊科救护	任务一　急诊科的设置与管理	1		2
	任务二　急诊科的护理工作流程	1		
项目五　重症监护	任务一　ICU的设置及管理	1		4
	任务二　各系统功能监护	1		
	实训2　急诊科及重症病房见习		2	
项目六　心搏骤停与心肺脑复苏	任务一　心搏骤停	1		8
	任务二　心肺脑复苏	1		
	任务三　婴儿及儿童的心肺复苏			
	实训3　心肺复苏技术		4	
	实训4　体外非同步除颤术		2	
项目七　休克患者的救护	任务一　休克患者的急救与护理	1		4
	任务二　弥散性血管内凝血患者的救护	1		
	任务三　多器官功能障碍综合征患者的救护			
	实训5　休克患者的救护		2	
项目八　创伤患者的救护	任务一　创伤概述	1		8
	任务二　多发伤及复合伤患者的救护			
	任务三　颅脑及胸腹部损伤患者的救护	1		
	任务四　骨关节损伤患者的救护			
	任务五　脊柱及骨盆损伤患者的救护	1		
	任务六　外伤止血、包扎、固定、搬运	1		
	实训6　脊柱损伤患者的搬运		2	
	实训7　止血、包扎技术		2	

项　　目	教 学 内 容	理论课时	实训课时	合　计
项目九　常见急危重症患者的救护	任务一　神经系统疾病患者的救护	1		6
	任务二　循环系统疾病患者的救护	1		
	任务三　呼吸系统疾病患者的救护	1		
	任务四　消化系统疾病患者的救护	1		
	实训8　急性左心衰竭患者的救护		2	
项目十　急性中毒患者的救护	任务一　中毒概述	1		8
	任务二　食物中毒患者的救护	1		
	任务三　有机磷农药中毒患者的救护	1		
	任务四　镇静催眠药中毒患者的救护	1		
	任务五　酒精中毒患者的救护	1		
	任务六　急性一氧化碳中毒患者的救护	1		
	实训9　自动洗胃机的使用		2	
项目十一　常见意外伤害患者的救护	任务一　中暑患者的救护	1		6
	任务二　淹溺患者的救护	1		
	任务三　电击伤患者的救护	1		
	任务四　烧伤患者的救护			
	任务五　气道异物梗阻患者的救护	1		
	实训10　急性气道异物梗阻患者的救护		2	
项目十二　常用急救护理技术	任务一　环甲膜穿刺术	1		8
	任务二　气管插管术			
	任务三　气管切开术	1		
	任务四　球囊-面罩通气术			
	任务五　采集动脉血气标本	1		
	任务六　动、静脉穿刺置管术			
	任务七　中心静脉压的监测及输液泵的使用	1		
	任务八　呼吸机的临床应用			
	实训11　气管插管术		2	
	实训12　呼吸机的使用		2	
机动			2	2
合计		36	28	64

目录

绪论

扫码学课件

学习目标

【知识目标】
掌握急救医疗服务体系的概念、组成及主要职责。

【能力目标】
熟悉急救护理的工作范畴。了解急救护理的形成和发展。

【素养目标】
1. 树立"时间就是生命"的急救观念。
2. 培养对工作认真负责、细致严谨的急救职业素养。

项目导言

我国已进入中国特色社会主义新时代。社会经济飞速发展,人们活动范围扩大,社会老龄化人口增长,现代医学研究不断深入,人民对社会医疗服务的需求不断增加。受上述因素影响,医疗活动中的急危重症患者呈现增加的趋势,急救医疗呈现出越来越重要的作用。

急救护理是护理学的重要组成部分。它是研究各类突发疾病、急性创伤、慢性疾病急性发作和各种急危重症患者的救护及管理的一门临床护理学科。急救护理的理论基础来源于急诊医学和护理学理论,"挽救患者生命、提高抢救成功率、促进康复、降低致残率、改善患者生命质量"是本学科发展和奋斗的目标。

任务一 急救护理的起源及发展

学习要点

- **重点**:急救护理的工作范畴。
- **难点**:急救医疗服务体系的组成及管理。

一、急救护理的起源

现代急救护理的起源可以追溯到 19 世纪南丁格尔时代。在克里米亚战争时期(1853—1856 年),前线战伤的英国士兵死亡率高达 42% 以上,南丁格尔率领 38 名护士前往战地救护,使受伤士兵死亡率下降到 2.2%。随后,她分析了堆积如山的军事档案,用图形数据指出在克里米亚战争中,英国士兵死亡的主要原因是在战场外感染疾病以及在战场上受伤后没有得到适当护理,而真正战死在战场上的士兵反而不多。这充分说明了有效实施急救护理在救治战伤患者中发挥了重要作用。

二、急救护理的发展

20 世纪 50 年代初期,北欧发生了脊髓灰质炎大流行,许多患者伴有呼吸肌麻痹,不能自主呼吸,而辅以"铁肺"治疗,配合相应的特殊护理技术,效果良好。这是世界上最早用于监护呼吸衰竭患者的"监护病房"。20 世纪 60 年代,随着电子仪器设备的发展,急救护理进入了有抢救仪器设备配合的新阶段。心电示波器、除颤仪、人工呼吸机、血液透析机的应用,使护理学的理论与技术也得到相应发展。20 世纪 60 年代后期,现代监护仪器设备的集中使用,促进了重症监护病房(intensive care unit , ICU)的建立。1968 年麻省理工学院建立了急诊医疗服务体系。20 世纪 70 年代,英国皇家护理学院 A&E 护理团体(Accident & Emergency Nursing Group)成立,该团体的主要工作之一即是为 A&E 护士不断更新临床急救知识与技术,由此形成了当今急救护理课程的雏形。

我国的急救护理事业与急诊医学的发展密不可分。20 世纪 50 年代,我国在各个大、中城市建立了救护站;20 世纪 70 年代,心脏手术的开展推动了心脏监护病房的建立;20 世纪 80 年代,各医院成立了急救中心,全国统一院前医疗急救呼叫号码为"120",中国特色的急救医疗网络逐渐形成。1986 年我国颁布实施了《中华人民共和国急救医疗法》,并成立了"中华医学会急诊医学学会"。至此,我国的急诊医学开始正式作为一门新的独立学科,同时推动了急救护理事业在国内的发展。

2014 年 2 月我国正式实施了《院前医疗急救管理办法》,在急救机构设置、执业管理、监督管理、法律责任等方面做了详细规定。2020 年 9 月国家卫生健康委员会(国家卫生健康委)等九部门联合制定了《关于进一步完善院前医疗急救服务的指导意见》,进一步规范并推动了我国院前医疗急救工作的开展,主要目标:到 2025 年,建成与我国社会经济发展水平相适应的政府主导、覆盖城乡、运行高效、服务优质的省、地市、县三级院前医疗急救服务体系,院前医疗急救人才队伍长足发展,服务保障能力全面提升,社会公众急救技能广泛普及,急救相关产业健康发展,全社会关心支持急救事业发展的氛围基本形成。

任务二　急救护理工作范畴

随着急诊医学的发展和仪器设备的不断更新,急救护理的工作范畴也在不断扩大。急救护理工作可分为院前急救、急诊科救护、重症监护、灾害救护及教学、科研和管理等内容。

一、院前急救

院前急救也称院外急救,指对遭受各种危及生命的急症、创伤、中毒、灾害等患者在到达医院之前进行的紧急医疗救护,包括现场评估与呼救、伤员的检伤分类、现场救护及患者搬运与转送、途中监护等环节。及时有效的院前急救,对于挽救患者生命、防止二次损伤、减轻患者痛苦、创造进一步诊治条件、提高抢救成功率、降低致残率,具有极其重要的意义。

院前急救是一项服务于广大民众的公益事业。其主要任务及工作范畴包括:①为院外呼救的患者提供院前急救;②突发公共卫生事件或灾害性事故发生时的紧急救援;③执行特殊任务时的紧急救护;④急救通信网络中的枢纽任务等。

为提高院前急救的服务质量和急救效果,还需加强院前急救的宣传教育,提高社会公众院前急救知识水平和自救互救的意识和能力,实现非医护人员与专业医护人员的救护配合,做到院前急救普及化、社会化、全民化,才能提高院前急救的成功率。

二、急诊科救护

急诊科是医院急危重症患者的首诊场所,是院前急救的延续,也是急诊医疗服务体系的重要环节。急诊科是全院急危重症患者最为集中、病种最为繁多、病情最为复杂和抢救管理任务最为繁重的科室。急诊科实行 24 h 应诊制度,承担急危重症患者的接诊、抢救、监护和留院观察以及突发公共卫生事件救援等多项急救工作。

急诊科应建立科学完善的应急管理制度,合理设置就诊区域,配备完善的急诊仪器设备,配备受过专业训练、熟练掌握急诊医学专业知识和技能的医护人员,能够对来院的急危重症患者提供及时有效的紧急医护诊疗服务,同时为患者及时获得后续专科诊疗服务提供支持与保障。

急救医疗护理过程均应以"急、准、稳"的理念为指导,医院急诊科的工作质量直接关系到患者的生命安危,同时是医院综合医疗服务实力的集中体现。

三、重症监护

重症监护指受过专业训练的医护人员,在配备先进监护和急救仪器设备的重症监护病房(ICU),接收由急诊科和院内有关科室转来的急危重症患者,研究内容包括:急危重症患者的监护和治疗、ICU 的建设及感染管理等多项相关工作。重症监护也是急救护理的重要组成部分。

四、灾害救护

灾害救护是灾害医学的重要组成部分,同属于急诊医学范畴。灾害救护指对包括自然灾害(如地震、洪水、台风、雪崩、森林火灾等)和人为灾害(如交通事故、矿难、化学中毒、核泄漏、武装冲突等)所造成的人员伤害进行的救护。灾害救护工作内容包括:①搜救;②检伤分类;③现场急救;④患者转运;⑤灾害恢复过程中的防疫等。

灾害救护需要得到政府和社会各方的重视、支持和帮助,常需动员社会各界的力量,有组织、有计划地协调工作,合理统筹人力、物力、财力,才能在最短的时间内取得最佳的救援效果。

五、教学、科研和管理

随着急救护理事业的迅速发展,急救护理岗位专业知识与技能更新也越来越快,专业化程度越来越高。医疗机构要有目的、有计划、持续地培养急救护理人才,加强急救护理工作的管理、科学研究和交流工作,使急救护理的教学、临床科研及实践紧密结合,进一步提高急救护理科研水平。

同时,医疗机构要承担面向学校、社会的急救护理的教学和培训,定期举办普及化的急救技术的宣传教育,促进社会公众急救专业知识与技能水平的提高。

任务三　急救医疗服务体系

急救医疗服务体系(emergency medical service system,EMSS)是由院前急救、院内急诊科诊治、ICU 救治等共同组成的一种急诊急救医学模式。该模式形成了快速高效的急救网络系统,为急危重症患者救治铺设了一条"生命绿色通道"。经过近 30 年的发展,我国的 EMSS 已经发展成为一个完整的现代化医疗体系,其服务水平也在近年信息化飞速发展的推动下,逐年得到提升。

一、EMSS 的工作目的和任务

EMSS 的工作目的:用最短的时间把最有效的医疗救护服务提供给急危重症患者。

EMSS 的工作任务:院前急救医护人员及时到达急危重症患者身边,进行现场评估、给予初步抢救;然后用配备监护和急救仪器设备的运输工具安全地将急危重症患者护送到就近医院的急诊科,接受进一步抢救和诊断;待急危重症患者生命体征稳定后再转运到 ICU 或专科病房。

二、EMSS 的组成及管理

EMSS 主要由院前急救中心、急诊科、ICU 三个功能部门组成,三者分工明确,各司其职,紧密配合。完整的 EMSS 应体现急诊的即刻性、连续性、层次性和系统性。因此,理想的 EMSS 还应细化且具备如下要求:现代化的急救通信指挥系统、精良的急救仪器设备配置、专业的院前急救人员和完善的规章管理制度等。

(一)现代化的急救通信指挥系统

现代化的急救通信指挥系统是保证 EMSS 高效运转的关键,也是 EMSS 的灵魂。急救中心应设置急救通信调度中心及急救情况收集分析中心,协调及指导急救工作。我国设置全国统一院前医疗急救呼叫号码为"120",城市的主要医疗机构还设有急救专线电话,以确保在特急情况下随拨随通。利用通信卫星或无线电通信系统进行通信联络,定位准确,且具有快速灵活、便于调度指挥等特点。

(二)精良的急救仪器设备配置

配备必要救护设备的运输工具,包括救护车、救护艇、救护直升机等。这些工具上应配备有精良的监护和急救仪器设备,可以监测心电图、血氧饱和度、血压,实施气管插管、人工呼吸、静脉输液、心脏除颤等抢救,是"移动的急诊室"。

(三)专业的院前急救人员

高效的院前急救是 EMSS 的重要环节之一。为社区、各医疗单位配备一支高素质的、专业的、院前急救队伍,能熟练掌握各项急救技术和运用监护和急救仪器设备,有能力对急危重症患者实施现场救护、安全地途中转运。

(四)高水平的院内急救

急诊科是院内急救的首诊场所,是院前急救的延续。其主要任务是为患者提供进一步的院内急救,维持患者后续的生命支持。ICU 是实施危、重症或专科监护的临床单元。系统的、高质量的专业监护和救治,是提高急危重症患者抢救成功率、降低致残率的重要保障。

(五)完善的规章管理制度

完善的 EMSS 规章管理制度可使急救工作更规范、有章可循。

(六)政府的支持力度和社会公众的参与度

1. 加强对 EMSS 的领导和管理　在一定程度上,急救工作的成败,不仅取决于技术问题,还取决于 EMSS 各环节的组织协调问题。各级政府要切实加强对 EMSS 的领导和管理,根据各地区实际情况,将城乡急救医疗事业纳入当地社会健康发展规划,并组织卫生、公安、交通、通信等部门共同协作、各尽其责,促使管辖区域的急救通信联络、现场急救与安全转运、院内救护等各项措施落到实处。

2. 加大社会公众参与度　提高 EMSS 运作的效果,应加大社会公众参与度。如利用报刊、电视、电台等宣传媒体,积极普及急救知识。以医疗机构为主导,广泛开展群众性急救训练,如徒手心肺复苏、止血包扎、骨折固定、搬运等简单处理方法。当意外伤害发生时,在专业人员尚未到达现场的情况下,现场目击者能正确有效地进行自救和互救。该措施对提高 EMSS 运作的效率有积极意义。

思政园地

　　叶欣,女,汉族,广东省徐闻县人,中共党员。1972 年参加工作,生前是广东省中医院二沙岛医院急诊科护士长。

　　2003 年春节前后,"非典"开始在广州一些地区流行。叶欣所在的医院担负了接诊"非典"患者的任务。面对具有强烈传染性的"非典"患者,面对死神的挑战,作为急诊科护士长,她周密筹划、冷静部署,始终坚持亲临现场,战斗在第一线,使整个护理工作有条不紊地进行。

　　为了减少其他人的感染风险,每当有疑似或者确诊患者送来时,叶欣总是冲在最前面,最艰难的工作争着干,最危险的活抢着做。她几乎包揽了急危重症患者的检查、抢救、治疗和护理等工作,她临危不惧,一次次冒着生命危险抢救患者,一次次把急危重症患者从死亡线上拉回来。

　　2003 年 3 月 4 日中午,叶欣被确诊染上了非典型肺炎,后因抢救无效于同年 3 月 25 日凌晨逝世,年仅 47 岁。叶欣是无数抗击"非典"战斗英雄的杰出代表,是中国应对重大突发事件中医疗卫生战线涌现的一面旗帜。她被追授为全国优秀共产党员、追认为革命烈士,荣获白求恩奖章、国际南丁格尔奖章。

任务四　急救护理的学习方法及要求

一、学好急救护理的方法

急救护理是一门操作性很强的临床护理课程,与其他临床课程的学习有相通之处,但也有其自身的特点,护生可以参考以下方法对自己的学习做好规划。

(一) 端正态度、明确目标

急救护理属专科性临床护理范畴,课程对即将走向一线临床实习的护生来说极其重要,更要求护生在学习中要端正学习态度,严于律己,树立明确的学习目标,以掌握扎实的理论知识和熟练的操作技能为目标,不断增强临床实践的本领。

(二) 充分利用教材和资源

本纸数融合教材能为护生的预习和复习创造有利的条件,护生应自觉利用这些资源做好预习和复习,同时提高自己对信息化技术的应用能力。

(三) 珍惜课堂、积极参与

珍惜课堂,积极参与教师设计的课堂活动,如情景模拟、小组讨论、角色扮演、案例分析等,在与同伴的思维碰撞中完成自我知识提升。

(四) 严谨认真、勤学苦练

临床护理中,对急危重症患者的每一项急救技术的实施,都必须严谨认真,以免施救时对患者造成二次伤害。这就要求护生在校期间勤学苦练,熟练掌握各项急救护理技术,更好地服务患者,服务社会。

二、急救护士的素质要求

(一) 职业道德素质

急救护士应当遵守职业道德规范,严格遵守医疗操作规程,保护患者的隐私,始终保持高尚的医德医风。将严谨求实、认真负责的工作作风体现在急救过程的每一个环节。

(二) 健康的身心素质

急危重症患者病情危重、变化快,抢救时间紧张,特别是出现大批患者时,工作量大,故良好的身体素质是急救护士出色地完成紧张、繁忙的急救护理工作的前提。同时,急救护理工作具有高强度、高压力的特点,要求急救护士具备健康的心理素质,如冷静、果断、勇敢、坚韧不拔等,能够应对紧急情况和突发事件,做到临危不乱。

(三) 精湛的技术突出的应急能力

急救护理工作要求急救护士具备扎实的医学知识和专业技能,包括掌握急救知识和技能、药品使用、仪器操作等,还需要具备手术配合、抢救配合等相关技能。

突发性及紧迫性是急救护理的特点,患者情况、工作量均无法预测。急救护士除了要有扎实的专业技能外,还应具有突出的应急能力,对病情的观察有预见性,并能迅速做出判断,紧急参与到抢救患者的工作中。

(四) 团结协作、协调沟通能力

急救护理工作需要与医生、护士、患者等多方合作,要求急救护士具备团结协作意识,能够与其他成员密切配合,充分协调好各人员、部门之间的工作安排,共同完成急救任务。急救护士还需要与患者及其家属进行有效的沟通,能够用通俗易懂的语言向患者及其家属传达患者病情信息,安慰患者及其家属。良好的沟通能力有助于急救护士与其他医护人员加强合作、协调工作、有效应对和缓解与工作相关的压力。

→ **任务小结**

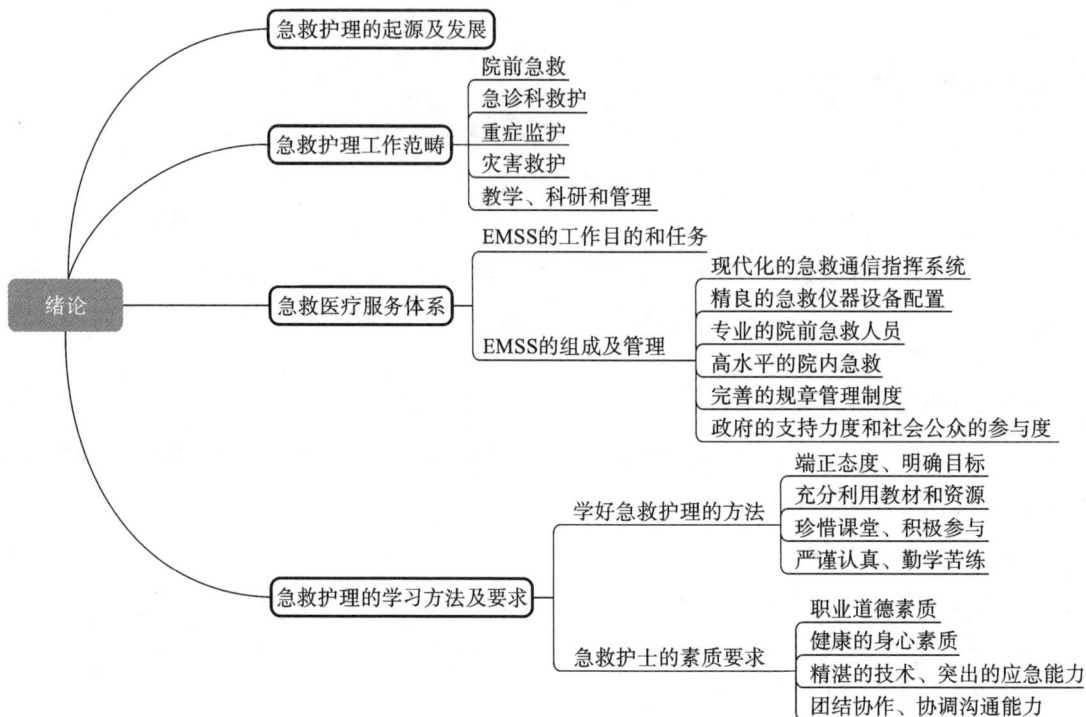

- 绪论
  - 急救护理的起源及发展
  - 急救护理工作范畴
    - 院前急救
    - 急诊科救护
    - 重症监护
    - 灾害救护
    - 教学、科研和管理
  - 急救医疗服务体系
    - EMSS的工作目的和任务
    - EMSS的组成及管理
      - 现代化的急救通信指挥系统
      - 精良的急救仪器设备配置
      - 专业的院前急救人员
      - 高水平的院内急救
      - 完善的规章管理制度
      - 政府的支持力度和社会公众的参与度
  - 急救护理的学习方法及要求
    - 学好急救护理的方法
      - 端正态度、明确目标
      - 充分利用教材和资源
      - 珍惜课堂、积极参与
      - 严谨认真、勤学苦练
    - 急救护士的素质要求
      - 职业道德素质
      - 健康的身心素质
      - 精湛的技术、突出的应急能力
      - 团结协作、协调沟通能力

知识链接

急救标志——蓝色生命之星

生命之星是EMSS的国际标志(图1-1)，我们在救护车、救护直升机、救护器材与救护技术员制服上会发现它的身影。

生命之星交叉的六条臂象征着EMSS的六大系统功能：发现、报告、反应、现场抢救、运送途中监护、转至院内救治。

权杖与蛇是医学与健康的象征，橄榄枝是和平的标志。为了区别于其他医疗救护标志，将其设计为蓝色与黄色，故称为"蓝色生命之星"。各国、各地区可根据使用区域的不同，将蓝色圆环内的文字进行相应修改。

扫码看彩图

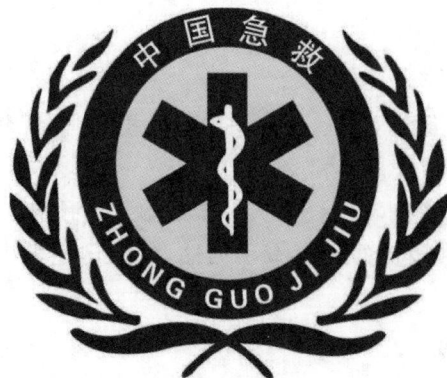

图1-1 蓝色生命之星

→ **任务检测**

在线答题

（张翠玉）

院前急救

扫码学课件

学习目标

【知识目标】

1. 熟悉院前急救的概念、现场评估、现场救护以及转运与途中监护。
2. 掌握院前急救的特点和原则。
3. 掌握急救现场的检伤分类。

【技能目标】

能够将院前急救的护理评估、现场救护、急救原则、转院与途中监护等知识运用到工作实践中。

【素养目标】

1. 具有救死扶伤的人道主义精神、在院前急救工作中有效沟通与协作的团队精神。
2. 培养"时间就是生命"的急救素养。

项目导言

　　院前急救是 EMSS 的首要环节，是成功救治急危重症患者的基础，是体现"时间就是生命"的黄金环节。作为医疗卫生事业和公共卫生应急保障体系最重要的组成部分，院前急救在医疗急救、重大活动保障、突发公共卫生事件等方面对维持患者生命、防止二次损伤、减轻患者痛苦、提高抢救成功率、降低致残率，具有极其重要的意义，是整个城市和地区应急防御体系的重要组成部分。

任务一　院前急救概述

学习要点

- **重点**：院前急救的特点和原则。
- **难点**：院前急救的原则。

✚ 任务导入

　　王某，男，48岁，公司主管，经常熬夜加班，凌晨2点被家人发现摔倒在书房地上，呼之不应，抽搐、呕吐、大汗、小便失禁。家人慌乱无措，大声呼喊，邻居到来才帮忙拨打"120"急救电话。

请思考：
　　1. 王先生发生了什么？
　　2. 作为现场救护的医护人员，应遵循哪些院前急救的原则？

一、院前急救的概念与特点

（一）院前急救的概念

　　院前急救也称院外急救，是指对急危重症患者进入医院前实施的现场和途中救治与监护的医疗救护活动，即对各种危及生命的急症、创伤、中毒、灾害等患者从发病或受伤开始到医院就医之前的救护。广义上的院前急救是指有"第一目击者"公众参与的必要的初步急救措施，能够维持患者基本生命体征和减轻痛苦，为挽救生命、减少伤残和死亡赢得宝贵的时间。狭义的院前急救是指专业急救医疗机构对患者到达医院前实施的现场救护和途中监护。

（二）院前急救的特点

　　由于院前急救涉及的是全生命周期的患者，具有病种繁多、急救环境和条件复杂、急救任务较重等复杂要素，因此，它具有与其他急救环节所不同的特点。

　　1. 突发性与随机性　院前急救的对象多是急危重症患者，其病种繁多，随机性强，重大事故或灾害（如大型车祸现场、大地震、洪涝、泥石流等）时会出现成批患者，且呼救的时间、地点、事件、人员、伤情、环境等均无法预知，院前急救人员往往措手不及。因此，院前急救人员需要 24 h 处于应诊状态，具备随时出发去处理各类患者的能力。

　　2. 紧迫性与复杂性　院前急救具有病情急、时间急和心理急的紧迫性，同时患者病种繁多，病情复杂危重，如呼吸、心搏骤停，窒息，张力性气胸，心肌梗死，严重创伤，休克等危及生命的紧急情况，病情变化就在数分钟之内，救护是否及时关系到患者的存亡及预后。这就需要院前急救人员具有"时间就是生命"的急救意识。院前急救人员不仅要具有高度的责任心，24 h 处于应诊状态，接到指令后 1~3 min 出发救援，还需具备全面的急救知识和技能，现场能够快速评估、判断、检伤、分类和正确处理，挽救患者生命。

　　3. 艰难性与风险性　院前急救人员在参与院前急救过程中条件大多比较恶劣，如人员设备有限、气候环境复杂，交通道路艰险，患者病史不详等，均给救护工作带来了极大的困难，为抢救患者生命和保障预后增加了难度。另一方面，院前急救还存在安全风险，如传染病患者、精神病患者或醉酒者，刑事犯罪现场，火灾、塌方、毒气泄漏现场，救护车本身交通事故等。因此，院前急救人员应有坚强的意志、强健的体魄和较强的应变能力，增强自我保护意识，努力克服各种困难，争取在各种恶劣条件下处理好伤病问题，还要做好自身防护。

　　4. 社会性与流动性　首先，院前急救是整个城市和地区应急防御功能的重要组成部分，已成为一项社会公益性事业。院前急救的工作人员已经不仅仅局限于医护人员，第一目击者在院前急救中也发挥着非常重要的作用。其次，院前急救活动常涉及多个部门之间的协作，需要医疗、消防、公安、交通、运输等部门共同解决现场问题，这是院前急救社会性强的主要表现。院前急救点管辖范围内的任何区域均有可能出现呼救，一般情况下患者可流向区域内任意一家综合性医院。如遇突发重大事故或灾害时，也可能超越其管辖范围，到其他省、市、县支援救护工作，这体现了其流动性大的特点。因此，要求院前急救人员具备良好的身心素质、较强的人际沟通能力与应变能力。

　　5. 协作性与灵活性　院前急救时往往人力有限，院前急救人员常一人多角。例如，进行心肺复苏时，既要实施胸外心脏按压、人工呼吸，还要进行心电监护，建立静脉通道、给药。又如，大型灾害救援时，要随时向上级部门报告情况，并与其他在现场参与救援的部门和人员进行协调配合。这不但要求院前急救人员具备独立工作能力，还需要有较强的团结协作能力。在院前急救人员仪器设备紧缺的情况下，以对症急救为主，初步稳定患者生命体征，为进一步治疗赢得时间，需要机动灵活地就地取材，为患者争得抢救时机。

二、院前急救的任务与原则

(一)院前急救的任务

1. 院外呼救患者的急救 这是院前急救的主要任务。院前急救患者常见有三种类型:①急危重症患者:即短时间内有生命危险的患者,需实施现场急救方能挽救生命或维持其生命体征,如急性心肌梗死、严重创伤、急性中毒、休克、主动脉夹层等患者。②急诊患者:病情紧急但短时间内尚无生命危险的患者,需要进行现场紧急处理以稳定患者病情,减轻其在转运过程中的痛苦以及避免并发症,如骨折、急腹症、哮喘、高热等患者。③慢性病患者:高血压、糖尿病等慢性病患者病情变化需就诊,因无法自行前往医院而拨打急救电话,对此类患者无须进行院前急救,只需提供救护车将其转运至医院就诊。

2. 灾害的现场救护 当遇到灾害时,现场易出现患者数量多、伤情复杂、救护资源不足等情况,院前急救人员更应结合实际情况,严格执行相关指挥和急救预案,与现场其他救灾人员如消防、公安、交通运输等部门互相配合,做到快、准、稳地对患者检伤分类与救护处理,合理分流和安全转运,保障患者生命安全。此外,院前急救人员应加强自身安全意识。

3. 特殊任务的医疗保健 在大型会议、赛事活动、政要人物来访等期间,保障相关人员健康的救护值班称为特殊任务的医疗保健。执行特殊任务的院前急救人员应加强责任意识,应对随时可能出现的各种意外事件。一旦发生意外,要做到及时行动、快速处理。

4. 急救通信网络枢纽 急救通信网络在院前急救过程中起到了上传下达的作用,主要是与呼救市民的联络、与救护车和医院的联络、与上级部门的联络等,工作内容包括与上级领导、救灾指挥中心、急救现场、救护车和医院急诊科等的急救信息的接收、传达、反馈(指挥调度)。

5. 急救知识和技能的普及 通过视频、海报、网络、培训班、急救宣讲等方式宣传普及急救知识和技能,增强群众急救意识,加强群众的自救和互救能力,是院前急救工作的一项重要任务。

(二)院前急救的原则

1. 呼救与急救并重 第一目击者在初步评估环境和伤情后,实施救护的同时启动 EMSS,与其他目击者进行分工合作,争取获得更多的资源和支援,如只有第一目击者在场,应先大声呼救或拨打"120"急救电话,再进行急救处理。

2. 先评估再施救 灾害或意外事故现场往往是复杂的危险环境,为确保院前急救人员和患者的安全,施救前应对现场环境迅速有效地进行评估,如有险情,应与其他部门协作采取防护措施,迅速将患者脱离危险环境,确认安全后实施救护。

3. 先治标后治本 对于心搏骤停、窒息、张力性气胸等危及生命的紧急情况,应立即给予心肺复苏、通畅气道、维持呼吸和循环等对症救护措施,保持患者生命体征,再查找病因,进行根本治疗。如患者严重创伤大出血,应先进行止血再针对出血原因和出血点进行包扎等处理。

4. 先重病后轻病 现场如有多名患者,应先对重症患者进行抢救,在资源有限的条件下,遵守"先重后轻"的原则,把资源尽量用在有希望救治存活的患者身上。

5. 先急救后转运 现场实施必要的抢救后尽快转运到医院,搬运时注意患者如有离断的肢体或组织,应隔水放置在装有冰块的容器里,与患者一同送往医院;转运途中严密监测病情,病情变化时及时实施救治,实现"转运与监护相结合";患者送达医院,应完整交接患者的病因、时间、地点、抢救经过、病情发展等资料。

思政园地

自动体外除颤仪(AED)救回心搏骤停女生

2023 年 10 月 17 日,江苏省某中学一名女生在体质测试时突发心搏骤停,教师协力使用 AED 成功施救。该女生摔倒后不到半分钟,体育教师判断情况后,立刻进行心肺复苏。班主任教师迅速跑往校医务室取"救命神器"——AED,并寻求操场附近教师帮助拨打"120"急救电话。给予除颤、心肺复苏和人工呼吸,直到救护车赶到现场。及时、高效的院前急救为后续医院成功救治该患者提供了重要的保障。

可见,院前急救培训为构建和谐平安校园作出了积极贡献。

任务小结

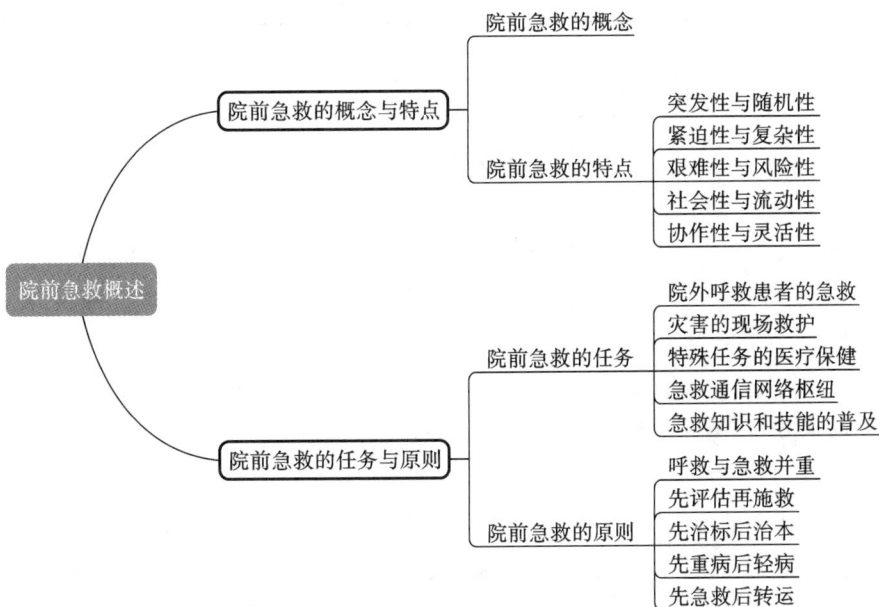

任务检测

在线答题

任务二　院前急救护理

学习要点

重点：院前急救的检伤分类。

难点：院前急救的现场救护。

任务导入

两名中学生相约到离家较远的郊外河边游玩，其中一名学生拖鞋掉入河中，捡鞋时不慎掉进河里发生溺水，另一名学生因不会游泳而不敢贸然下水，大声呼救，附近村民赶来，溺水学生被救助上岸，但出现意识丧失，呼吸心搏骤停，面色发青。

请思考：

如何评估溺水者，可以实施哪些现场救护措施？

我国院前急救护理工作包括待命、受理、出诊、处置、转运、交接等环节,各环节既有独立的任务和特点,又与其他环节密不可分,无缝对接方能使院前急救护理工作高效运行(图2-1)。

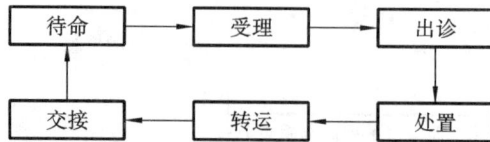

图 2-1　院前急救护理工作环节

一、现场评估

第一目击者,又称"第一反应人",指在现场为突发伤害、危重疾病的患者提供紧急救护的人。第一目击者经过现场并评估患者后启动 EMSS,便可争取更多的时间帮助院前急救人员展开救助。

(一)环境评估

急救现场往往环境复杂,院前急救人员在任何情况下,都应先进行环境评估,如有危险应先排除险情或将患者撤离到安全的地方,在确保自身和患者安全的情况下方可进行施救。

(二)病情评估

靠近患者的同时迅速评估病因,争分夺秒抢救的同时进一步准确无误评估病情,1~2 min 完成一位患者的病情评估。评估过程中尽量不搬动患者以免加重伤情,通过"望、闻、问、叩"护理体检方法,注意"听清主诉,问清重点,看清表现",按照先重后轻的原则进行,快速查找出危及生命的症状和病因。

> **知识链接**
>
> ABCDE 创伤初步评估法:A(气道,airway);B(呼吸,breathing);C(循环,circulation);D(意识,disability);E(暴露,exposure)。

1. 意识　拍打成人患者肩部并大声呼唤或拍击婴幼儿足底,观察有无睁眼或肢体活动情况。如无反应,说明意识丧失,立即启动 EMSS。

2. 气道与呼吸　如患者出现呼吸困难,立即检查口、鼻、咽、喉部有无异物,迅速清除气道异物。如存在气道阻塞,立即解开患者的衣领、腰带,开放气道,保持气道通畅。判断患者呼吸频率、节律,有无特殊气味,如患者无自主呼吸需立即给予人工呼吸。

3. 循环　评估呼吸的同时可判断脉搏。成人患者触摸颈动脉,婴幼儿可触摸肱动脉,观察脉搏强弱、节律及频率。若未触及大动脉搏动,应立即进行心肺复苏;若脉搏细速伴有面色苍白、皮肤湿冷时,提示患者循环障碍,应尽快建立静脉通道补液。

二、紧急呼救

紧急呼救是指急危重症患者或第一目击者拨打"120"急救电话或通过其他形式向急救中心发出的呼救。急救中心调度员应向呼救者询问并确认以下内容:①明确患者目前最紧急的表现,如昏迷、大出血、呼吸困难、胸痛、中毒等;②明确灾害的原因、性质、规模、人数、伤情、现场已开展的救援情况等;③明确患者性别、年龄、姓名、电话,记录两个有效联系电话,叮嘱其保持电话通畅状态;④明确具体位置,尽可能说明周围建筑的明显标记和最佳路线,请求现场尽量安排人员到指定路口等候和引导救护车,协助救护车以最快速度到达现场。

调度员详细记录信息,向院前急救人员发出调度令,1~3 min 出发救援。必要时调度员可在电话里指导患者进行自救或指导第一目击者进行施救,交代注意事项(如头颈部损伤的患者严禁搬动、触电者不进行徒手拉救、严重烧伤者不给予涂药、昏迷者不给予仰卧位等)。根据实际情况,调度员可指导呼救者准备好需随患者一同送往医院的用物,如药物、衣服、毒物、离断的肢体或组织器官等。调度员动态了解现场情况变化,评估是否需要增加救援人员、物资、药品和医疗器械等资源,及时补充,为抢救生命提供保障。

院前急救人员到达现场后,对患者进行初步评估和处理,尽快将患者送往附近的医院进行治疗,途中对患者持续监测和救护。

知识链接

如何成为专业的院前急救人员?

(1) 急救医生:①取得执业医师资格证;②毕业后从事医疗工作3年以上,其中急诊科工作1年以上;③参加过院前急救知识及技能培训并考试合格。

(2) 急救护士:①取得护士执业资格证;②毕业后在急诊科工作1年以上。

(3) 紧急医疗技术人员(emergency medical technician,EMT)也称为救护技术员,包括救护车内的救护人员及救护车司机等接受急救医学系统培训合格的人员。在我国,人力资源和社会保障部新批准的紧急救助员,指当发生危害公民人身和财产安全的突发事件时,承担早期处置、组织和帮助遇险或受灾人员开展自救和互救活动的人员。

三、检伤分类

检伤分类是指现场有多名患者时,根据患者损伤机制、症状体征、一般情况、心理状态等,快速对伤情进行评估,确定救治重点对象,明确救治和转运方法及顺序,提高急危重症患者抢救效率的一种有效手段。

(一) 检伤分类的目的和原则

1. 检伤分类的目的　不同情况下检伤分类的目的有所不同。以灾害现场为例,灾害发生时会出现大规模人员伤亡,灾害现场检伤分类的目的是在急救医疗资源不足的情况下,快速确定患者的优先级别和转运的顺序,尽可能让更多的幸存者获得最佳的救治效果,是分级救治的基础和前提。

2. 检伤分类的原则　主要包括以下四点:①优先救治重度有希望存活的患者;②因参与现场急救的人力、物力紧缺,要做到快速检伤,简单分类,只做简单且能够暂时稳定伤情的处理,每位患者处理时间控制在30~60 s;③有明确或疑似传染病患者要及时采取隔离防护措施;④分类后的重度患者仍需严密监测,病情恶化时需给予救治处理。

(二) 检伤分类的方法

检伤分类可分为初次检伤分类和二次检伤分类。

1. 初次检伤分类　通常采用简明检伤分类法(simple triage and rapid treatment,START),主要通过对灾害现场患者行动能力、呼吸、循环和意识进行简单分类和快速救治,是灾害现场最常用的初次检伤分类方法。一般可分为A、B、C、D四个步骤完成。初次检伤分类结果常分为四类,即重度、中度、轻度和死亡,分别用红、黄、绿、黑四种颜色的检伤分类卡进行标记(图 2-2)。

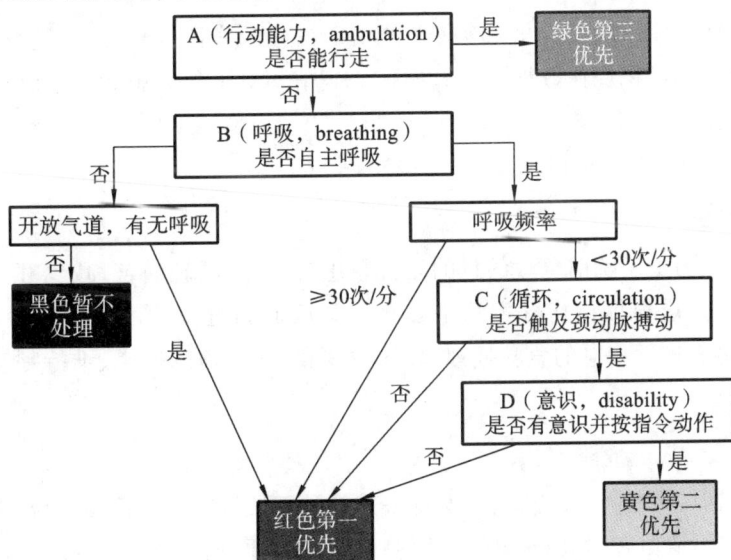

扫码看彩图

图 2-2　START 检伤分类流程

2．二次检伤分类　主要用于灾害现场条件恶劣、大批量患者长时间滞留在现场的情况。在完成初次检伤分类和危重患者经处理生命体征平稳后，当医疗资源充足时，应针对患者的具体情况，再次进行自上而下、由外到内的全面护理评估，以便及时发现伤情变化，妥当处理。

（1）生命体征。①体温：可用体温计测量，也可以通过触摸感知患者肢体末梢循环血供情况。肢端冰凉或皮肤花纹出现等说明微循环不良；②脉搏：常规触摸桡动脉，猝死患者触摸颈动脉或股动脉，测量脉率、脉律及脉搏的强弱；③呼吸：测量呼吸频率、深浅度和节律，有无呼吸困难、被动呼吸体位、发绀及三凹征；④血压：常规测量肱动脉血压，如患者双上肢受伤，应测量腘动脉血压，其压力值比上肢动脉压高 20～30 mmHg（2.6～4 kPa）。血压过低说明有大量出血或提示休克，血压过高须立即控制。

（2）头颈部。①颈部：有无损伤、出血、血肿，颈后部有无压痛点；②颅骨：是否完整，有无血肿或凹陷；③面部：面色是否苍白或潮红，有无大汗；④眼：观察眼球表面及晶状体有无出血、充血，视物能力如何，睑缘是否完整，球结膜是否苍白；⑤鼻：有无血液或脑脊液自鼻腔流出，鼻骨是否完整或变形；⑥口：口唇有无发绀，口腔内有无呕吐物、血液、食物或脱落牙齿。经口呼吸者，观察呼吸的频率、幅度，有无呼吸道阻塞或异味。

（3）胸背腹部。①胸部：观察患者在吸气时两侧胸廓是否扩张、对称，胸部有无创伤、出血或可见畸形。双手轻轻在胸部两侧施加压力，检查有无肋骨骨折；②脊柱：在未确定是否存在脊髓损伤的情况下，切不可盲目搬动患者。检查时，手平伸向患者后背，自上向下触摸，检查有无肿胀或形状异常。如患者无脊髓损伤但神志不清，可采取侧卧位，保持气道通畅；③腹部：观察腹壁有无创伤、出血或可见畸形，腹壁有无压痛或肌紧张，可能损伤的脏器及范围。

（4）骨盆和四肢。①两手分别放在患者髋部两侧，轻轻施加压力，检查有无疼痛或骨折情况存在。观察外生殖器有无明显损伤；②两侧对照观察四肢。观察"6P"征，即疼痛（pain）、皮肤苍白（pallor）、麻痹（paralysis）、感觉异常（paraesthesia）、无脉搏（pulselessness）、压迫感/压力（pressure）。

（三）现场急救区域的划分

当出现大规模人员伤亡事故时，为方便抢救与治疗，最常用的急救区域划分方法如下所述。

1．收容区　设置在靠近事故现场的安全地带，以减少患者的转送距离，在此区给患者挂上检伤分类卡，并对有生命危险者实施必要的抢救措施。

2．急救区　紧邻收容区，接收红色和黄色标记的重度、中度患者，尤其是窒息、张力性气胸、休克、昏迷、大出血、颅脑外伤等需要迅速就地抢救的患者。急救区也称抢救和治疗区，处理后的患者应尽快转运至医院。

3．后送区　接收绿色标记的患者，可实施必要的治疗措施。病情较轻，意识清楚，能积极配合检查，如一处肢体骨折、关节脱位、小面积烧伤、皮肤擦伤、挫伤等病情相对平稳的患者，可在红色和黄色标记的患者处理完毕后再处理此区患者。

4．太平区　停放黑色标记者，来时已死亡。

四、院前急救护理

院前急救以对症处理为主。院前急救的目的是挽救患者生命，减轻痛苦，减少并发症，降低死亡率和致残率。当存在多名患者时，应根据检伤分类结果安排急救区域和抢救顺序。现场检伤分类和急救同时进行，护士应协助医生对患者进行相应的急救处理，如体位安置、建立静脉通道、维持呼吸和循环功能、脱去衣物、心理护理等。

（一）体位安置

1．复苏体位　无意识、无呼吸、无心跳者，安置去枕仰卧于硬板床上的复苏体位，立即进行心肺复苏。

2．复原体位　意识不清但有呼吸和循环者，取侧卧位或复原卧位（图 2-3），即头偏向一侧的复原体位，可防止误吸引起窒息。

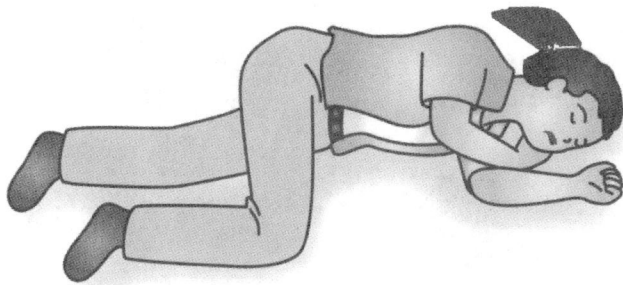

图 2-3　复原卧位

3. 其他卧位　咯血者,给予患侧卧位,以防血液流入健侧肺内引起窒息;休克者,采取中凹卧位,增加血液回流,提高有效循环血容量;急性左心衰竭者,采取坐位,减少回心血量,减轻心脏负担;头部外伤者,可适当垫高头部,降低颅内压。

(二)建立静脉通道

快速建立有效的静脉通道是为了更好、更快地补充液体、电解质和其他急救药品,增加血容量,改善微循环,维持血压。危重患者应保障2条静脉留置针通畅,固定稳妥,保证遵医嘱快速补充液体及急救药品,严格执行口头医嘱核对原则。

(三)维持呼吸功能

清除患者口、鼻、咽及气管内分泌物及异物,保持呼吸道通畅,有条件时给予吸氧。呼吸停止者,协助医生行紧急建立人工气道、应用简易呼吸气囊(图 2-4)等,张力性气胸患者给予穿刺排气。

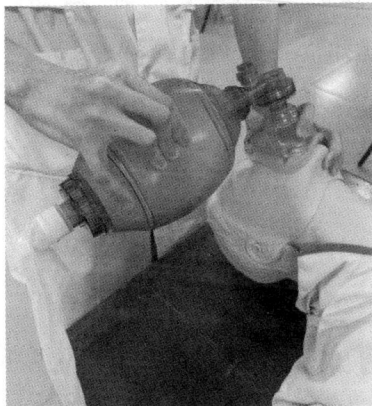

扫码看彩图

图 2-4　简易呼吸气囊

(四)维持循环功能

严密监测生命体征,给予急性心力衰竭、心肌梗死、高血压急症及休克患者心电监护,及时纠正心律失常,出现心室颤动或心搏骤停时立即实施心肺复苏和除颤(图 2-5)。

(五)脱去患者衣物

现场抢救往往需要脱去患者某些衣物,以便及时抢救。脱去衣物时需要掌握一定的技巧,如先脱健侧再脱患侧,以免因操作不当而加重伤情和耽误抢救,必要时直接剪开衣物。

(六)心理护理

对于突发疾病或意外伤害,患者及其家属常出现紧张、焦虑和恐惧等心理问题。因此,院前急救人员在紧张救护的同时,还要适当地给予患者及其家属关怀和安慰,客观地介绍病情,取得合作和理解。尽量应用安慰性语言,提供安静、舒适的休息环境,从而缓解患者及其家属的心理压力。

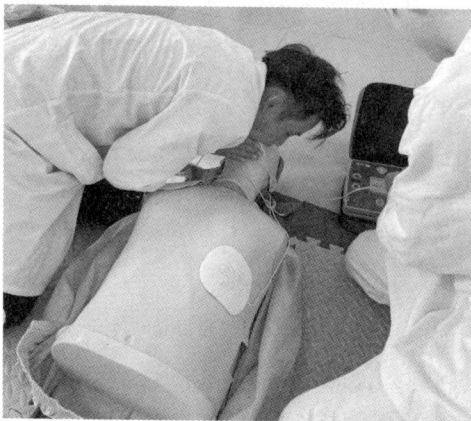

图 2-5 心肺复苏和除颤

五、转运与交接

现场患者经救治后,病情允许时应尽快转运至医院进一步治疗,转运过程中应注意搬运与运输、途中监护和病情交接等的方法、内容及注意事项。转运前与患者或其家属沟通并解释途中可能出现的意外情况,取得同意和配合。

(一) 搬运与运输

1. 搬运 搬运是院前急救的重要组成部分,不恰当的搬运可能会对患者造成二次损伤而导致严重后果,如脊髓损伤患者搬运不当,可引起截瘫甚至死亡。搬运患者时应根据患者病情特点,充分利用现有的资源选择和使用搬运工具,如担架、树枝、竹竿甚至徒手搬运等。院前急救最常用的是担架搬运,担架搬运过程中需注意以下几点:①固定稳妥,避免加重损伤或坠落,松紧适宜;②起、落、行进途中,前后搬运人员的步调平稳协调;③平面移动过程中,患者足在前,头在后,以便观察病情变化;④上下楼梯或斜坡时,应保持担架处于水平位,如上坡时,前面的担架放低,后面的担架抬高等;⑤搬运休克患者途中应注意保暖,保持脚略高于头部。

知识链接

脊柱损伤患者的搬运

对胸椎、腰椎损伤的患者,应采取三人平托法进行搬运,使患者身体保持在同一水平面上,平起平落(图 2-6),采用滚动法保持患者轴线翻身。如为颈椎损伤患者,须先用颈托将头颈部固定稳妥,再采用四人搬运法进行搬运,其中一人专门固定头颈部,使患者头、颈、躯干保持在同一水平面上,防止引起或加重脊髓损伤(图 2-7)。

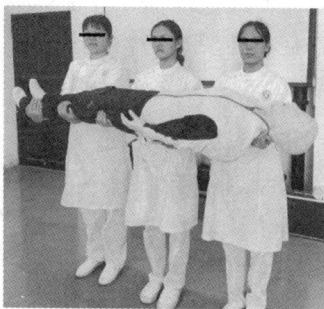

图 2-6 三人平托法　　　　　图 2-7 四人搬运法

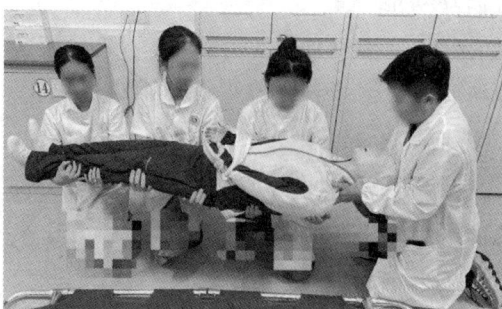

2. 运输 运输工具的选择和使用,是保障患者被妥善送往指定医院或救援场所的重要举措,也是保证顺利完成院前急救任务的重要措施之一。运输工具的选择需根据院前急救事件性质、患者人数、伤病严重程度、区域环境、院前急救医疗资源等来确定,如救护车、直升机、轮船、快艇、飞机和火车等可靠、适用且稳定的运输工具,其中最常用的是救护车。

(二) 途中监护和病情交接

运输患者的救护车、飞机和轮船等,既是转运交通工具,同时也是途中监护和救治的主要场所。持续监测和救护是转运途中维持患者生命体征,控制症状,减少并发症的重要途径,需要注意以下几点。

1. 体位 根据病情合理安置体位。在不影响病情、监护的情况下,患者一般采取平卧位,昏迷、呕吐患者采取屈膝侧卧位或平卧位头偏向一侧,左心衰竭患者采取坐位。当路途颠簸时应加以固定,防止加重病情。

2. 病情观察 严密观察患者的意识和生命体征等变化,必要时行心电监护,如有病情变化应及时处理。使用止血带的患者应随时观察止血效果和肢体末梢血液循环情况等,按时放松止血带,防止组织坏死。

3. 加强支持 途中做好输液、吸氧、保暖、气道管理等护理措施,如患者及其家属出现恐惧、焦虑心理,应及时解释和进行心理疏导。

4. 记录 做好现场处置和转运途中的各项记录,如抢救记录、监护记录、用药记录、液体出入量记录等,为患者的交接做好准备。

5. 交接 护送患者安全到达医院急诊科后,与接诊医务人员详细交接每位患者的现场情况、事故性质、途中病情、救护措施、用药情况、输液通道和其他管道等情况,让医务人员能及时准确地对患者实施后续救护。

6. 整理 交接结束后,及时将救护车及车上的仪器和用物等进行消毒和整理,对急救药品和耗材进行补充,等待下一次院前急救任务。

▶ 任务小结

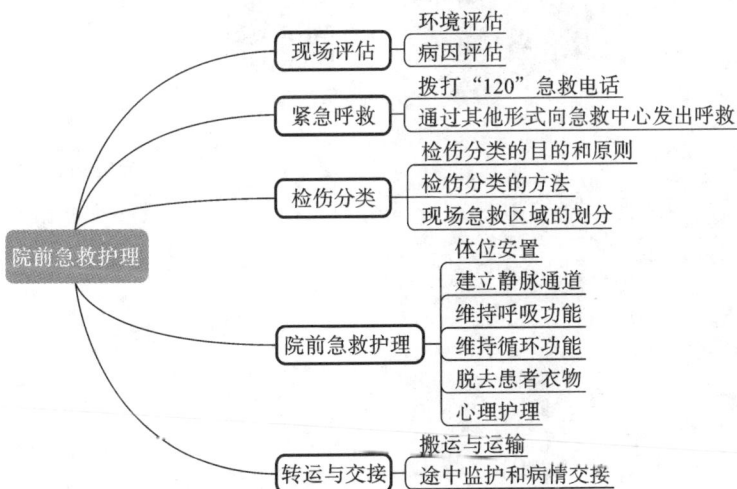

▶ 任务检测

在线答题

17

实训 1　院前急救患者的现场救护

【情境案例】

某市中心十字路口发生重大交通事故,一辆水泥运输车追尾一辆小轿车,小轿车内 5 人伤亡情况:1 人死亡;1 人头部受伤大出血伴昏迷;1 人胸部受伤,肋骨骨折,呼吸困难;1 人右小腿开放性骨折伴喷射性出血,腰椎损伤,表情淡漠,皮肤湿冷,心慌,气促;1 人腹部皮肤擦伤,伴少量渗血。

【实训目标】

(1) 掌握院前急救护理技术。

(2) 准确评估患者伤情,正确实施检伤分类。

(3) 增强团队合作精神。

【实训条件】

院前急救患者的现场救护实训条件见表 2-1。

表 2-1　院前急救患者的现场救护实训条件

项　目	条　件	要　求
操作环境	模拟病房、安全平整的床面、地面或硬板床	空间宽敞、地面平整、安静整洁
设备设施	除颤仪、担架、脊柱板	设备完好、配件齐全
用物准备	模拟人、检伤分类卡 2 组、纱布若干、弹性绷带、可塑形夹板、旋压式止血带若干、氧气袋、吸氧管、急救包、生理盐水 500 mL 及输液器若干、甘露醇 250 mL、模拟卡片若干(图 2-8) 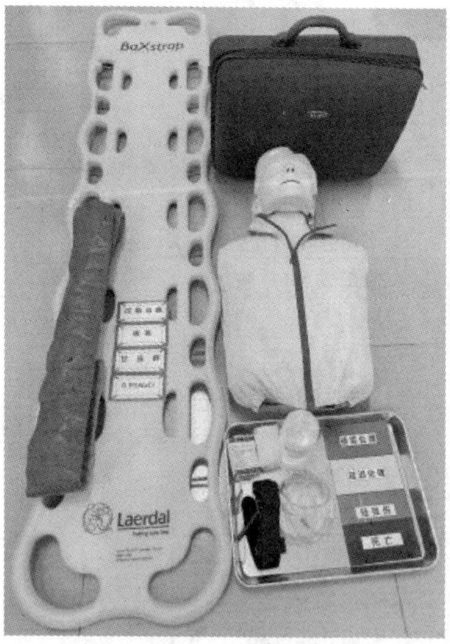 扫码看彩图 图 2-8　实训用物	导电糊、纱布、生理盐水及甘露醇均在有效期内
人员准备	仪表符合职业要求,熟悉操作步骤	心肺复苏模拟人与学生人数的比例为 1∶3

【操作流程】

现场救护的操作流程见表 2-2。

表 2-2 现场救护的操作流程

操作步骤	项目内容	操作流程	注意事项
准备	评估	服装、鞋帽整洁，着装符合职业要求，仪表大方，修剪指甲，洗手，戴口罩	七步洗手法
		现场环境安全	空间宽敞、地面平整、安静整洁
		判断伤情：受伤人数，大致判断患者病情	做好自我保护再接触患者
	人员	3 人为一个小组	分工合理
	核对	核对患者信息	执行查对制度，防止发生差错
	沟通	呼叫其他医护人员，必要时取得患者家属配合	语言流畅、清晰
实施	启动EMSS	呼救，拨打"120"急救电话	交代清楚事发地点、受伤人数及病情
	检伤分类	(1)患者意识丧失，呼吸及大动脉搏动停止，给予黑色标识(图2-9) 图 2-9 黑色标识 (2)患者昏迷，头部受伤大出血，双侧瞳孔不等大，或者患者意识清楚，表情淡漠，皮肤湿冷，心慌，气促，右小腿开放性骨折伴喷射性出血，胸椎压痛，给予红色标识(图2-10) 图 2-10 红色标识 (3)患者意识清楚，呼吸困难，左胸局部皮肤挫伤，听诊呼吸音低、叩诊鼓音，左季肋区压痛，给予黄色标识(图2-11) 图 2-11 黄色标识	判断快、准

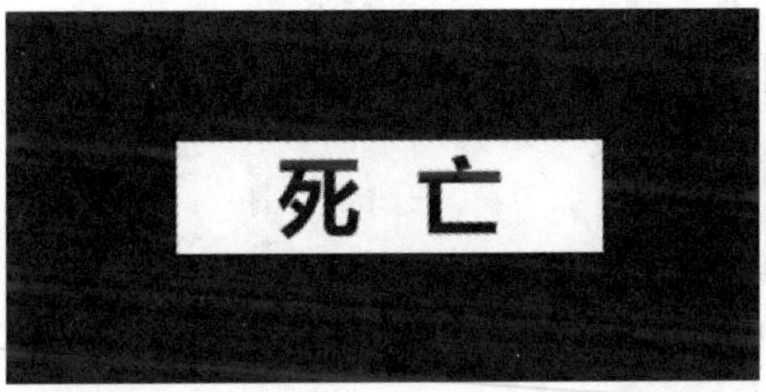

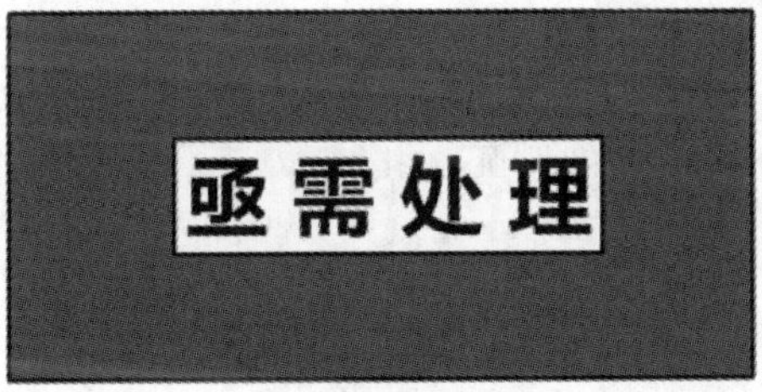

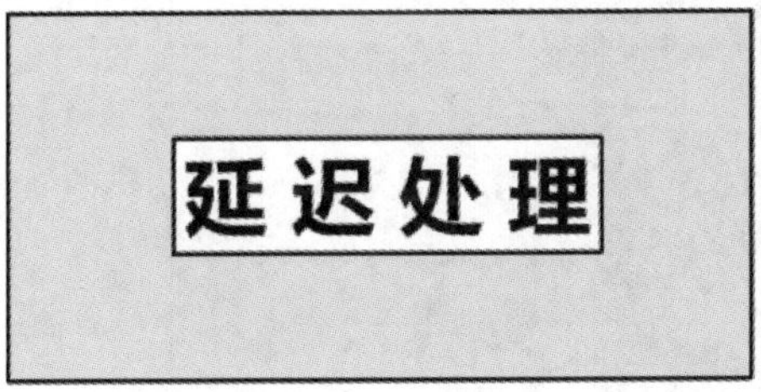

19

操作步骤	项目内容	操 作 流 程	注 意 事 项
实施	检伤分类	（4）患者意识清楚,腹部皮肤擦伤,伴少量渗血,给予绿色标识（图2-12） 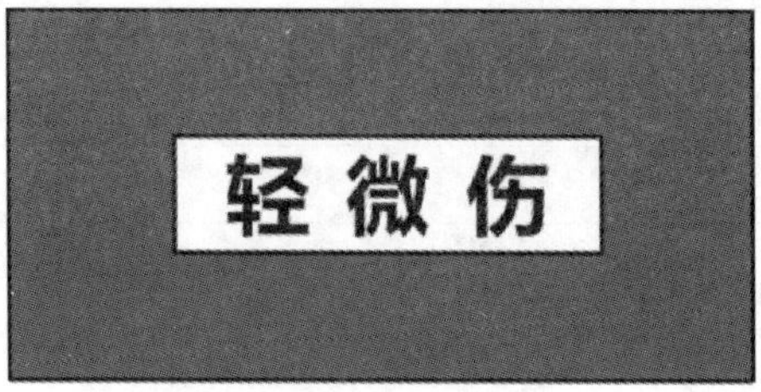 扫码看彩图 **图2-12　绿色标识**	
	院前急救护理	（1）脑部受伤伴昏迷处理:给予红色标识,头部包扎止血,建立静脉通道,遵医嘱给予静脉滴注甘露醇、吸氧,取头高足低位（图2-13）。 扫码看彩图 **图 2-13　颅脑受伤伴昏迷处理** （2）胸部受伤处理:给予红色标识,止血带止血,包扎固定小腿,建立静脉通道,滴注生理盐水,三人平托法搬运,卧脊柱板,吸氧（图2-14） 扫码看彩图 **图 2-14　胸部受伤处理**	实施救护及时、准确;团队分工合理、配合默契

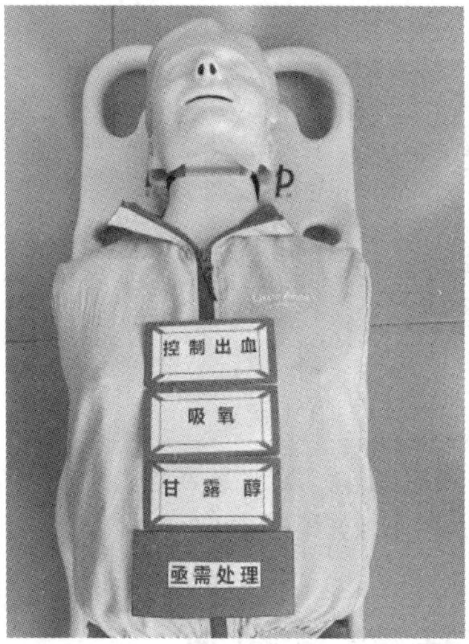

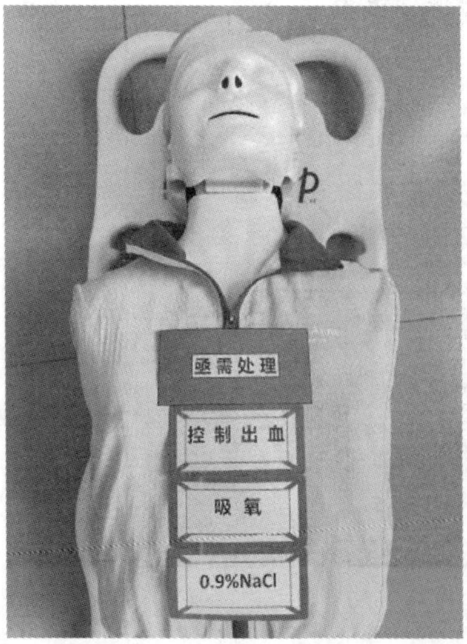

续表

操作步骤	项目内容	操 作 流 程	注 意 事 项
实施	院前急救护理	（3）气胸患者的处理：给予黄色标识，吸氧，建立静脉通道，滴注生理盐水	实施救护及时、准确
		（4）腹部皮肤擦伤：给予绿色标识，消毒、纱布包扎伤口	
		（5）黑色标识，等待尸体转运	安抚家属
	转运	正确搬运到指定地点	
	交接	记录并交接病情	记录详细、清楚
	整理	整理，消毒	
评价	过程评价	流程正确，操作规范，动作娴熟	
	效果评价	病情判断准确，检伤分类正确	
		正确处理患者	
		组织分配合理	

【实训评价】

学生按上述操作流程练习后，按操作评分标准（见附录 A）进行自我考核、小组考核及教师考核，将实训情况填于表 2-3。

表 2-3 实训评价表

实训名称				实训时间		
操作时长		技能之星	是□否□	评价等级	优□良□达标□未达标□	
实训步骤	存 在 问 题	学生评分 30%	小组评分 30%	教师评分 40%	综 合 评 分	
操作前准备						
操作中实施						
操作后评价						
人文关怀						
本次实训心得体会						
备注	综合成绩满分 100 分，优≥90 分，良 80～89 分，达标 60～79 分，未达标＜60 分					

（林秀金）

灾害救护

扫码学课件

学习目标

【知识目标】

1. 掌握水灾、火灾、地震等自然灾害现场的救护原则和现场自救、互救的基本知识和技能。
2. 熟悉各种不同灾害类型的分类及其特点。
3. 了解灾害医学和灾害救护的概念;灾害救护的能力要求。
4. 熟悉灾后传染病的预防知识。

【技能目标】

1. 能运用所学知识对民众开展灾害医学救护科普。
2. 能及时判断患者伤情,能配合团队开展灾害现场救护。
3. 能够判断灾害导致的伤病影响,及时采取有效措施预防伤病。
4. 能够在水灾、火灾、地震等自然灾害现场指导群众自救和互救。

【素养目标】

1. 具有灾害救护所需的快速反应、独立思考及团队协作的专业素质。
2. 在开展灾害救护时具有高度的责任心、同理心,严格遵守护理职业操守。
3. 树立以人为本、生命至上的理念。

项目导言

　　近年来,全球灾害频发,造成了人员伤亡、财产损失、生态环境破坏等严重的影响,人类的生活环境和生存质量受到了巨大的威胁。发展灾害医学及灾害护理学,提高人类应对灾害的能力,使患者得到及时救助和治疗,降低死亡率和致残率,是目前全球共同关注的热点课题。灾害救护人员是灾害医学救援队伍中的重要组成部分,掌握灾害救护知识和技能,具有重要意义。针对我国常见自然灾害,本项目将重点介绍水灾、火灾、地震等自然灾害的救护知识。

任务一　灾害救护概述

学习要点

- **重点**:灾害的概念、特点。
- **难点**:灾害的影响。

一、灾害、灾害医学、灾害护理的定义

1. 灾害 目前国际上没有统一的定义。世界卫生组织(WHO)把灾害定义为:严重损害社区或社会功能的事件,导致人员、物资、经济或环境的损失和影响超过了受灾地区资源的应对能力,需要其他地区支援时,称为灾害。

2. 灾害医学 研究各种灾害下实施紧急医学救治、疾病预防和卫生保障的学科,是一门涉及急救医学、创伤医学、流行病学、社会学、心理学、气象学、军事学等多学科相互交叉渗透的新兴边缘学科。

3. 灾害护理 研究在灾害事件中科学、系统地应用相关护理知识和技能,为灾民提供紧急救护、疾病预防和灾后康复等护理服务的学科。灾害护理属于灾害医学范畴,在灾害中挽救生命、减少伤亡、预防次生灾害等方面起到了非常重要的作用。

二、灾害的分类

1. 按灾害发生原因分类

(1)自然灾害:由自然因素引起,包括气象灾害、地质灾害、海洋灾害、生物灾害和天文灾害等,如地震、洪水、台风、森林火灾、沙尘暴、泥石流、干旱、海啸、龙卷风、冰灾、火山爆发等。

(2)人为灾害:由人为因素引起,包括人类活动和社会活动等,如交通事故、矿难、战争、恐怖袭击、核泄漏等。

2. 按灾害发生方式分类 包括突发灾害和渐变灾害。

3. 按灾害发生顺序分类 包括原生灾害、次生灾害和衍生灾害。

4. 按灾害性质分类 包括气象性灾害、地质性灾害、环境性灾害、疫病性灾害。

三、灾害的特点

1. 复杂性 因造成灾害的因素复杂、种类繁多,灾害持续时间长短不一、影响范围不同、表现形式多样,救灾资源存在差异性,导致患者病种多样、复杂、伤情变化迅速,故灾害呈现特有的复杂性。

2. 周期性 不论是地震,还是干旱或洪涝,其发生都呈现出一定的周期性,即间隔一段时间会重复发生。如人们通俗地用"台风季"来描述每年台风的周期性。当地政府和群众也因此总结出许多灾害预测、灾害防范和灾后重建等经验。

3. 突发性 大多数的灾害在发生前没有迹象,人们猝不及防,体现出其突发性。大多数灾害具有强度大、时间短、破坏性强的特点,如地震、泥石流等。

4. 渐变性 灾害的严重性经过一段时间后才逐渐显现出来,如土地沙化、生态平衡破坏等。

5. 群发性和链发性 灾害的发生由许多因素构成,都会触动影响其他系统,相继发生多个灾害,形成灾害链,即原生灾害、次生灾害和衍生灾害。

6. 危害性 灾害发生后,对人类可产生诸多方面的影响,主要包括:①危及受灾群众的生命和财产安全,影响身心健康和造成经济损失;②破坏公共设施,造成民生问题凸显;③破坏自然资源与环境,阻碍国民经济的持续发展。

四、灾害导致伤病影响

1. 机械性损伤 在地震、火灾、台风、泥石流、洪水、交通事故等各种灾害中发生的砸伤、挤压伤、烧伤、摔伤和骨折等。

2. 生物性疾病 由于灾后环境破坏严重,大量致病微生物可致疾病流行。常见的疾病有:①呼吸道疾病,如上呼吸道感染、流行性脑脊髓膜炎、猩红热、肺结核、流行性腮腺炎等;②肠道疾病,如霍乱、伤寒、细菌性痢疾、甲型肝炎等;③虫媒性疾病,如鼠疫、流行性乙型脑炎、疟疾和登革热等。

3. 气道损伤 由灾害中产生的烟雾和粉尘所致,如火山爆发、火灾等导致呼吸困难、窒息、尘肺病等。

4. 灾害综合征 灾害带来的毁灭性破坏,让幸存者的身心创伤常难以恢复到常态,恐慌、忧虑、痛苦等应激状态使其产生一系列的病理、生理改变并引起疾病。

五、灾害护理能力要求

根据国际护士理事会(ICN)于 2019 年提出了灾害护理核心能力 2.0 版,灾害护理三级核心能力可分为 8 个领域,包括以下几个方面。

1. 准备和规划 护士定期参与应急灾害培训与演习,做好物资准备,开展公众教育,识别可能的危害,帮助政府和社区制订计划,降低相关风险。

2. 沟通 在工作地点或紧急任务中传达基本信息并记录决策的方法。

3. 事件管理系统 应对紧急情况或灾害的国家机构,与相关政府部门、医疗人员及社区等合作,使其行动有效。

4. 安全与保障 确保在灾害中维护自身和他人的安全,保障身心健康,不增加应对负担。

5. 评估 收集相关患者、家庭及社区的数据,为后续护理干预提供依据。

6. 干预 根据评估结果对灾害管理范围内的患者、家庭、社区采取护理干预措施。

7. 恢复 为促进灾后个人、家庭、社区、组织恢复职能或将其恢复到更高水平而采取的护理措施。

8. 法律与道德 灾害护理的法律与护理道德框架。

→ 任务小结

灾害救护概述
- 灾害、灾害医学、灾害护理的定义
- 灾害的分类
  - 按灾害发生原因分类
  - 按灾害发生方式分类
  - 按灾害发生顺序分类
  - 按灾害性质分类
- 灾害的特点
  - 复杂性
  - 周期性
  - 突发性
  - 渐变性
  - 群发性和链发性
  - 危害性
- 灾害导致伤病影响
  - 机械性损伤
  - 生物性疾病
  - 气道损伤
  - 灾害综合征
- 灾害护理能力要求
  - 准备和规划
  - 沟通
  - 事件管理系统
  - 安全与保障
  - 评估
  - 干预
  - 恢复
  - 法律与道德

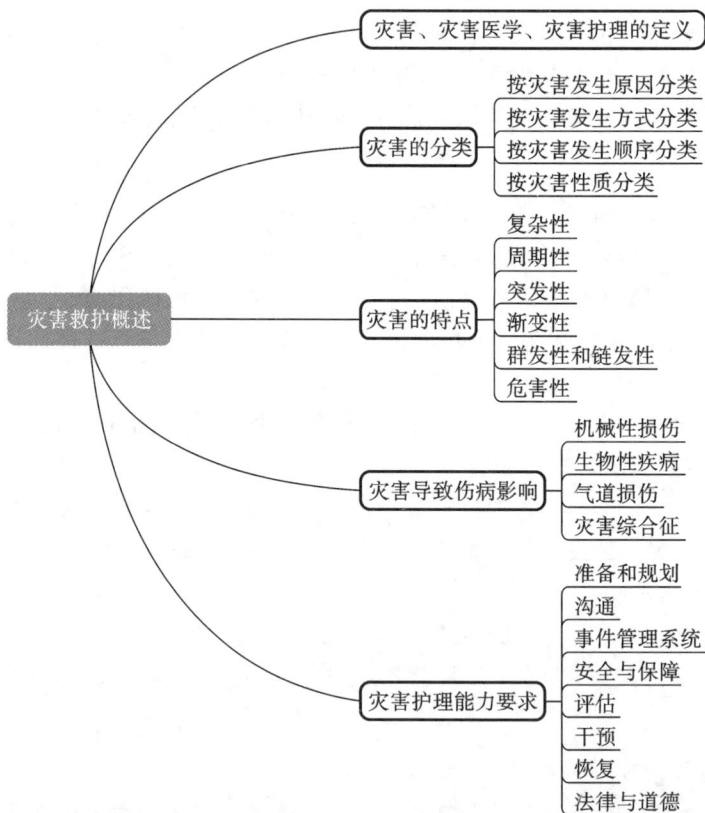

任务二 常见灾害的救护

学习要点

重点:水灾、火灾、地震等自然灾害现场的救护原则和现场自救、互救的基本技能。

难点:灾后传染病的预防知识。

2023 年 8 月 11 日,河北通报:全省因洪涝灾害(水灾)死亡 29 人,16 人失联;河北发布会现场为水灾遇难者默哀;河北本次特大暴雨降雨量折合水量 275 亿立方米;水灾波及 110 个县(市、区),全省直接经济损失 958.11 亿元。

请思考:

(1) 水灾来临时我们应如何自救和互救?

(2) 试述水灾后传染病预防的内容。

一、水灾

(一)定义

水灾是指某一区域因长时间降雨、大暴雨或沿海地区的特大高潮等引起洪水,造成人类社会的灾害。一般所指的水灾以洪涝灾害为主(图 3-1)。水灾不仅给人民群众的生命财产造成威胁,也容易产生严重的公共卫生问题。

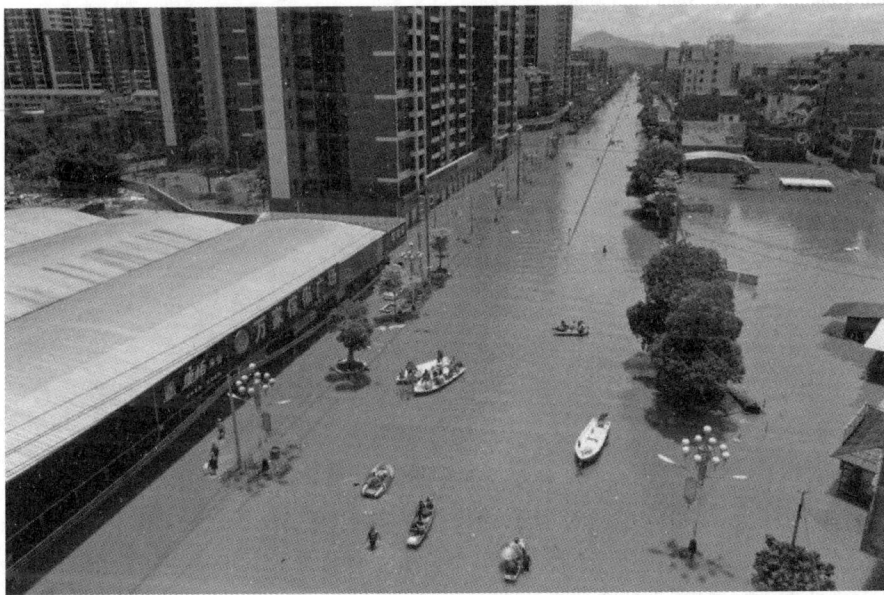

图 3-1 水灾

(二)水灾现场救护原则

1. 现场自救和互救 当水灾发生时,积极组织现场自救和互救,不要坐等专门的救援人员或医护人员到达,以免错失最佳的救援时机。应强调第一时间充分利用现有资源展开自救和目击者实施现场急救,如对淹溺者应用安全、快捷的方式捞救上岸,心搏骤停者应立即实施心肺复苏,注意清除口鼻异物和保暖,并坚持到专业救援人员的到来。

2. 对症处理外伤 水灾现场常有外伤发生,应有效利用现有资源,如布条、衣物、被服等进行止血、包扎和固定,以对症处理外伤为主,为后续抢救生命奠定基础。

3. 急危重症患者紧急转运 对于急危重症患者,须争取一切有效资源,加紧转运至附近医疗机构,途中严密观察病情,如有需要应实施救护。

4. 做好饮食卫生管理 加强食品、饮水和环境卫生等管理,预防水灾后传染病的发生、扩散和流行。

（三）灾后传染病预防

灾后生态环境被破坏，在水源遭受污染、生活和环境卫生管理不善等综合因素的作用下，极易导致传染病的发生。因此，在抢救生命和保护财产的同时，应积极做好传染病预防工作。

1. 加强疫情的监测与报告 灾区管理的各个部门要加强灾后疫情监测和报告工作，对水灾相关传染病实行日报制度和"零"报告制度；防疫机构实行24 h值班制度，安排专人负责疫情资料的收集、整理、分析和报告，以便救灾防病指挥中心能够果断做出有效的指挥。

2. 做好饮食卫生的监督管理工作 加强食品和饮水卫生管理，对饮水和食品进行安全消毒，避免过期、霉变食品以及被污染的饮水引发物中毒，防止食源性疾病及肠道传染病是灾区需要重点预防的饮食安全事件。

3. 注意环境卫生监控 做到垃圾、污水、粪便、动物尸体等的合理化处理，及时进行杀虫灭鼠等工作，能够有效防止各类传染病的发生、扩散和流行，必要时进行疫苗接种预防疾病。

二、火灾

（一）定义

火灾是指在时间或空间上失去控制的燃烧所造成的灾害。在各种灾害中，火灾是最经常、最普遍地威胁公众安全和社会发展的灾害。

（二）自救和互救

1. 立即报警 发现火灾，应尽快拨打"119"火警电话呼救，及时向消防部门报告火灾情况。火场中的儿童和老弱病残者往往无法自救，在场的其他人除自救外，还应当积极救助儿童和老弱病残者尽快逃离火场。

知识链接

《中华人民共和国消防法》第四十四条明确规定：任何人发现火灾都应当立即报警。任何单位、个人都应当无偿为报警提供便利，不得阻拦报警。严禁谎报火警。

一旦发生火灾，要立即报警，报警越早，损失越小。

2. 预防窒息 逃生路线充满烟雾时，可用湿口罩或湿毛巾等捂住口鼻，匍匐前进穿过浓烟区，这样可减少吸入烟雾，预防窒息。

3. 穿越火区 通道被烟火封堵时，可向头部、身上浇洒冷水，或用湿毛巾、湿棉被、湿毯子等将头、身裹好，再以最快的速度冲过烟火区，可避免头部及身体直接接触大火和高温气体，减少烫伤和吸入性损伤。

4. 安全通道逃生 按规范标准设计建造的建筑物，都会有2个以上逃生楼梯、消防通道或安全出口，务必熟悉所处环境中逃生楼梯、消防通道或安全出口的方位等，着火后迅速由安全通道逃生。切勿乘坐电梯。

5. 低楼层逃生 利用身边的绳索，床单、窗帘，衣服撕成条、拧成绳等自制简易救生绳，然后从窗台或阳台沿绳缓滑到下面楼层或地面，安全逃生。

6. 二楼逃生 可以先向楼外扔棉被、床垫等松软物品作为垫子，也可抱棉被或打开大雨伞跳下，以减缓冲击力。

7. 等待救援 可以转移到比较安全的房间、窗边或阳台上，将门缝或窗户边缘用被服等打湿后塞紧，避免烟雾蔓延进入室内，并不断向温度较高的门窗洒水降温，耐心等待消防人员的救援。

（三）现场医疗救护

1. 迅速脱离热源 迅速扑灭患者身上火焰，脱去燃烧衣物，或用棉被、毛毯覆盖以隔绝灭火，帮助患者迅速脱离火场。

2. 保护烧伤创面 评估烧伤面积和深度。烧伤创面一般可不做特殊处理，暴露的创面，应用无菌敷料或干净的被服覆盖包裹，尽量避免压迫创面，注意保暖。如合并损伤、骨折者给予固定，出血者紧急止血，颅脑、胸腹部损伤者给予相应处理，并及时送医救治。

3. 抢救生命 头面部烧伤者，或疑有呼吸道受烟雾、热力等损伤者，须保持口腔、鼻腔及呼吸道通畅，必要时行气管插管或气管切开，给予吸氧，如出现呼吸、心搏骤停，立即予以心肺复苏。

4. 预防休克 大面积烧伤者，及时给予口服烧伤饮料、淡盐茶水或淡盐水等，禁止单纯喝白开水或糖水，以免引起脑水肿。中度、重度烧伤者尽快建立静脉通道，及时补液，防止因创面大量渗出体液导致休克。

5. 稳定患者情绪 及时安抚情绪，合理使用镇静剂、镇痛剂。合并颅脑损伤或呼吸道烧伤时，忌用吗啡。

三、地震

（一）定义

地震是指地壳剧烈运动而快速释放能量过程中造成的震动现象。主要原因为地球上板块与板块之间相互挤压碰撞，造成板块边沿及板块内部产生错动和破裂。地震是世界上非常严重的自然灾害之一。我国是世界上陆地地震灾害较为严重的国家之一。

（二）现场救护

1. 骨折的救护 地震导致的各种创伤中，骨折占第一位，其次是软组织损伤和挤压伤。四肢开放性创伤、出血者应抬高患肢，快速止血并进行急救。开放性骨折者不给予现场复位，以防止组织再度受伤，一般用清洁纱布覆盖创面，根据骨折部位进行简单固定后再转运。脊柱骨折患者应采取三人平托法，颈椎骨折者，应采取四人搬运法，其中一人专门固定头颈部，以免加重损伤，造成瘫痪。

2. 妥善处理伤口 发生挤压伤时，躯体肌肉被长时间钝力挤压时可导致肌肉组织广泛缺血、坏死和变性，坏死组织分解的肌红蛋白、乳酸等被大量吸收，可导致高钾血症和急性肾衰竭的发生，称为挤压综合征，因此，被倒塌的重物压迫时应尽快解除压力。遇到大面积创伤者或休克者，应及时补充血容量，预防休克发生。用清洁纱布包扎创面，保持创面清洁。胸腹外伤者要迅速转运至附近的医院处理。

3. 快速检伤分类 用绿色、黄色、红色和黑色的检伤分类卡分别表示轻度、中度、重度和死亡患者。优先支持急危重症患者呼吸、循环功能，科学有序地进行救治。

4. 破伤风和气性坏疽的处理 及时注射破伤风抗毒素，怀疑有破伤风和气性坏疽发生时，应立即与医院联系，及时诊断和治疗。加强饮食和饮水消毒卫生管理，防止灾后疫情发生。

知识链接

活命三角

当地震发生时，人员来不及转移到空旷的地方，可迅速找到大型、沉重的物体，比如衣柜、沙发等，甚至是一沓堆高的报纸，卧倒在旁边，用被褥、枕头等保护要害部位，如头、颈部等。当遇到天花板砸下时，物体周边会形成狭小的三角空间（图 3-2），挽救生命。

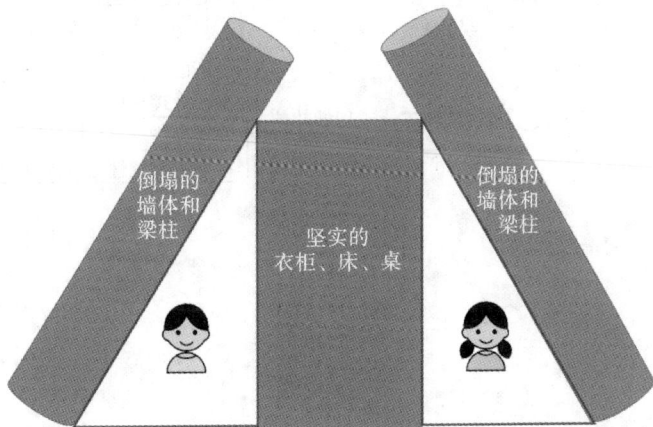

图 3-2 活命三角

思政园地

珍爱生命,学会地震自救

1. 迅速躲避 地震发生后应立即跑出屋外到空旷的地面上。若来不及跑出,可巧用"活命三角"保护自己。

2. 保持呼吸道通畅 闭目,用毛巾或衣物捂住口鼻,防止吸入烟尘而引起窒息。

3. 关闭火源 正在用火时,应随手关掉煤气或电器开关,然后立即采取躲避措施。

4. 楼房逃生 迅速远离外墙及门窗,可选择厨房、卫生间、楼梯间等空间小且有管道支撑的空间躲避。不要选择从高楼跳下,也不宜使用电梯。

5. 户外逃生 要避开高大建筑物,远离高压电线及化工厂等可能释放有毒物质的区域。

6. 学校逃生 正在上课的学生,要在教师的指挥下按照平时演练的预案,快速撤离或就地避险(前提是实在来不及跑出楼房或确定楼房不会倒塌)。震后再有序转移至安全地带。

任务小结

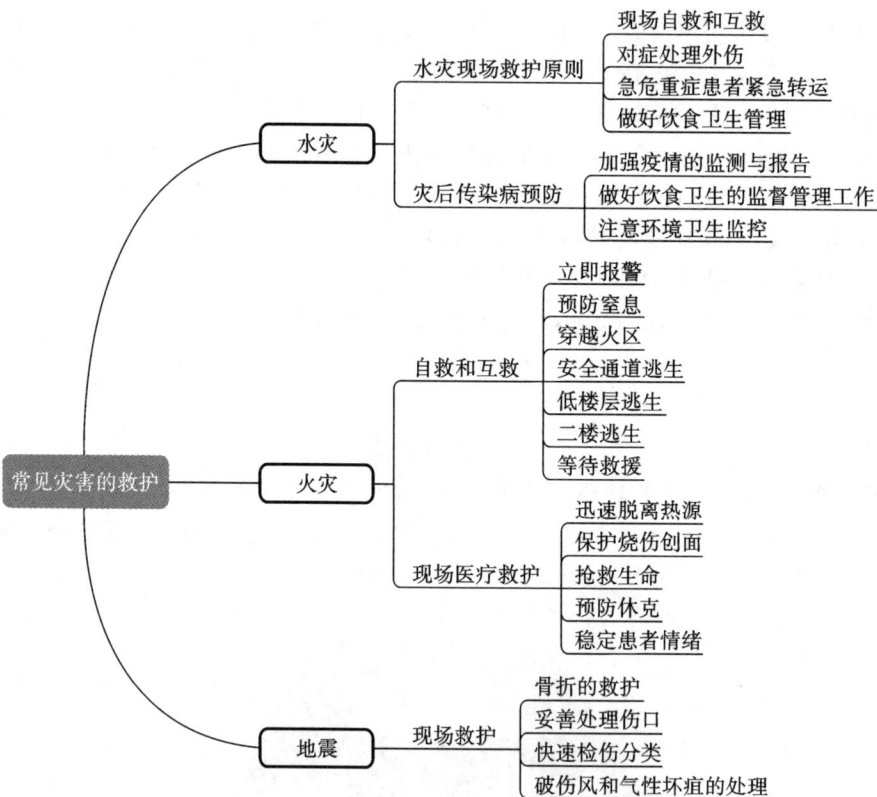

任务检测

在线答题

(林秀金)

项目四

急诊科救护

扫码学课件

学习目标

【知识目标】

1. 了解急诊科的工作任务。
2. 熟悉急诊科的设置、护理工作的特点。
3. 了解急救绿色通道的概念。
4. 熟悉急诊科护士分诊的病情分级内容。

【技能目标】

掌握科学合理的分诊技能。

【素养目标】

1. 树立"时间就是生命"的急救观念。
2. 培养对工作认真负责、细致严谨的急救职业素养。

项目导言

急诊科是医院急症诊疗的首诊场所,也是社会医疗服务体系的重要组成部分。急诊科实行 24 h 开放,承担来院急诊患者的紧急诊疗服务。现代医院的急诊科一般采取"院前急救+院内急诊+重症监护"的模式运作,是各种急危重症患者抢救治疗的绿色通道。急诊科作为医院一级临床科室,是集临床、科研、教学、培训于一体的重点科室,也是医院对外的窗口。医院的急诊科工作质量直接关系到患者的生命安危,同时也反映了医院管理水平、医疗技术水平,是医院综合医疗服务实力的集中体现。

任务一　急诊科的设置与管理

学习要点

- 急诊科的工作任务、设置和布局。
- 急诊科的工作特点。

黄小玲是某二级医院本年招聘的新护士,一直梦想着将来能成为急诊科护士。如果你是她的朋友,你会给她什么意见和建议?

一、急诊科的工作任务

(一)急诊与急救

急诊科需对前来就诊的急危重症患者,进行分诊治病、抢救观察,临时监护,并按患者具体情况转入相应科室、ICU 或做转院处置。

(二)应对突发公共事件

当发生严重自然灾害、大型交通事故、社会群体事件等突发情况时,急诊科作为一线急救单位,需及时上传下达,立即组织急诊科医护人员第一时间前往灾害现场,组织有序的现场救护和患者转运工作。

(三)急救培训与科研

急诊科承担急救知识的教学任务。除了对急诊科专业医生和专科护士进行培训,还承担医院内医护人员的基础急救知识的普及培训,以及院外各种社会群体的日常急救与自救知识培训。与此同时,急诊科医护人员还承担来院急诊患者的病因、发病机制、病程、临床诊断、急救技术及治疗护理方面的科研工作,并进行不断分析、研究,以提高急诊科急救质量。

二、急诊科的设置和布局

急诊科的设置和布局应当充分体现"急"的特点,以快速、简单、安全为原则,方便急危重症患者就诊、抢救、住院,以满足医院急诊科实际工作需要为根本。

(一)急诊科设置要求

1. 位置与空间 急诊科应是独立的建筑结构单元,设置在医院入口一侧,有独立进出口,门口宽敞(图4-1),方便车辆进出。设置救护车通道和专用停靠处,设置无障碍通道、急救绿色通道,便于患者迅速到达就诊区域,大厅应有足够的空间,停放平车、轮椅等。设置全天都能看见的醒目标识,位置邻近放射科、检验科等急诊医疗依赖较强的部门。

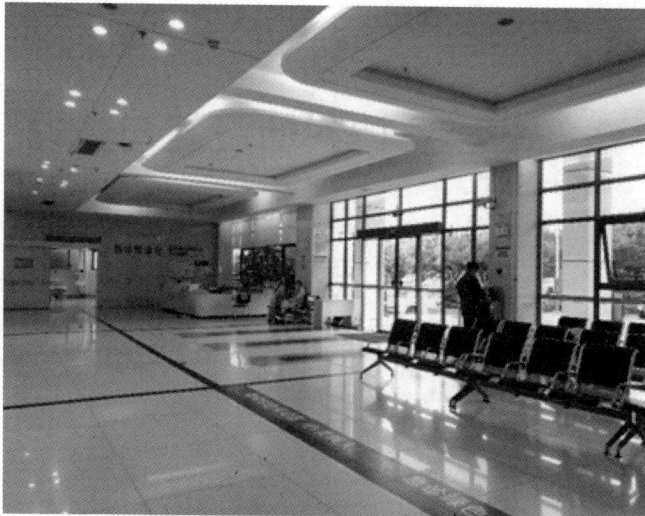

图 4-1 某医院急诊科大厅图

2. 分区 急诊科应设医疗区和支持区。医疗区主要包括分诊处、就诊室、治疗室、处置室、抢救室、清创室和观察室等,三级综合医院和有条件的二级综合医院应设急诊科手术室和急诊科 ICU;支持区包括急诊科挂号处、各类辅助检查部门、药房、收费处等部门。医疗区和支持区应当合理布局,有利于缩短急诊科检查和急救半径。

3. 标识 急诊科大厅应设急诊科各个功能部门的平面图,各部门均要有鲜明醒目的标识,与手术室、重症医学科等相连接的院内紧急救治绿色通道标识应当清楚明显。在医院挂号处、检验科、药房、收费处等窗口应当有抢救患者优先的标识。

4. 信息 急诊科医疗急救信息应当与院前急救信息有效衔接,并与紧急诊疗相关科室的服务保持连续与畅通,保障患者获得连贯医疗。急诊科除了设有常规的急诊通信装置(电话、传呼、对讲机)外,有条件的医院可建立急诊科临床信息系统,为医疗、护理、感染控制、医技、后勤保障和保卫等部门及时提供信息。做到诊疗高效协作,互联互通。

5. 院感要求 急诊科应当宽敞明亮,通风良好,就诊流程便捷通畅,建筑格局和设施应符合医院感染管理的要求。

(二)急诊科的功能区与配置

1. 支持区 包括急诊科挂号处、药房、收费处、B 超室、CT 室、检验科等各类辅助部门。各区域应设置合理,充分实现门诊、急诊资源共享。另设平车、轮椅等停放处、自助服务机等便民设施。

2. 医疗区 主要包括分诊处、抢救室、就诊室、治疗室、处置室、清创室和观察室等。

(1)分诊处:应设在急诊科入口醒目位置。分诊处的主要职责是第一时间将就诊患者按病种,轻重缓急,传染、非传染等分类进行安排。分诊员需由经验丰富的护士担当,快速疏导患者进入抢救室或各专科诊断室,合理调配医护人员,使患者得到快速诊断和及时治疗。

为了及时与相关人员取得联系,分诊处应设有诊查台、候诊椅、信号灯及对讲呼叫等装置。备有常用测量生命体征的医疗器械及各种书写表格;还需配备简单的一次性防护用品、伤口处理用品和便民服务用品。

(2)抢救室:应邻近急诊科分诊处,是急诊科的核心部门(图 4-2)。抢救室尽量选用大而宽、光线充足的房间,根据需要设置相应数量的多功能可移动抢救床,每床净使用面积不少于 12 m^2,能同时对多名急危重症患者实施抢救。抢救室应当备有以下用物。

①仪器设备:多功能监护仪、心电图机、除颤仪、输液泵、微量注射泵、快速血糖仪、呼吸机、洗胃机等。

②物品器材:简易呼吸囊、气管插管用品、输液注射用品、外伤止血及包扎固定用品、洗胃用品、静脉切

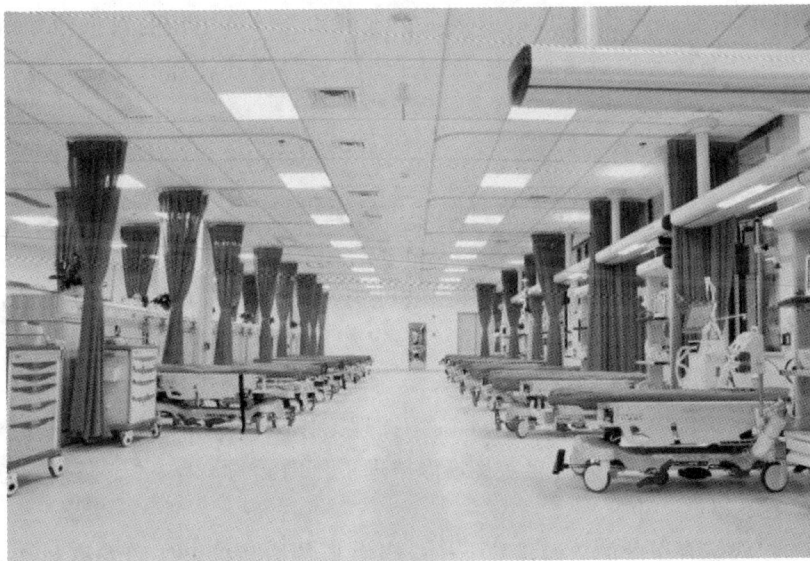

图 4-2 某医院抢救室图

开包、导尿包、胸穿包、产包等。

③急救车内急救药品：各类静脉补液液体、呼吸兴奋药、抗休克药、血管活性药、抗心律失常药、利尿剂、镇静剂、止血药、平喘药等。

（3）就诊室：可设3个或3个以上急诊科就诊室，分别对内科、外科、儿科急诊患者进行分类诊查。有条件的医院可设置妇产科、眼科、口腔科、耳鼻喉科、神经内科、创伤科、心内科等急诊科就诊室。各诊室内储备有常用检查物品、设备和各专科的器械、抢救物品，并做到定期检查和定期清洁消毒。

（4）治疗室及处置室：急诊科的治疗室，应设置在各诊室中央且靠近护士站处，方便护士穿梭护理各急诊患者。治疗室内设置无菌物品柜，治疗台，治疗车及输液、注射用品等，各医院还可根据条件不同，可分设注射室、输液室。处置室是医护人员使用后的各种污染物品的集中处理空间。

（5）清创室：应设置毗邻外科诊室，为简单外伤患者提供清创、缝合、换药处理的空间。清创室设有诊查床、清创台及清创缝合所需的各种设备和用品，如各种消毒液、敷料、清创缝合包、洗手池、落地灯及其他照明设备等。

（6）急诊手术室：有条件的医院可按照手术室的内部结构和设备标准要求设置急诊手术室。一般可设置1~2个手术室，手术室内应有完善的洗手设备，配备相应的手术器械、手术包、麻醉药品、抢救设备等，能为急危重症患者完成紧急外科手术。

（7）观察室：急诊科应当根据急诊患者流量和专科特点设置观察床，收住需要在急诊科临时观察的患者，观察床数量根据医院承担的医疗任务和急诊患者数量确定，急诊患者留观时间原则上不超过72 h。后续根据病情离院、转入专科病房或ICU。观察室内设备与医院内普通病房相同。

（8）急诊科重症监护病房（EICU）：主要收治急危重症患者或急诊手术后患者，为进行延续抢救和监护的空间。可根据医院急诊科人数、急危重症患者比例以及医院其他重症监护病房床位情况设置，一般可设置6~8张床位，设置1~2个独立的隔离监护病室，床单位的配备参照ICU。

（9）隔离室：有条件的医院应设置隔离室。当发现疑似传染病患者时，应立即送入隔离室暂时留置，并及时通知专科医生到场单独诊治，隔离室内的物品配备除了一般急诊科就诊室的基本配置外，应有独立的卫生间、防护用品和消毒物品等，患者的排泄物、分泌物和用物等应及时处理。凡确诊为传染病患者，应及时转送入传染病科或处以转院诊治。

三、急诊科的管理

（一）急诊科的管理体制

急诊科护士长作为医院急救领导小组成员，接受护理部和急诊科主任的双重领导；护士接受急诊科主任和护士长的双重领导，双重领导以急诊科护士长为主。急诊科护理管理有其特殊性，但在行政管理上也接受门诊部、医务科的领导和监督。

（二）急诊科护士的配备

急诊科应当根据每日就诊人次、病种、急诊科医疗和教学功能等配备护士，以需定岗，以岗定人，并在护理实践中不断调整，以确保急诊患者的医疗护理安全和护理质量。

1. 数量和比例　急诊科应当有固定的急诊科护士，且不少于急诊科在岗护士的75%，护士结构梯队合理，护师以上职称配备比例不低于70%。同时应配备一定数量的导诊人员，为患者提供系列必要的服务，包括接诊、送患者到就诊区、陪护患者做超声、X线及CT等辅助检查，为患者送取化验标本、化验单、药品等。

2. 护士条件　急诊科护士应当具有3年以上临床护理工作经验，经规范化培训合格，掌握急危重症患者的急救护理技能，常见急救操作技术的配合及急诊护理工作内涵与流程，并定期接受急救技能的再培训，再培训间隔时间原则上不超过2年。

3. 护士长条件　二级综合医院的急诊科护士长应当由具备护师以上任职资格和1年以上急诊临床护理工作经验的护士担任。三级综合医院急诊科护士长应当由具备主管护师以上任职资格和2年以上急诊临床护理工作经验的护士担任。

(三) 急诊科护士的素质要求

1. 职业道德高尚 急诊科护士应有全心全意为人民服务的工作态度。对待急诊工作要有高度的热情。急患者所急,一切以患者为中心,尽量满足患者需求。

2. 业务水平熟练 应有扎实的专业基础知识,尤其是多学科护理知识,熟练掌握各项抢救及监护仪器的使用,并能判断各项监测数据,熟练掌握各项急救技能及急救药品的使用,以便在急救过程中能及时,准确,快速,有效地完成各项工作。

3. 身心素质健康 急诊科护理工作繁忙,节奏快而紧张。急诊科护士必须拥有良好的身体素质,有较好的体力,耐力以及不怕吃苦的精神,同时还应具备坚强的意志。头脑清晰、冷静从容,对复杂多变的问题能做出快速准确的判断,在最短的时间内制订最佳的护理方案。

(四) 急诊科护理工作制度

1. 基本制度 急诊科护理基本制度有《急诊科护理工作制度》《首诊负责制度》《预检分诊制度》《急诊科护理值班制度》《急诊科护理交接班制度》《急诊科药品管理制度》《急诊科消毒隔离制度》等,通过制度明确急诊科各个岗位的护士职责,有利于更好地开展工作。

2. 抢救制度 急诊科的抢救制度有昏迷、出血、休克等各种急症的护理常规,呼吸机、洗胃机、除颤仪等仪器的使用常规以及呼吸衰竭、心力衰竭、脑出血、心肌梗死、休克、中毒等急症的抢救常规,其主要的目的是使各项护理操作规范,从而达到操作程序化要求。

(五) 急诊科仪器、物品的配置与管理

1. 仪器、物品的配置 急诊科根据各个分区的特点配置仪器和物品,详见本节"急诊科的功能区与配置"。

2. 仪器的管理 急诊科的仪器应设置台账,登记清晰。指定人员管理贵重仪器,要制订操作规程,写出操作规程文字小卡片,连同使用登记本挂在仪器旁。操作人员必须经过培训,熟悉仪器性能,掌握正确的使用方法、适用范围和注意事项。各类仪器要定位放置、定时充电、定期检查保养,做到五防,即防潮、防震、防热、防尘、防腐蚀。

3. 消耗物品的管理 由于急诊科患者数量和病情具有不可预测性,急诊科日常物品应配备充足,有固定的基本基数。根据实际需求分派至各急救单元。医院还可根据当地实际情况和医疗应急工作的需要,配备突发事件应急物资,在突现大批量患者需抢救时,应急启用。

> **任务小结**

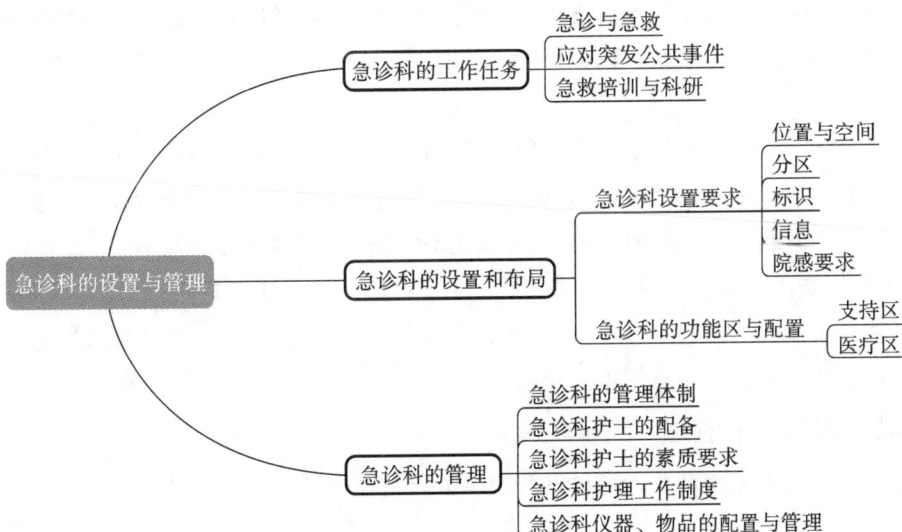

33

任务二 急诊科的护理工作流程

- 急诊科护理工作的特点。
- 急诊科护士分诊的病情分级。

任务导入

林奶奶,78 岁,胃痛 1 h,吃了胃舒平后胃痛未见缓解,连后背和牙齿都开始疼,在老伴的搀扶下来到急诊科,未经分诊台,直接去排队挂号,打算找个医生开点镇痛剂。还没等挂上号,林奶奶突然从座位上跌倒在地上,护士马上将林奶奶转移至抢救室,接上心电监护仪。心电图示:室性心律失常。诊断:急性心肌梗死。后经急诊医护人员全力抢救,林奶奶转危为安。

请思考:

1. 急诊科护理工作的特点是什么?

2. 急诊科护士预检分诊的工作重要吗?

一、急诊科护理工作的特点

急诊科护理工作是急诊科医疗工作的关键环节,急诊科日常护理工作具有"急、忙、杂、险"等特点,因此对急诊科护士提出了"快、准、稳"的高要求。

1. 急　急诊患者发病急、病情危重,变化迅速。急诊科护理工作需要分秒必争,快速、准确、有效地救护是抢救成功的关键。

2. 忙　急诊患者就诊时间、人数经常波动,病种危重程度难以预料,尤其是遇到自然灾害、意外事故、集体中毒、传染病流行时,工作更加繁忙。因此需要急诊科护士分工协作,相互协调。在繁忙的工作中做到紧张而有秩序。

3. 杂　急诊患者病种复杂,涉及多学科,需要急诊科护士在抢救过程中配合其他医护人员进行协作诊疗。急诊患者中还有部分是传染病患者、无家属患者、涉及法律或暴力事件患者等,使护理工作更加复杂烦琐。因此,急诊科护士必须具备高效的协调及沟通能力,才能使复杂的工作变得有序。

4. 险　急诊科医护人员长期处在紧张繁忙的工作环境中,工作任务重,劳动强度大,精神经常高度紧张。急诊科是医院的窗口,人员流动大,是矛盾、纠纷高发科室。急诊患者病种混杂,诊断不明,且常伴有传染病。以上均增加了急诊科医护人员的不安全因素。

二、急诊科护理工作的流程

急诊科护理工作的流程大致可分为接诊→分诊→处理三个部分(图 4-3)。

(一)接诊

预诊护士要主动接待急诊患者,以最短的时间迅速评估患者病情,快速安排患者就诊到位。一般急诊

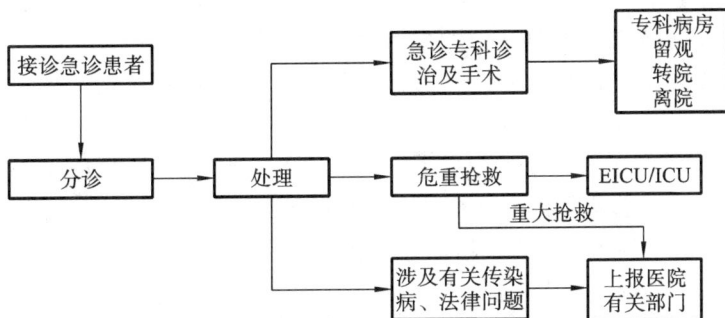

图 4-3 急诊科护理工作的流程

患者可坐着候诊,急危重症患者应紧急安排就诊,根据不同病情合理安置。

(二) 分诊

分诊护士是急诊科的哨兵,需快速、重点地收集急诊患者的资料,并将资料进行分析、判断、分类、分科,同时按轻、重、缓、急安排就诊顺序,并登记入册(档),时间应在 2~5 min 完成。

1. 资料收集 分诊护士需收集急诊患者的主观资料和客观资料。

(1) 主观资料:分诊护士利用问诊方式向急诊患者及其家属获得患者主诉、现病史及相关的伴随症状等主观资料,了解与现患疾病相关的既往史、用药史、过敏史等。针对病情有目的地进行询问,使收集的资料更加真实全面。

(2) 客观资料:分诊护士通过"视、触、叩、听"四诊法为患者查体,详细收集急诊患者客观资料。根据病情需要,为患者做必要的辅助检查如心电图、快速测血糖等。有助于患者病情的评估分析,便于准确分诊。

思政园地

> 急诊患者,23 岁,女,未婚,既往体健。主诉"渐进性四肢麻木,无力 1 周"。病史:1 周前无诱因出现四肢麻木,麻木以四肢末梢为主。2 天前患者双下肢无力,不能独立站立、行走,轮椅入院,无尿便障碍,无发热。
>
> 刘医生为患者进行神经系统查体并结合辅助检查结果,初步诊断:①脊髓亚急性联合变性?②笑气中毒致神经系统损害?
>
> 第一次采集病史时,患者坚决否认有滥用笑气行为。刘医生明白一旦诊断错误,治疗方案完全不一样。于是,刘医生找来陈护士一同前往,再次采集病史。陈护士考虑病因涉及患者隐私,便借故支开患者父母,两人再次找患者沟通,说明隐瞒病情会导致治疗方向改变,加重病情甚至致残。最后患者承认有长期吸食笑气的行为。明确诊断后,患者最终得到及时有效的治疗。
>
> 这个小故事给急诊科护士什么启发?

2. 病情分级 急诊科护士分诊时可参考《急诊病人病情分级指导原则》,根据患者病情评估结果进行分级,共分为Ⅰ、Ⅱ、Ⅲ、Ⅳ四级,按不同的病情等级进行处理。

(1) Ⅰ级濒危患者:病情可能随时危及生命的患者,需立即采取挽救生命的干预措施。如气管插管患者,呼吸、心搏骤停患者,急性意识障碍患者,以及其他需要采取干预措施挽救生命的患者。分诊护士应立即送这类患者入急诊科抢救室抢救。

（2）Ⅱ级危重患者：病情有可能在短时间内进展至Ⅰ级，或可能严重致残者，患者来诊时呼吸循环状况尚稳定，但其症状的严重性需要很早就引起重视，患者有可能发展为Ⅰ级。如急性意识模糊/定向力障碍、复合伤、心绞痛等。严重影响患者自身舒适感的主诉，如严重疼痛（疼痛评分≥7/10），也属于该等级。分诊护士需要立即给这类患者提供平车和必要的监护设备，及时给予患者相应处置和治疗。

（3）Ⅲ级急症患者：目前无短时间内危及生命或严重致残的征象，病情进展为严重疾病和出现严重并发症的可能性较低，但需要急诊处理缓解症状的患者。分诊护士应在一定时间内安排这类患者就诊。

（4）Ⅳ级非急症患者：目前没有急性发病症状，主诉无或很少有不适，且临床判断需要很少急诊医疗资源的患者。分诊护士可安排这类患者进入候诊室候诊。

分诊护士在患者留观和候诊过程中，应每 15～30 min 对各类患者进行二次分诊，若发现患者出现生命体征异常，病情分级应考虑上调一级。若Ⅲ级、Ⅳ级患者在二次分诊中等级上升至Ⅱ级或Ⅰ级，分诊护士应立即安排患者进入抢救室救治。

（三）处理

分诊护士将急诊患者评估分诊后，根据不同的病种和病情，给予及时、合理的处理。如一般急诊患者于急诊科就诊处理；急危重症患者立即进入抢救室紧急抢救或进急诊科手术室施行急诊手术；疑似传染病患者将其进行隔离，确诊后送传染病区等。

三、急救绿色通道

为了适应现代急救医学的发展，提高患者在急诊科的抢救成功率。医院为急危重症患者提供了高效快捷的服务系统——急救绿色通道。

（一）概述

急救绿色通道又称为急救绿色生命安全通道，是指对急危重症患者简化所有手续，将院前接诊、检查、诊断、抢救、手术、住院等环节进行流程优化整合，安排合理紧凑，实施全程畅通服务，使急危重症患者得到及时、规范、高效的医疗服务。从而形成一个以保障救治生命为核心的，充分体现急救工作特色的，顺畅而高效的运行流程。

（二）急救绿色通道适用范围

（1）各科急危重症患者：发病急骤，病情已危及生命的患者。如呼吸、心搏骤停，休克，昏迷，急性心肌梗死，严重心律失常，多发伤，复合伤，严重创伤大出血，多器官功能衰竭等急危重症患者。

（2）现有生命体征不稳定且预见短时间内可能出现危及生命的各类急危重症患者。如急性脑血管病、严重哮喘持续状态、重症酮症酸中毒、重症胰腺炎、甲亢危象、急性中毒等患者。

（3）无家属陪同、无法确定身份且需要急诊处理的患者。

（4）突发性公共卫生事件中的关键患者。如交通事故、灾害、集体食物中毒、群体性斗殴事件或社会、新闻媒体关注事件中的患者。

知识链接

5G 技术支持下的急救绿色通道

随着我国"互联网＋医疗健康"工作的不断推进，5G 技术在急救医疗中得到推广。部分发达城市的急救中心运用 5G 技术，无延时地实现救护车与急救中心的数据传输和信息互通，在救护车上进行院内专家对患者远程实时会诊指导、车上远程辅助检查、及早启动治疗方案、提前术前准备等环节。建立院前院内信息一体化的急救绿色通道，构建院前"120"调度系统与院内急救、远程会诊一体化业务协同的全流程体系，实现患者"上车即入院"，从而为急危重症患者赢得宝贵的救治时间，提高急危重症患者的救治效率。

→ 任务小结

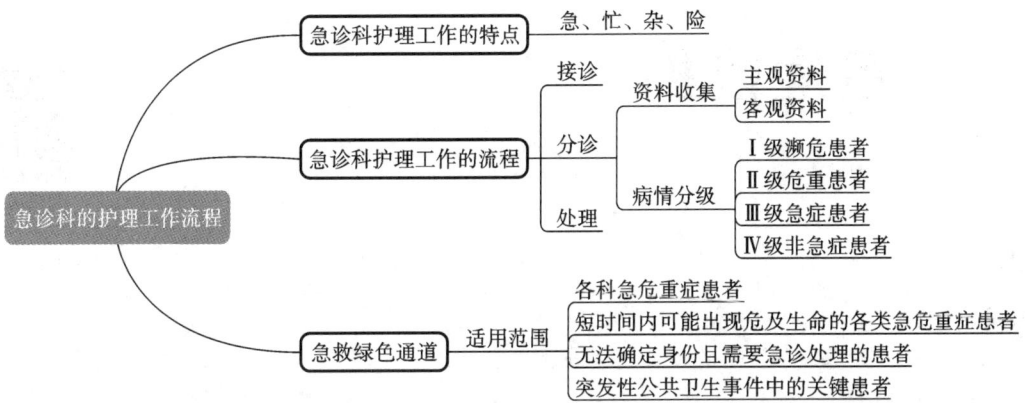

→ 任务检测

在线答题

（黄益苗）

重症监护

扫码学课件

学习目标

【知识目标】

1. 掌握 ICU 的收治对象、收治程序及监护内容。
2. 熟悉 ICU 的概念、模式。
3. 了解 ICU 的布局设置。

【技能目标】

熟练掌握 ICU 常见重症监护技术。

【素养目标】

1. 建立危重症监护急救的意识和责任。
2. 培养细致严谨的工作态度和良好的沟通协作能力。

项目导言

重症监护是 EMSS 的重要组成部分。重症监护室(ICU)是由专业培训的医护团队运用重症监护的理论和诊疗技术,对重症患者进行及时、系统、连续、高质量监护的救治中心,是医院集中监护救治重症患者、应对重大突发公共卫生事件实施重症救治的专业科室。

学习要点

- **重点**:ICU 的布局及设置。
- **难点**:ICU 的收治对象。

任务导入

王大爷,75 岁。突发意识不清 1 h 来院就诊。CT 示左侧基底节脑出血。经过急诊科救治后收入 ICU。

请思考:

1. ICU 一般收治哪些患者?
2. ICU 收治患者的程序是什么?

任务一 ICU 的设置及管理

一、ICU 的模式及特点

ICU 的模式主要取决于医院的规模及条件,可分为综合 ICU、部分综合 ICU、专科 ICU 三种模式。

(一) 综合 ICU

综合 ICU 是医院直接管辖的一个独立的临床业务科室,收治全院各科室的重症患者,以监测和支持患者所有脏器功能为主要任务。综合 ICU 体现了医学的整体观念,综合 ICU 抢救水平应该代表全院最高水平。

(二) 部分综合 ICU

部分综合 ICU 是由医院内较大的一级临床科室为基础组建的 ICU,介于专科 ICU 与综合 ICU 之间,如急诊科重症监护病房(EICU)、内科重症监护病房(MICU)、外科重症监护病房(SICU)等。

(三) 专科 ICU

专科 ICU 属于某个专业科室内设立的 ICU。如冠心病监护病房(CCU)、呼吸重症监护病房(RICU)、新生儿重症监护病房(NICU)等是为专门收治某个专科重症患者而设立的,归属各专业科室管理,对抢救本专科的重症患者有较丰富的经验,但收治病种单一,不能接受其他专科的重症患者。

二、ICU 的设置

(一) 位置与布局

1. 位置 ICU 应该与其主要服务的医疗区域邻近,以方便重症患者的转运。ICU 应尽可能靠近手术室、影像科、检验科、血库等科室,以便患者紧急检查和抢救。在横向无法实现"接近"时,应该考虑楼上楼下的纵向"接近"。

2. 病区布局 ICU 的整体布局应划分医疗区、办公区、污物处理区和生活辅助区等功能区域,各区域相对独立,以减少干扰并有利于感染控制。各功能区房间的数量和空间可根据 ICU 病床规模、工作人员数量等因素确定。功能用房面积与病房面积之比一般应大于 1.5:1。

(1) 医疗区:包括病房、中央工作站、配药室、医疗物品材料室、仪器室、实验室、营养准备室、被服室、家属接待室等。

(2) 办公区:包括医生办公室、主任办公室、护理办公室、示教室等。

(3) 污物处理区:包括内镜清洁消毒室、污(废)物处理室等。

(4) 生活辅助区:包括工作人员休息室、更衣室、值班室、盥洗室等。

各区域在建筑装饰时应遵循不产尘、不积尘、耐腐蚀、防潮防霉、防静电、容易清洁及符合防火要求的原则。ICU 应根据需要,设置一定数量的正压病房和负压病房。其中,负压病房的设计应符合收治传染病重症患者的要求。

3. 环境 ICU 应当有良好的自然采光和通风条件。为保持室内空气环境,应独立控制各功能区域或每个单间病房的温度和湿度,可装配空气净化系统,根据需要设置空气净化等级,必要时能够保证自然通风。

4. 通道 ICU 应当规划合理的包括人员流动和物流在内的医疗流向,为医护人员、患者和医疗污物等设置符合医院感染控制相关要求的进出通道。有条件者,建议设置洁净物品供应通道,设置或预留自动化物流传输通道。

(二) ICU 的基本配置

1. 床位配置 应根据医院规模和总床位数来确定。一般来说,综合性医院的综合 ICU 床位数应占全院床位总数的 2%～5%,床位利用率以 75% 为宜,全年床位使用率平均超过 85% 时,应适度扩大规模。尽量每天至少保留一张空床以备应急使用。ICU 内单间病房的使用面积应不少于 18 m²,多人间病房应保证床位间距不少于 2.5 m。为减少交叉感染的风险,建议尽可能设置单间病房或分隔式病床。ICU 每张床位均应按"生命岛"模式设置(图 5-1)。每张床位的电、气通路应有独立的控制开关,医疗用电与生活照明用电线路应当分开。

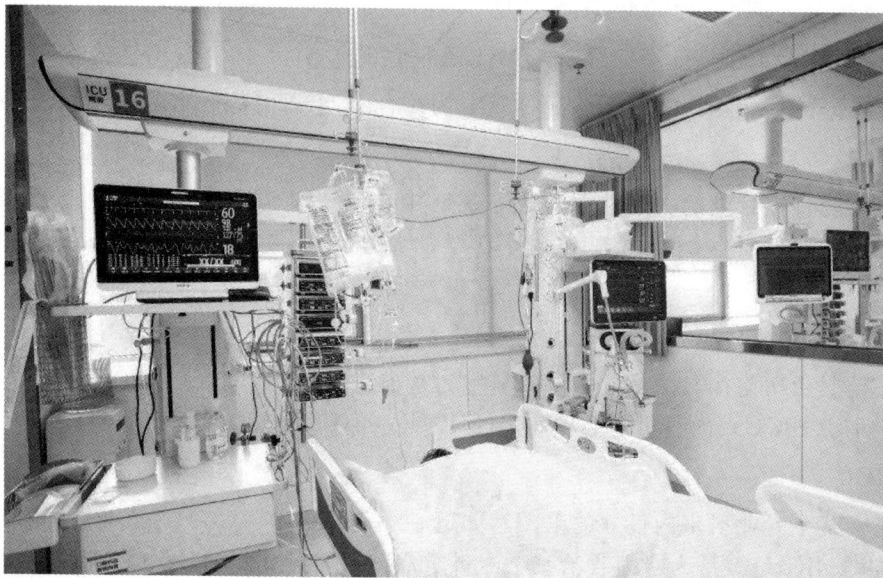

图 5-1 "生命岛"模式一体化床位

2. 人员配置 一般综合 ICU 医生与床位的比例大于 0.8∶1,护士与床位的比例为(2.5～3)∶1。同时还应配备物理治疗师、呼吸治疗师、放射检查人员、心理治疗师、保洁员、设备与维修人员等。

3. 设备配置 除具备普通病区日常所需设备以外,还必须配置必要的监测设备和治疗设备等。

(1)监测设备:多功能监护仪、呼吸功能监护仪、心脏血流动力学监测仪、脉搏血氧饱和度监测仪、血气分析仪、心电图机、床边 X 线机、超声诊断仪等。

(2)治疗设备:呼吸机、除颤仪、输液泵、微量注射泵、起搏器、主动脉内球囊反搏器、血液净化器、中心供氧装置、中心吸引装置等。

(3)其他设备:物理排痰装置、电子升降温设备、支气管镜及清洁消毒设备、非接触式洗手及手部消毒设备等。

有条件的 ICU 还应配备功能齐全的、可升级的医疗信息系统,变换角度和焦距的高清视频和音频系统,以满足临床医疗护理、教学、科研、科室行政管理、远程医疗、家属探视等综合功能需求。

三、ICU 的管理

(一) ICU 的规章制度

ICU 应当制订各类人员的工作职责,规范诊疗、护理常规。除执行国家和医院临床医疗的各种制度外,应该制订以下符合 ICU 相关工作特征的制度,以保证 ICU 的工作质量。ICU 的十项核心制度如下。

(1)临床诊疗及医疗、护理操作常规。

(2)患者转入、转出 ICU 制度。

(3)抗生素使用制度。

(4)血液与血液制品使用制度。

(5)抢救设备操作、管理制度。

(6)特殊药品管理制度。

(7)院内感染预防和控制制度。

(8)不良医疗事件防范与报告制度。

(9)疑难重症患者会诊制度。

（10）突发事件的应急预案和人员紧急召集制度。

（二）护士要求

ICU 护士除熟练掌握常规临床护理技术外，应根据科室工作需要，掌握各系统重症患者的常规护理，监护设备和信息系统的使用技术，氧疗技术，呼吸机常规使用技术，除颤技术，重症康复一般技术；气道管理，各类导管的管理，各类输液泵（注射泵）的应用和管理，疼痛管理；各系统器官功能监测护理，血液净化护理，水、电解质及酸碱平衡监测护理，营养支持护理，心理护理；内镜使用及重症患者抢救配合技术等。鼓励通过日常培训和继续教育等途径，不断更新知识，提高技术水平。

（三）ICU 的设备管理

ICU 的设备管理应有完整的管理制度，所有抢救与监护设备均应保证随时可用，具体管理要求如下。

（1）使用者掌握仪器的操作及性能。

（2）建立设备档案，登记造册，使用后及时登记，每班都要进行交接并记录。

（3）设专人负责，设备要定期检查和维修。及时清洁、保养、消毒，一般不外借或挪用，做到"四定"及"四防"，即定人、定位置、定数量、定品种；防潮、防热、防腐蚀、防震。

（四）ICU 的收治范围

（1）急性、可逆、已经危及生命的器官功能不全，经过 ICU 的严密监护和加强治疗短期内可能得到康复的患者。

（2）存在各种高危因素，具有潜在生命危险，经过 ICU 严密的监护和随时有效治疗可能减少死亡风险的患者。

（3）在慢性器官功能不全的基础上，出现急性加重且危及生命，经过 ICU 的严密监护和治疗可能恢复到原来状态的患者。

（4）重大突发公共卫生事件的重症患者。

（5）其他适合在 ICU 进行监护和诊疗的患者。

一般慢性消耗性疾病的终末状态、不可逆性疾病，以及不能从 ICU 的监护治疗中获益的患者，不属于 ICU 的收治范围。

（五）ICU 的收治程序

重症患者转入 ICU 前必须由 ICU 医生会诊后方可转入，ICU 护士提前根据患者的诊断、治疗、病情发展情况及转入原因，做好相应的准备。患者由原科室医护人员及患者家属陪同转入。ICU 的收治程序如下（图 5-2）。

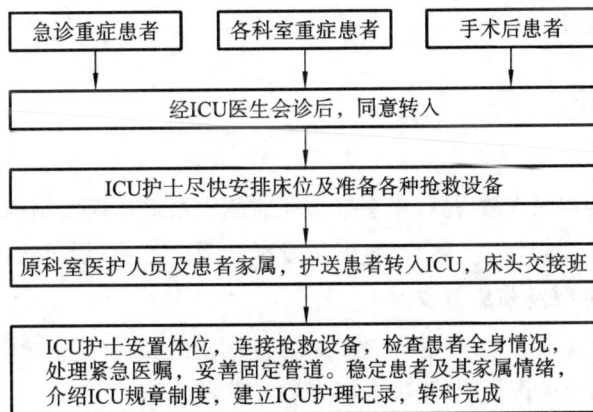

图 5-2 ICU 的收治程序

→ **任务小结**

ICU的设置及管理
- ICU的模式及特点
  - 综合ICU：收治全院各科室的重症患者
  - 部分综合ICU：由医院内较大的一级临床科室为基础组建的ICU
  - 专科ICU：属于某个专业科室内设立的ICU
- ICU的设置
  - 位置与布局
    - 位置：与其主要服务的医疗区域邻近
    - 病区布局：划分医疗区、办公区、污物处理区和生活辅助区等
    - 环境：空气净化系统
    - 通道：规划合理
  - ICU的基本配置
    - 床位配置：综合性医院的综合ICU床位数应占全院床位总数的2%～5%
    - 人员配置：护士与床位的比例为（2.5～3）：1
    - 设备配置：除具备普通病区日常所需设备以外，还必须配置必要的监测设备和治疗设备
- ICU的管理
  - ICU的规章制度
  - 护士要求
  - ICU的设备管理
    - "四定"：定人、定位置、定数量、定品种
    - "四防"：防潮、防热、防腐蚀、防震
  - ICU的收治范围
    - 急性、可逆、已经危及生命的器官功能不全患者
    - 存在各种高危因素，具有潜在生命危险，可能减少死亡风险的患者
    - 在慢性器官功能不全的基础上，出现急性加重且危及生命的患者
    - 重大突发公共卫生事件的重症患者
    - 其他适合在ICU进行监护和诊疗的患者
  - ICU的收治程序

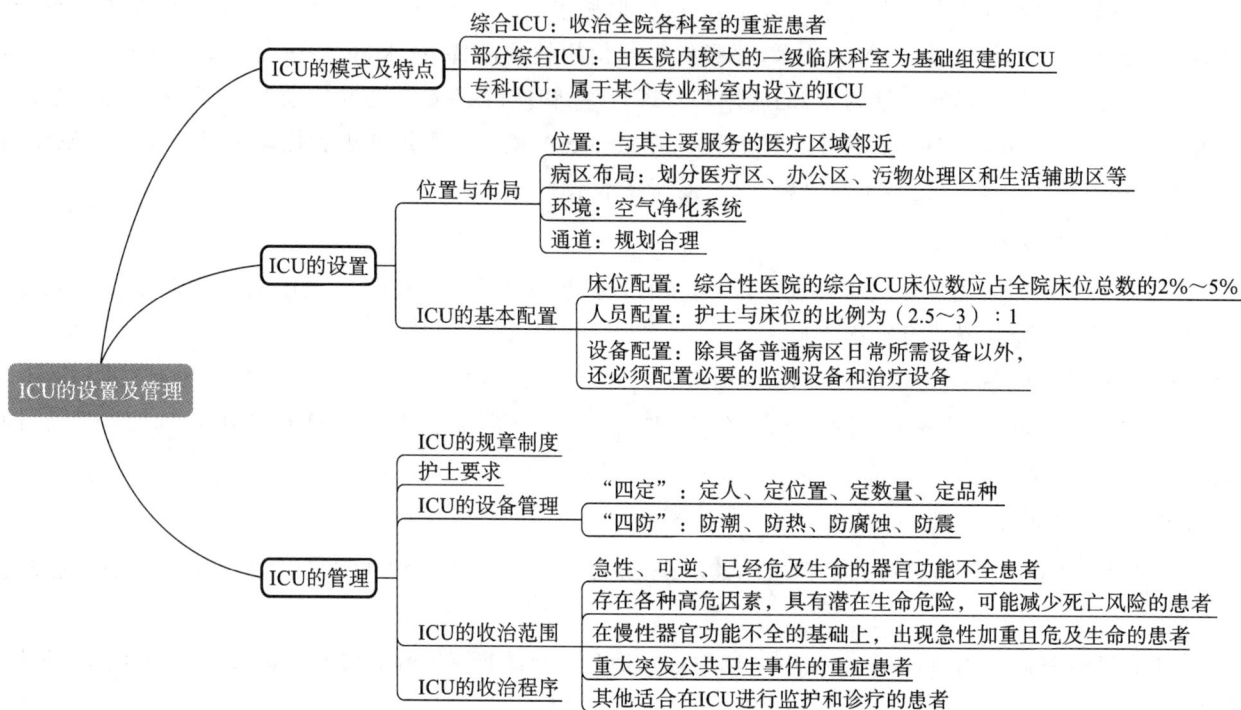

任务二　各系统功能监护

任务导入

王大爷,75岁。突发意识不清1 h来院就诊。CT示左侧基底节脑出血。经过急诊科救治后收住ICU。

请思考：

进入ICU的患者应当做好哪些监护？

一、呼吸系统功能监护

（一）呼吸频率（RR）

呼吸频率指患者每分钟的呼吸次数,是呼吸系统功能监测中最简单而实用的项目。正常成人在安静状态下RR为16～20次/分;1岁儿童约为25次/分;新生儿约为40次/分。呼吸过速或过缓均提示呼吸功能障碍。

（二）常见的异常呼吸类型及临床意义

1. 间停呼吸　又称Biot's呼吸,表现为有规律地均匀呼吸几次后,停止呼吸一段时间,重新开始均匀呼吸,周而复始。间停呼吸常见于颅内病变、呼吸中枢衰竭等患者(图5-3)。

2. 潮式呼吸　又称陈-施呼吸,呼吸浅慢—加深—浅慢—暂停,呈周而复始出现。潮式呼吸常见于中枢神经系统疾病,如脑炎、颅内压增高、巴比妥类药物中毒等患者(图5-3)。

3. 深大呼吸　又称库斯莫尔呼吸,即又深又长而规律的呼吸,常见于尿毒症、糖尿病等代谢性酸中毒患

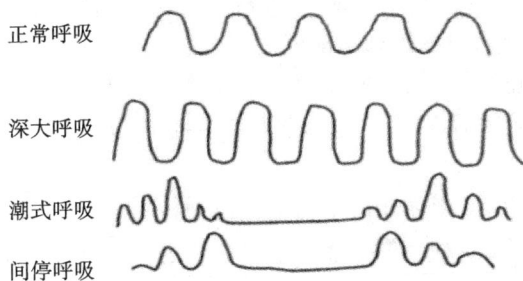

图 5-3　异常呼吸类型

者(图 5-3)。

4. 叹息样呼吸　在正常呼吸节律中,加入深长呼吸,常见于中毒、阿-斯综合征、二尖瓣脱垂等患者。

5. 抑制性呼吸　深吸气时由于胸痛原因导致以呼吸运动短暂停止的方式进行呼吸,常见于胸膜炎、肋骨骨折等患者。

6. 蝉鸣样呼吸　吸气时有一种高音调的音响,常见于喉头水肿、痉挛及喉头异物等患者。

7. 鼾声呼吸　呼气时发出粗糙鼾声,常见于深昏迷患者。

8. 点头样呼吸　患者吸气深而长且头向后仰,呼气短促后头又恢复原位,犹如点头状,常见于患者处于极度衰竭状态,是濒死的一种先兆。

(三)脉搏氧饱和度(SpO$_2$)监护

SpO$_2$ 监护是一种简便无创、可连续的动脉氧饱和度监测方法。SpO$_2$ 监护可间接了解患者动脉血氧分压的高低。监测时将传感器置于手指、脚趾、耳垂等具有动脉血流且组织较薄的部位,即可获取数据。休克、体温过低、贫血、使用血管活性药物、电磁干扰、涂抹指甲油、光线过强等,会影响监测结果的准确性。长时间监测注意观察患者局部皮肤及指甲情况,定时更换传感器位置。SpO$_2$ 正常值为 $96\% \sim 100\%$,SpO$_2 < 90\%$ 时常提示有低氧血症。

(四)动脉血气分析

动脉血气分析是通过检测动脉血液中机体内氧气和二氧化碳的含量,以及酸碱度的一种检查方法,是抢救危重患者和手术中监护的重要指标之一。监测内容包括:动脉血氧分压(PaO$_2$)、动脉血氧饱和度(SaO$_2$)、动脉血氧含量(CaO$_2$)、动脉血二氧化碳分压(PaCO$_2$)、二氧化碳总量(TCO$_2$)等。一般选择体表易扪及的动脉(桡动脉、肱动脉、股动脉)采血,严格隔绝空气,标本采集后立即送检。

二、循环系统功能监护

(一)床旁心电监护

床旁心电监护是一种反映心脏活动的有效无创监测方法(图 5-4)。心电监护是循环系统常规的监测手段,适用于心律失常、心力衰竭、不稳定心绞痛、急性心肌梗死、昏迷、各种休克、严重电解质紊乱及各类大手术等重症患者。

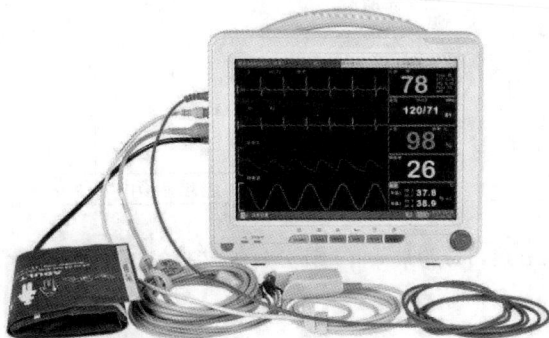

图 5-4　床旁心电监护仪

（1）心电监护的临床意义。①监护心律失常：心电监护对发现、识别心律失常的性质具有独特的诊断价值。②监护心肌损害：观察心肌梗死心电图动态演变过程，评价再灌注及治疗效果。③监护电解质紊乱：持续心电监护对早期发现常见的电解质紊乱有重要意义，如低钾、低钙等。④监护治疗效果：通过心电监护可及时、有效地评估抗心律失常的疗效及不良反应，如监测安装临时起搏器患者的起搏信号、感知功能以及监测电复律患者除颤后的心律等。

（2）心电监护方法。目前 ICU 通常使用心电监护系统，对患者心电变化进行连续动态监测。该系统由一台中心监护仪和数台床边监护仪组成，可同时监测和记录若干个患者的心电、呼吸、有创血压和无创血压、血氧饱和度，可实时显示各种数据与波形。心电监护仪设有报警功能，可使图像冻结，以便仔细观察和分析图形。

（二）血压

1. 无创血压监测　无创血压监测的优点是无创伤、可重复、操作简便、适用范围广、省时、省力。目前，在 ICU 广泛应用的自动化无创动脉血压监测是采用振荡技术，即上臂缚上袖带，测压仪设置时间后可定时自动使袖带充气或放气，自动显示收缩压、舒张压、平均动脉压和脉率等有关心血管功能的各项参数。

优点：①无创伤性，重复性好；②操作简便容易掌握；③适用范围广；④按需定时测压，省时省力；⑤测平均动脉压尤为准确。

缺点：①不能够连续监测；②不能反映每一心动周期的血压变化；③不能够显示动脉波形；④可出现上肢缺血、麻木等并发症；⑤易受肢体活动、动脉壁弹性和袖带影响。

2. 有创血压监测　对重症患者，可采用有创血压监测方式，即动脉穿刺插管直接测压法。经体表插入各种导管或监测探头到心脏和（或）血管腔内，直接连续测压，能准确反映每个心动周期动脉收缩压、舒张压和平均动脉压的变化数值与波形。插管的动脉首选桡动脉。监测过程中要加强伤口护理及导管护理，注意观察肢端血液循环情况。

（三）中心静脉压监测

中心静脉压（CVP）指右心房及胸腔内上、下腔静脉内的压力，其变化可反映右心功能、回心血量与血管张力的综合情况，对指导治疗具有重要的参考价值。重症患者通常需要连续动态监测，可采用手动标尺测压或换能器及压力传感器测压。

三、中枢神经系统功能监护

（一）意识状态监测

意识障碍是神经系统功能不全的常见体征，当神经系统损伤或发生病变时，可能引发意识障碍。意识障碍通常分为嗜睡、意识模糊、昏睡、昏迷 4 个等级。目前常用国际通用的格拉斯哥昏迷量表（GCS）（表 5-1）对患者的意识状态进行观察和评估。

表 5-1　格拉斯哥昏迷量表

睁眼反应（E）	评分	语言反应（V）	评分	运动反应（M）	评分
自动睁眼	4	回答正确	5	按指令动作	6
呼唤睁眼	3	回答错乱	4	刺痛能定位	5
刺痛睁眼	2	语无伦次	3	刺痛时躲避	4
不能睁眼	1	只能发声	2	刺痛后屈曲	3
		不能发声	1	刺痛后过伸	2
				不能活动	1
总分＝E＋V＋M			记录示例	GCS 8＝$E_3V_2M_3$ 16：00	

备注：

GCS 满分为 15 分，8 分以下为昏迷，3 分为最低值。评分越低，说明意识障碍越严重，预后越差。

轻度意识障碍：13～14 分

中度意识障碍：9～12 分

重度意识障碍：3～8 分

（二）颅内压的监护

颅内压（ICP）是指颅内容物对颅腔壁产生的压力。持续 ICP 监测是诊断颅内高压最迅速、客观与准确的方法。颅内压监测分为有创颅内压监测和无创颅内压监测两类。临床上使用更多的是有创颅内压监测，即在颅内插入测压导管或放置传感探头，连接颅内压监护装置，进行持续监测。ICP 持续超过 15 mmHg 称为颅内压增高。一般将 ICP 分为四级：5～15 mmHg 为正常；16～20 mmHg 为轻度升高；21～40 mmHg 为中度升高；>40 mmHg 为重度升高。

（三）其他监护

神经系统功能监护的项目还涉及脑血流监测、脑电图监测、脑部 CT 监测等。

四、肾功能监护

（一）尿量监护

尿量是肾功能监护最简单、最直接的指标，能较好地反映肾脏的血流灌注情况，从而间接反映心排血量的变化。正常成人尿量为 1000～2000 mL/24 h。24 h 尿量超过 2500 mL 称为多尿，主要见于急性肾衰竭多尿期、糖尿病、尿崩症等；成人尿量低于 17 mL/h 或 400 mL/24 h 称为少尿，低于 100 mL/24 h 称为无尿，常见于休克引起的血容量不足、急性肾衰竭少尿期、急性肾小球肾炎、尿路梗阻等。

（二）肾小球功能监护

1. 血肌酐（SCr）测定

（1）参考值：男性为 53～106 μmol/L，女性为 44～97 μmol/L。

（2）临床意义：血肌酐是肌肉代谢产物，由肾小球滤过而排出体外。故血肌酐浓度升高反映肾小球滤过功能减退。各种类型的肾功能不全时，血肌酐明显增高。

2. 血尿素氮（BUN）测定

（1）参考值：成人为 3.2～7.1 mmol/L。

（2）临床意义：血尿素氮为蛋白质的代谢产物，主要经肾小球滤过随尿液排出。急性肾衰竭肾功能轻度受损时，BUN 可无变化，当肾小球滤过率下降至 50% 以下，BUN 才能升高，故 BUN 测定不是一项敏感方法。BUN 测定对尿毒症诊断有特殊价值，其增高程度与病情严重程度成正比，故临床上动态监测 BUN 浓度极为重要，进行性升高是肾功能损伤加重的重要指标之一。

3. 内生肌酐清除率（Ccr）测定

（1）参考值：以 1.73 m² 体表面积计算，成人为 80～120 mL/min。

（2）临床意义：Ccr 是指肾脏在单位时间内排出血浆中内生肌酐的能力。Ccr 是较早反映肾小球滤过功能的敏感指标。如 Ccr 降到正常参考值 80% 以下，则表示肾小球滤过功能已有减退。若降至 51～70 mL/min，为肾小球滤过功能轻度受损；降至 31～50 mL/min，为肾小球滤过功能中度受损；降至 30 mL/min 以下，为肾小球滤过功能重度受损。

（三）肾小管功能监护

肾小管功能监护主要通过做尿浓缩稀释试验完成。方法：在试验的 24 h 内，患者保持日常的饮食和生活习惯，晨 8 时排尿，自晨 8 时至晚 8 时每 2 h 留尿一次，晚 8 时至次晨 8 时的夜尿收集在一个容器内。分别测定各次尿量和尿比重。

（1）正常值：昼尿量与夜尿量之比为（3～4）：1。夜间 12 h 尿量应少于 750 mL；最高一次的尿比重应在 1.018 以上；最高尿比重与最低尿比重之差应大于 0.009。

（2）临床意义：夜尿量大于 750 mL 常为肾功能不全的早期表现；最高尿比重低于 1.018 提示肾功能不全；尿比重固定在 1.010 左右提示肾功能损害严重。

→ **任务小结**

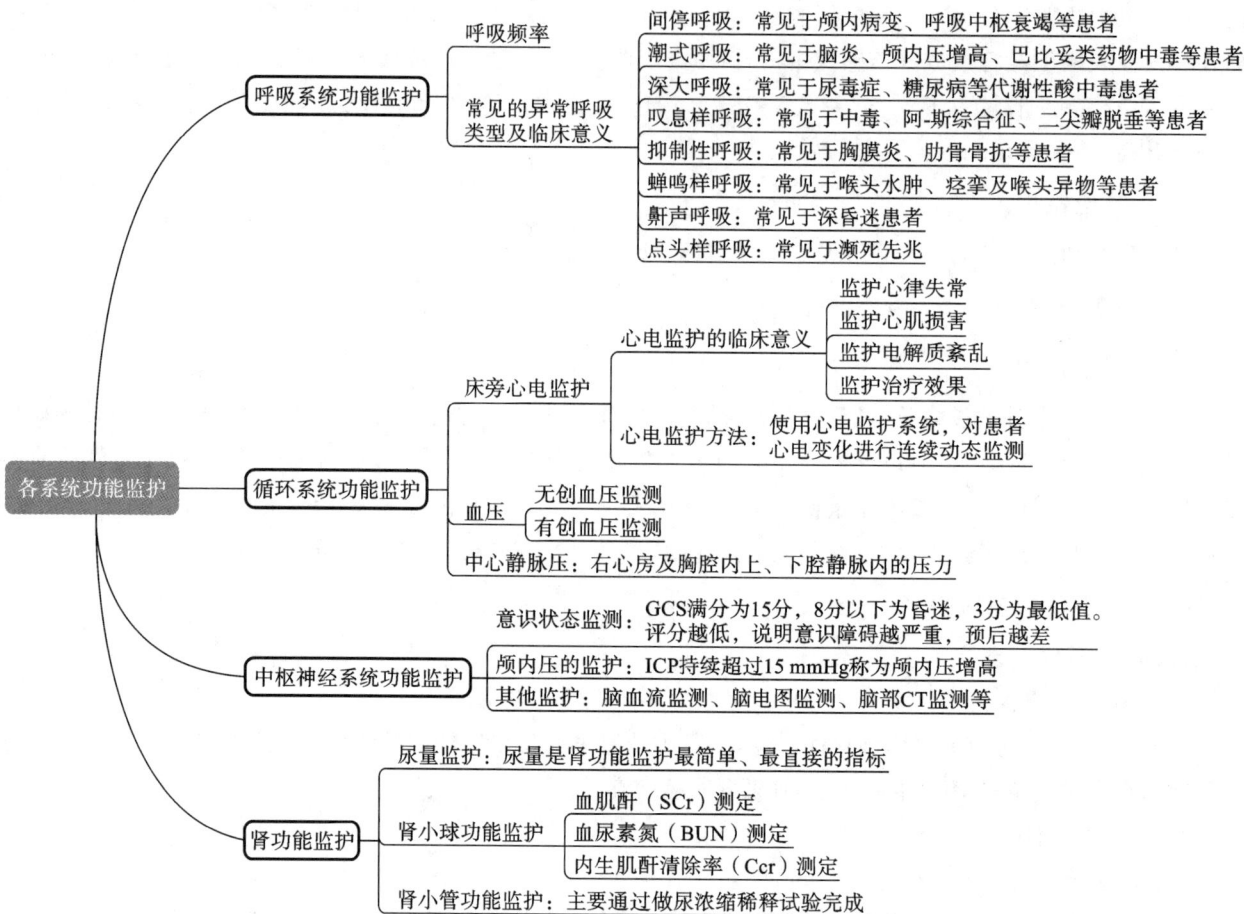

各系统功能监护

- **呼吸系统功能监护**
  - 呼吸频率
  - 常见的异常呼吸类型及临床意义
    - 间停呼吸：常见于颅内病变、呼吸中枢衰竭等患者
    - 潮式呼吸：常见于脑炎、颅内压增高、巴比妥类药物中毒等患者
    - 深大呼吸：常见于尿毒症、糖尿病等代谢性酸中毒患者
    - 叹息样呼吸：常见于中毒、阿-斯综合征、二尖瓣脱垂等患者
    - 抑制性呼吸：常见于胸膜炎、肋骨骨折等患者
    - 蝉鸣样呼吸：常见于喉头水肿、痉挛及喉头异物等患者
    - 鼾声呼吸：常见于深昏迷患者
    - 点头样呼吸：常见于濒死先兆

- **循环系统功能监护**
  - 床旁心电监护
    - 心电监护的临床意义
      - 监护心律失常
      - 监护心肌损害
      - 监护电解质紊乱
      - 监护治疗效果
    - 心电监护方法：使用心电监护系统，对患者心电变化进行连续动态监测
  - 血压
    - 无创血压监测
    - 有创血压监测
  - 中心静脉压：右心房及胸腔内上、下腔静脉内的压力

- **中枢神经系统功能监护**
  - 意识状态监测：GCS满分为15分，8分以下为昏迷，3分为最低值。评分越低，说明意识障碍越严重，预后越差
  - 颅内压的监护：ICP持续超过15 mmHg称为颅内压增高
  - 其他监护：脑血流监测、脑电图监测、脑部CT监测等

- **肾功能监护**
  - 尿量监护：尿量是肾功能监护最简单、最直接的指标
  - 肾小球功能监护
    - 血肌酐（SCr）测定
    - 血尿素氮（BUN）测定
    - 内生肌酐清除率（Ccr）测定
  - 肾小管功能监护：主要通过做尿浓缩稀释试验完成

→ **任务检测**

在线答题

（黄益苗）

实训2 急诊科及重症病房见习

【实训要求】

（1）教师联系见习单位，组织学生分批见习。

（2）学生见习后完成实训报告。

【实训报告】

临床实训报告可参考表 5-2。

表 5-2　临床实训报告

班级		姓名		学号	
课程		时间		实训地点	

实训目标：

实训要求：

实训步骤：

小结及体会：

自我评价:优秀□　　良好□　　及格□　　不及格□

小组评价:优秀□　　良好□　　及格□　　不及格□

教师评价:优秀□　　良好□　　及格□　　不及格□

综合评价:优秀□　　良好□　　及格□　　不及格□

备注：

（黄益苗）

心搏骤停与心肺脑复苏

扫码学课件

学习目标

【知识目标】

1. 掌握心搏骤停、心肺脑复苏、基础生命支持、高级生命支持的定义。
2. 掌握心肺脑复苏的操作方法和流程、心搏骤停的诊断标准、终止复苏的指标。
3. 熟悉心搏骤停的原因、复苏效果的判断。
4. 了解心肺脑复苏的治疗原则。

【技能目标】

熟练掌握心肺脑复苏术,规范地进行心肺脑复苏并积极配合医生完成患者的救护与护理。

【素养目标】

1. 具有"时间就是生命"的急救意识和应变能力。
2. 培养爱伤观念、评判性思维和团队合作能力的素养。

项目导言

心血管疾病引起的心搏骤停是导致世界范围内人群死亡的主要原因。心血管疾病是一种严重危害人类健康的重大慢性病,是我国乃至全球一个亟待解决的公共卫生问题。近年来,我国心血管疾病患病率和死亡率处于上升阶段,在我国城乡居民疾病死亡构成比中心血管疾病占首位。

心搏骤停是临床上最危急的情况,包括早期识别和实施高质量心肺脑复苏在内的生存链各环节在抢救中至关重要。干预越早,恢复自主循环和呼吸功能的概率就越大,把握抢救的黄金时间显得尤为重要。

任务一 心 搏 骤 停

学习要点

- **重点**:心搏骤停的原因。
- **难点**:心搏骤停的临床表现。

任务导入

患者,男,65岁,退休人员,有心脏病病史,近期有胸闷疲劳感。今天在爬山过程中,突发胸前区疼痛、胸闷、呼吸急促、面色苍白、大汗淋漓,立即呼救,就地坐下后突发意识丧失,心搏骤停。

请思考:

1. 该患者发生了何种情况?
2. 现场随行人员该如何正确施救?

心搏骤停(sudden cardiac arrest,SCA)是指心脏泵血功能的突然终止,导致循环中断,重要器官严重缺血缺氧的临床急危重症,是临床心脏性猝死的主要原因。若不及时救治,会导致不可逆的生物学死亡。

一、心搏骤停常见的心律失常

(1)心室颤动(室颤):心室肌发生快速、不规则、不协调的颤动。心电图表现为QRS波群消失,代之以大小不等、形态各异的颤动波。

(2)无脉性室性心动过速(无脉性室速):因室颤而猝死的患者,先有室速,但大动脉没有搏动。

(3)心脏停搏:心肌完全失去机械收缩能力,心电图往往呈一条直线,或偶有P波。

(4)电机械分离:心脏有持续的电活动,但失去有效的机械收缩功能,心电图可表现为不同种类或节律的电活动,但不能摸到大动脉搏动(图6-1)。

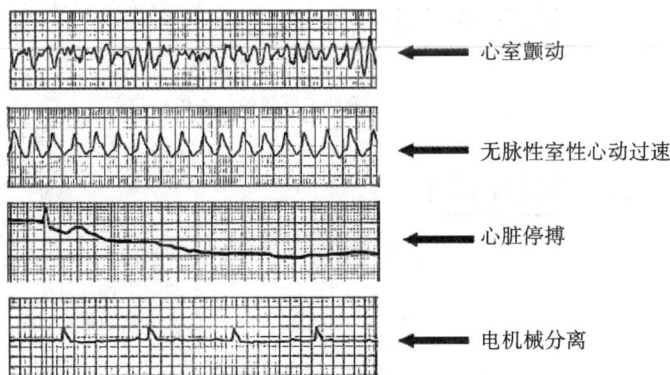

图6-1 心搏骤停的常见心电图

二、心搏骤停的原因

心搏骤停的原因可分为心源性和非心源性两大类。

(1)心源性心搏骤停:常见于各种心脏疾病,如冠状动脉粥样硬化性心脏病(最多见)、病毒性心肌炎、原发性心肌病、先天性心脏病、风湿性心脏病等。

(2)非心源性心搏骤停:常见于呼吸停止、麻醉和手术意外、严重的电解质紊乱和酸碱平衡失调(如高钾血症)、严重创伤、药物中毒或过敏、电击和溺水等意外伤害。

三、心搏骤停的临床表现与诊断

心搏骤停患者可发生典型的"三联征":突发意识丧失、大动脉搏动消失和呼吸停止。临床上具体表现为以下几点。

(1)突然意识丧失,可伴有全身短暂性抽搐和大小便失禁。

(2)大动脉搏动消失,触摸不到颈动脉搏动。

(3)呼吸停止或先呈叹息样呼吸,继而停止。

（4）面色苍白或青紫。

（5）双侧瞳孔散大，对光反射消失。

临床上患者一旦出现意识丧失，大动脉搏动消失即可诊断为心搏骤停。

四、心搏骤停的病理生理改变

心搏骤停引起的病理生理改变包括代谢性酸中毒、细胞内水肿、高血钾、各重要脏器缺血缺氧而导致的功能障碍。其中，大脑对缺氧的耐受性只有 4～6 min。

思政园地

　　某学校 17 岁的男孩张某玩篮球时突然倒地，口吐白沫，没有意识，呼吸和心跳停止，其他同学立即拨打"120"急救电话并迅速展开施救。几分钟后医院救护车赶到，立马将张某送至医院，因救治及时，患者预后恢复良好。

　　人人学急救，急救为人人。普及和学习急救知识，走进学校、企业、机关、社区、农村，让更多的公众掌握基本、简单有效的急救知识，是一项非常有意义的举措。

任务小结

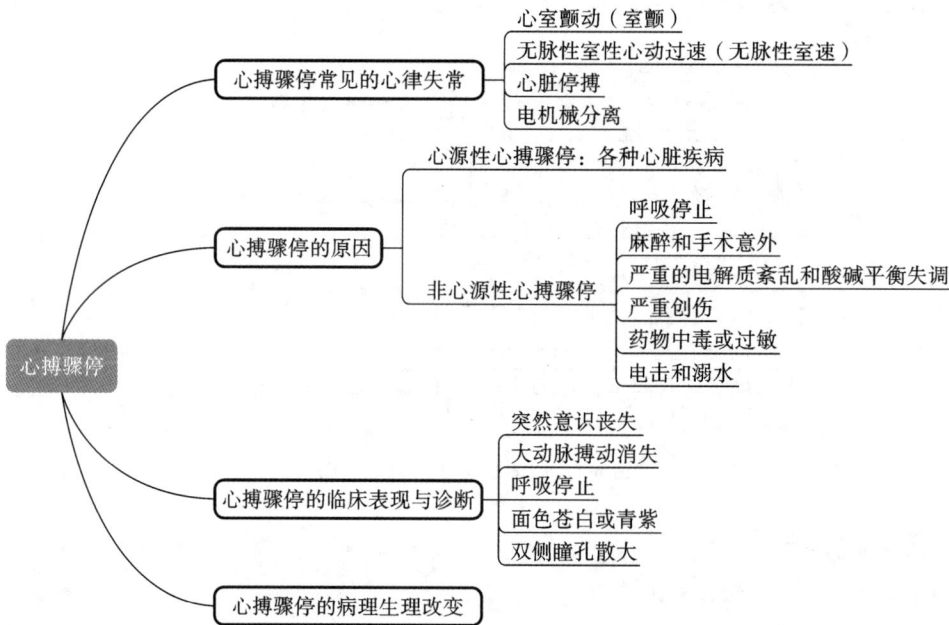

任务检测

在线答题

任务二　心肺脑复苏

学习要点

- **重点**:基础生命支持的基本步骤。
- **难点**:高级生命支持的要点。

任务导入

患者,女,50岁,在办公室内工作时,突发头痛,大声呼叫后倒地,出现神志不清,面色、口唇发绀,大小便失禁。同事发现后,立即拨打"120"急救电话,救护车到达现场后急救人员发现患者心搏骤停。

请思考:

1. 在场同事应该如何处理,增加患者存活概率?

2. 该如何正确施救?

心肺脑复苏(cardio pulmonary cerebral resuscitation,CPCR)是使心搏骤停患者迅速恢复循环功能、呼吸功能和脑功能所采取的抢救措施。完整的 CPCR 包括 3 个阶段:基础生命支持(basic life support,BLS)、高级生命支持(advanced cardiac life support,ACLS)、延续生命支持(prolonged life support,PLS)。心肺脑复苏的主要原则是"生存链"(图 6-2)6 个环节的紧密连接,即:①早期识别心搏骤停和呼救;②早期 CPR(心肺复苏);③早期除颤;④早期高级生命支持;⑤心搏骤停后的综合治疗;⑥康复。

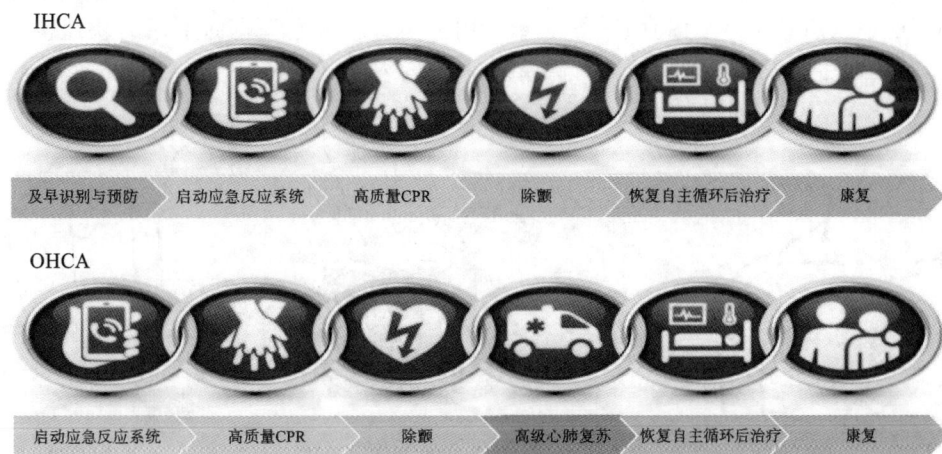

IHCA

及早识别与预防　启动应急反应系统　高质量CPR　除颤　恢复自主循环后治疗　康复

OHCA

启动应急反应系统　高质量CPR　除颤　高级心肺复苏　恢复自主循环后治疗　康复

图 6-2　生存链

一、基础生命支持

基础生命支持包括胸外心脏按压(circulation,C)、开放气道(airway,A)、人工呼吸(breathing,B)、除颤(defibrillation,D)。早期识别心搏骤停和呼救、早期 CPR、早期除颤构成基础生命支持的主要内容,具体步骤是 C—A—B—D,成人基础生命支持具体操作步骤如下。

（一）快速评估、呼救并启动 EMSS

（1）评估环境：环视四周，确保现场环境对施救者和患者均安全，若不安全应迅速转移并就地施救。

（2）评估判断意识：轻拍患者双肩，靠近患者双耳边大声呼唤："您还好吗"判断患者有无反应，若无反应即可判断为意识丧失。

（3）呼救并启动 EMSS：若患者没有反应，应立即向周围呼救，通过电话启动 EMSS。拨打"120"急救电话求救时应向指挥中心调度员简要说明发病的地点、经过、人数、病情和已采取的急救措施，有条件可以取用就近自动体外除颤仪。院内，应立即呼叫医护团队，准备除颤仪及其他急救仪器设备、药品、物品。

（二）判断呼吸和脉搏

同时判断呼吸和脉搏，至少 5 s，不超过 10 s。

（1）判断呼吸：扫视患者头胸部，观察胸部是否有起伏。无呼吸或呈叹息样呼吸均认为是心搏骤停的标志。

（2）判断脉搏：食指和中指并拢，从患者的气管正中部位向旁滑移到气管和胸锁乳突肌内侧凹陷处，轻触颈动脉搏动。

若患者无正常呼吸且无脉搏，则应立即开始高质量心肺复苏。

（三）摆放体位

应让患者仰卧于坚实平面上，头、颈部应与躯干保持在同一轴线上，将双上肢放在身体两侧，松解衣领裤带，暴露胸部。若患者躺卧在软床上，身下垫复苏板或仰卧于硬板床上进行，以保证按压的有效性。

（四）胸外心脏按压（circulation，C）

胸外心脏按压是现场或紧急状态下建立人工循环支持的首选方法，一经确定心搏骤停，就应立即给予"有力、快速、高效"的 30 次胸外心脏按压，尽量避免因检查和治疗时中断按压，注意按压部位、手法、深度、频率与人工呼吸频率的比例。

（1）按压部位：胸骨中下 1/3 交界处，相当于男性两乳头连线中点（图 6-3）。

（2）按压手法和姿势：操作者在患者一侧，双手掌根部重叠，放在胸骨两乳头连线中点处，两手手指交叉紧扣，手指尽量翘起，避免触及胸壁和肋骨，减少按压时发生肋骨骨折的可能性。按压时身体稍前倾，使肩、肘、腕在同一轴线上，与患者身体平面垂直（图 6-4）。用上半身的力量垂直向下用力快速按压，按压与放松时间大致相等，放松时手掌根部不能离开患者胸壁。

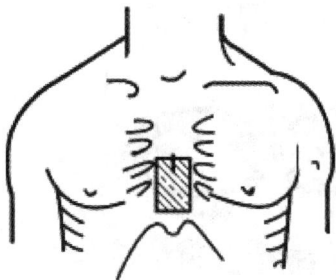

图 6-3　按压部位

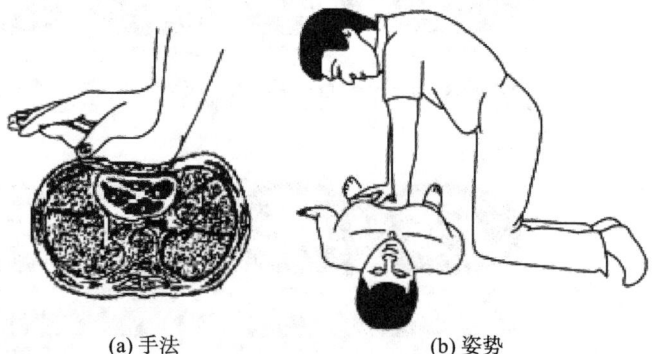

(a) 手法　　　(b) 姿势

图 6-4　按压手法和姿势

（3）按压频率：至少 100 次/分。

（4）按压深度：胸骨下陷至少 5 cm。深度为胸廓前后径的 1/3。

（5）按压频率与人工呼吸频率的比例：目前推荐按压频率与人工呼吸频率的比例为 30∶2，每 5 组为一个周期，时间大致 2 min。

（6）胸廓回弹：每次按压后，使胸廓充分回弹，按压放松时，手掌根部既不要离开患者胸壁，也不要倚靠在患者胸壁上。

(7) 中断时间:尽量减少胸外心脏按压过程的中断,中断尽量不超过 10 s。

(五) 开放气道(airway,A)

开放气道保持呼吸道通畅,是进行人工呼吸的首要步骤。救护者检查患者口腔、鼻腔是否通畅,双手配合清除口鼻呕吐物或异物,取下活动义齿,按照以下手法开放气道。

(1) 仰头抬颏法:适用于头颈部没有明显损伤的患者。患者取仰卧位,救护者站在患者一侧,一手小鱼际置于患者前额使头部后仰,另一手的食指与中指置于下颌骨下方向上抬颏,使下颌角、耳垂连线与地面垂直(图 6-5)。注意手指勿用力压迫下颌部软组织,防止造成气道梗阻。

(2) 双手托颌法:适用于怀疑有头、颈部损伤的患者。救护者站于患者头部,肘部可支撑在患者躺的平面上,双手分别放置在患者头部两侧,用两手同时将左右下颌角托起,使其下齿高于上齿,头后仰,动作过程避免搬动颈部(图 6-6)。

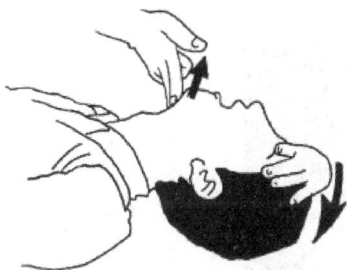

图 6-5 仰头抬颏法

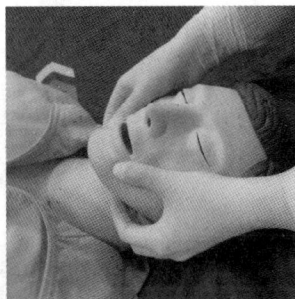

图 6-6 双手托颌法

(六) 人工呼吸(breathing,B)

如果患者没有呼吸或不能正常呼吸(或仅叹息),应立即采取口对口、口对鼻、口对口鼻、经口咽通气管、口对面罩或球囊面罩等人工呼吸方法。成人胸外心脏按压频率与人工呼吸频率的比例为 30∶2。即每 30 次胸外按压结束,应立即给予 2 次人工呼吸,每次人工呼吸应持续 1 s,使胸廓明显起伏,保证有足够的气体进入肺部,避免过度通气。

(1) 口对口人工呼吸:最简单的现场人工呼吸方式(图 6-7)。判断患者呼吸停止(判断时间不得超过 10 s),立即做口对口人工呼吸。救护者用仰头抬颏法保持患者气道通畅,用压前额的手拇指和食指捏紧患者的鼻翼,防止气体从鼻孔逸出。救护者正常呼吸,用口包住患者口唇,匀速缓慢吹气 2 次,确保每次吹气时胸廓抬起,频率为 10~12 次/分。口对口人工呼吸每次潮气量为 500~600 mL。

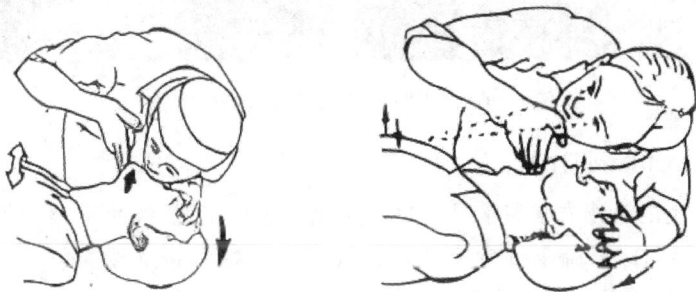

图 6-7 口对口人工呼吸

(2) 口对鼻或口对口鼻人工呼吸:适用于牙关紧闭、口腔严重受伤的患者,婴幼儿多用口对口鼻人工呼吸。操作要点与口对口人工呼吸相同。

(3) 经口咽通气管人工呼吸:口咽通气管主要应用于意识丧失、无咳嗽和咽反射的患者,适用于舌后坠患者,可置于舌上方,从而将舌根和咽下部软组织从咽后壁移开(图 6-8)。

(4) 口对面罩或球囊面罩人工呼吸:救护者站于患者头端开放气道后,用双手紧扣口鼻后固定好面罩,用口对面罩吹气(图 6-9),方法参照口对口人工呼吸。条件允许下,可使用简易呼吸器,单人操作时,一手固

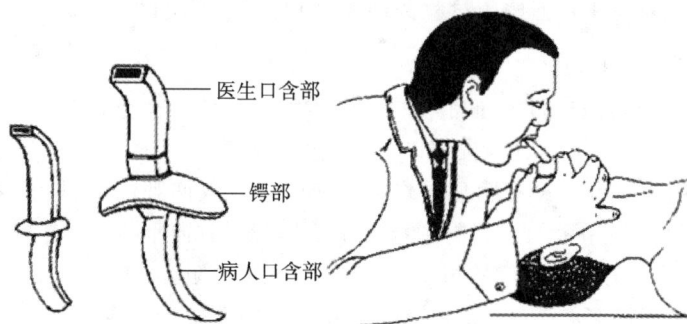

图 6-8　经"S"形口咽通气管人工呼吸

定好面罩,另一手挤压呼吸球囊(单人"EC"手法),频率为 10~12 次/分,每次送入潮气量 500~600 mL。双人操作时,一人双手固定面罩,另一人完成捏球囊吹手,即双人"EC"手法(图 6-10)。

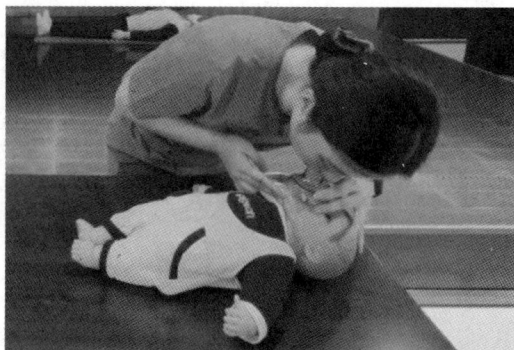

图 6-9　口对面罩吹气

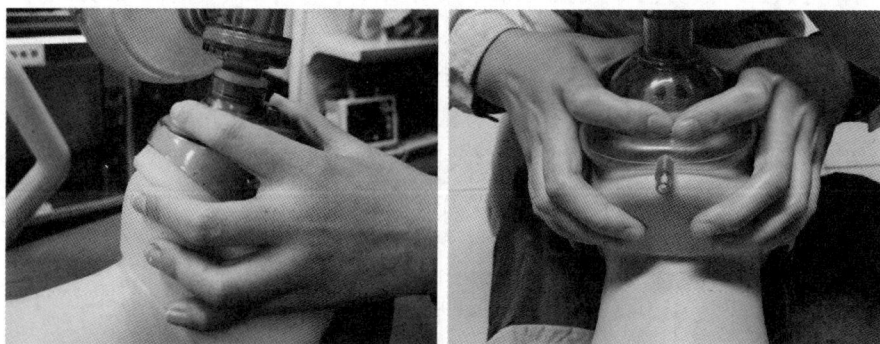

图 6-10　单人"EC"手法及双人"EC"手法

(七) 早期除颤(defibrillation,D)

心搏骤停时,最初发生的心律失常最常见的是室颤或无脉性室速,终止室颤和无脉性室速最迅速、最有效的方法是除颤。2022 年国际心肺复苏专家共识建议:尽早除颤,每延迟除颤 1 min,复苏成功率将下降7%~10%,尽早除颤可显著提高复苏成功率。

(1) 非同步除颤:适用于室颤、心室扑动(室扑)、无脉性室速以及部分室速及心室率极快出现血流动力学障碍的患者。单相波形除颤仪选择 360 J,双相波形除颤仪初始推荐能量为 120~200 J。

(2) 同步除颤:所有异位快速心律失常药物治疗无效,均可采用同步除颤。电复律能量参照制造商推荐能量以保证首次电击成功。

(3) 除颤电极板安放的位置:心尖部电极板放于左腋前线第 5 肋间与腋中线交界处,心底部电极板放于右锁骨中线第 2~3 肋间。

(4) 院前可使用自动体外除颤仪(automated external defibrillator,AED),是一种能够自动识别患者是否为可复律的心律失常,并实施除颤的急救设备(图6-11)。其操作简单,根据语音提示完成操作,经过培训的非专业人员也可以正确使用。

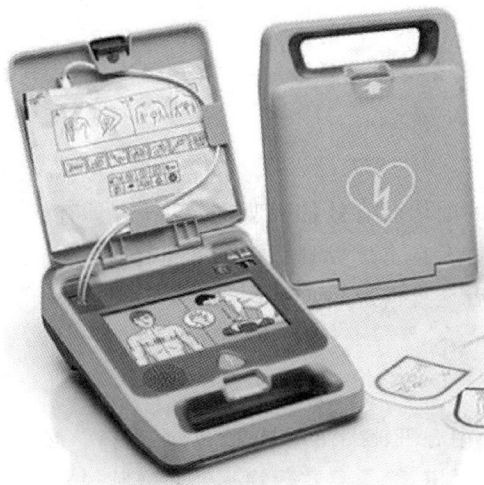

图6-11 自动体外除颤仪(AED)

(5)除颤注意事项:根据心电图选择正确的除颤方式;电极板放置部位要准确,两电极板之间的距离大于10 cm,应避开植入性起搏器至少10 cm;均匀涂抹导电膏,不可用耦合剂代替导电糊;电极板与患者皮肤要密切接触,皮肤要保持干燥,避免灼伤;放电前要确保任何人未接触患者、病床及患者接触物品,避免触电。

(八)心肺复苏效果的判断及心肺复苏的终止

1. 心肺复苏的有效指标

(1)大动脉搏动恢复:停止胸外心脏按压后仍可触及颈动脉、股动脉、肱动脉等大动脉搏动,测得收缩压大于60 mmHg。

(2)皮肤黏膜、面色及口唇由苍白转为红润。

(3)瞳孔回缩,对光反射恢复:这是组织灌注量和氧供给足够的最早指征。

(4)意识改善:患者出现脑功能恢复迹象,如眼球活动、睫毛反射,甚至手脚开始抽动,肌张力恢复。

(5)自主呼吸出现:经积极复苏后自主呼吸及心跳已恢复良好,可视为复苏成功。

2. 终止心肺复苏的标准 经30 min以上正规、积极的心肺复苏抢救后,患者对任何刺激都没有反应,无自主呼吸,无自主循环征象,心电图为一条直线(3个以上导联)。特殊情况如淹溺、电击、雷击、低温、创伤与中毒等则应适当延长复苏时间。

二、高级生命支持

高级生命支持是在基础生命支持的基础上,通常在专业急救人员到达现场或在医院内急诊科进行,应用辅助设备、特殊技术和药物等,建立和维持有效的通气和血液循环,改善并保持心肺功能及治疗原发病。高级生命支持包括建立静脉输液通道、药物治疗、气管插管、机械通气等一系列维持和监测心肺功能的措施。

(一)明确诊断

尽可能迅速地进行心电监护和必要的血流动力学监测明确引起心搏骤停的病因,及时采取相应的救治措施。

(二)气道管理

1. 口咽通气管和鼻咽通气管 正确放置口咽通气管可以防止舌或上呼吸道肌肉松弛所造成的气道梗阻,有助于应用球囊面罩装置提供足够的通气。鼻咽通气管适用于有气道堵塞或因牙关紧闭、颌面部创伤不能应用口咽通气管的患者,但对于严重颅面部外伤疑有颅底骨折的患者应慎用。

2. 气管插管 有条件时,应尽早做气管插管,因其能保持呼吸道通畅,防止肺部吸入异物和胃内容物,便于清除气道分泌物,并可与简易呼吸器、麻醉机或通气机相接以行机械通气。

3. 环甲膜穿刺 遇到气管插管困难而严重窒息的患者,可用环甲膜穿刺针或16号粗针头刺入环甲膜,接上"T"形管输氧,可立即缓解严重缺氧情况,为下一步气管插管或气管切开赢得时间,为患者完全复苏奠定基础。

4. 气管切开 需长期进行呼吸支持的患者,可切开气管前壁,插入气管套管,能保持较长期的呼吸道通畅,易于清除气道分泌物。

(三) 机械通气

机械通气是目前临床上使用的确切而有效的呼吸支持手段,具有纠正低氧血症、缓解组织缺氧和纠正呼吸性酸中毒等作用。当复苏患者无自主呼吸时需要采用控制通气模式,设置所需通气参数,有规律地、强制性通气。机械通气时应根据患者全身情况、血气分析结果,选择合适的通气模式,调整呼吸机参数,减少机械通气并发症,达到最佳效果。

(四) 循环支持

为提高心肺复苏成功率,可使用心脏辅助循环泵进行循环支持。必要时可采取开胸按压。

药物治疗:尽早建立静脉输液通道,给予急救药物。外周静脉通常选用肘正中静脉或颈外静脉,中心静脉可选用颈内静脉、锁骨下静脉和股静脉。

(1)给药途径:①静脉通道给药,为首选给药途径,首选建立外周静脉通道给药,已经建立中心静脉通道的优选中心静脉给药。②骨髓通道给药,如果无法建立静脉通道,可选择骨髓通道给药,其效果相当于中心静脉通道。③气管内给药,如果无法建立静脉通道给药或骨髓通道给药,某些药物可经气管插管注入气管,用量是静脉通道给药剂量的2~2.5倍,使用5~10 mL生理盐水稀释后,将药物直接注入气管,然后行加压呼吸,促使药物在肺内吸收和扩散。

(2)给药时机:应当在CPR过程中和检查心律后尽快给药,其顺序为CPR→检查心律→给药→除颤。

(3)常用药物:①肾上腺素,是CPCR的首选药物,主要通过兴奋α-肾上腺素受体的作用,收缩外周血管,提高血压,增加冠状动脉和脑等其他重要脏器的灌注压。肾上腺素的用法是1 mg经静脉或骨髓通道推注,每3~5 min推注一次。给药后应再推注20 mL液体,促进药物更快到达中心循环。如果无法经静脉或骨髓通道给药,可经气管内给药,剂量为2~2.5 mg。②血管升压素,也可作为一线药物,只推荐使用一次,40 U静脉推注。严重低血压时可用去甲肾上腺素、多巴胺、多巴酚丁胺。③胺碘酮,用于治疗对CPR和血管加压药物无反应的室颤或无脉性室速,是一种可影响钠、钾和钙通道的合成药物。胺碘酮用法是首次300 mg,稀释后缓慢经静脉推注(10 min)。如无效且必要时再根据情况重复给予胺碘酮静脉推注或维持滴注。④利多卡因,当不能获得胺碘酮时,可应用利多卡因替代胺碘酮。初始剂量为1~1.5 mg/kg,静脉推注,如室颤或无脉性室速持续存在,5~10 min再以0.5~0.75 mg/kg剂量给予静脉推注,最大剂量不超过3 mg/kg。⑤碳酸氢钠,适用于心搏骤停复苏时间过长者,或早已存在代谢性酸中毒、高钾血症等患者,可适当补充碳酸氢钠,根据血气分析结果调整补给量,防止产生碱中毒。复苏初期(15~20 min)不应过分积极补充碳酸氢钠。⑥硫酸镁,能有效终止尖端扭转型室速。如果室颤或无脉性室速心搏骤停与尖端扭转型室速有关,可给予硫酸镁1~2 g溶于5%葡萄糖溶液10 mL中缓慢(5~20 min)静脉推注。⑦阿托品,适用于缓慢心律失常、无脉性电活动等。首次静脉推注1 mg,每隔3~5 min可重复一次,最大总剂量为3 mg。缓慢心律失常,有条件者及早施行起搏治疗。

三、心搏骤停后脑复苏治疗

心搏骤停患者在早期心肺复苏成功后,大部分患者需要给予复苏后治疗,包括对患者可救治性做出判断,对采取各种强化治疗措施和发病原因的治疗,其中重点是脑复苏。

1. 脑复苏 脑复苏是防治脑缺血缺氧、减轻脑水肿、保护脑细胞、恢复脑功能的各种综合治疗措施。脑损伤的临床表现包括昏迷、抽搐、肌阵挛、不同程度的神经认知功能障碍和脑死亡。

(1)维持血压:心搏骤停后,促进早期脑血流灌注,避免收缩压低于90 mmHg,平均动脉压低于65 mmHg。心肺复苏后应维持血压在正常或稍高水平来恢复脑循环,注意防止血压过高而加重脑水肿。

（2）维持呼吸：脑缺氧是引起脑水肿和阻碍呼吸的主要因素,因此在继续进行有效的人工呼吸、及时监测动脉血气分析结果和促进自主呼吸的同时,应尽早保持呼吸道通畅,加压给氧,防止肺部并发症。在机械通气时,应密切注意监测所选择的通气参数,通气模式,呼吸频率、节律,血氧饱和度等反映呼吸功能的各种指标。

（3）高压氧治疗：能快速、大幅度地提高氧含量和氧储备,通过增加血氧含量及增强肺弥散功能,提高脑组织氧分压,改善脑缺氧,降低颅内压,有条件者应尽早使用。

（4）低温治疗：为了保护大脑和其他脏器功能,对复苏后的患者应采取降温措施。降温对于防止脑水肿,降低颅内压,恢复中枢神经系统功能非常重要,时间越早越好。采用物理降温法,如使用冰袋、冰帽、冰槽等,或输入低温液体使体温降至 32～34℃,这时脑组织的温度可降至 28℃,维持 12～24 h。

（5）脑复苏药物的使用。①脱水剂：在低温治疗和维持血压的基础上,及早使用脱水剂,可减轻脑水肿,降低颅内压,促进脑功能的恢复。常用脱水剂有 20% 甘露醇、50% 葡萄糖等。在脱水治疗时应密切观察患者的血压。②冬眠药物：可消除低温引起的寒战,解除血管痉挛,改善血流灌注,可辅助物理降温。常选用冬眠 1 号。③激素：可降低颅内压,改善脑循环,稳定溶酶体膜,防止细胞自溶和死亡,首选地塞米松。④其他药物：促进脑细胞代谢的药物、钙离子通道阻滞剂、巴比妥类药物、铁离子螯合剂、氧自由基清除剂等。

2. 心肺脑复苏后的监测　护士应熟练掌握复苏治疗的配合要求、药物及各种器械物品的供给、患者病情的观察。复苏后的监测的主要内容包括以下几个方面。

（1）循环系统监测：每 15 min 测量一次血压、脉搏,通过心电监护仪观察心律、心率,通过口唇及皮肤的颜色、四肢的温度判断循环功能。

（2）呼吸系统监测：保持呼吸道通畅,给予吸氧,通过血气分析,控制氧流量及氧浓度,防治肺部并发症。

（3）纠正酸中毒及电解质紊乱：密切观察患者出现的症状、体征及各种化验指标。对呼吸性酸中毒患者,通过迅速开放气道、给氧来纠正。代谢性酸中毒患者可通过呼吸支持和碱性药物碳酸氢钠来纠正,同时纠正电解质紊乱。

（4）密切观察患者的各个脏器功能,积极防治脏器功能障碍。

（5）加强基础护理,预防各种并发症。

3. 心肺脑复苏常见并发症

（1）胸外心脏按压的并发症：常见的并发症有胸骨骨折、肋骨骨折、张力性气胸、血胸、肺损伤、肝脾撕裂伤、心脏损伤等。胸外心脏按压时手安置于恰当的位置,可尽量减少上述并发症。不要因为过度关注可能导致的损伤而延误心肺脑复苏的正常进行。

（2）肺部并发症：心肺脑复苏后期常见并发症,心搏骤停后由于肺循环中断、呼吸停止、咳嗽反射停止、抗感染功能低下及应用冬眠药物等因素的影响,肺部感染在所难免。为此需要严密观察并及早进行防治,包括定时翻身、拍背、湿化气道、排痰、应用抗生素等。

思政园地

　　2022 年 5 月 12 日,李女士 70 岁的母亲在家突发心搏骤停,就近医院的医护人员及时赶到现场,为李妈妈进行心肺复苏,15 min 后紧急送往当地医院。经过抢救,心跳和呼吸恢复,但仍处于昏迷状态,医院及时行气管切开术,机械通气辅助通气,给予抗感染、控制血压及血糖、镇痛镇静、营养神经、维持电解质平衡、纠正心力衰竭等对症治疗,并给予中西医结合治疗。昏迷后的第 11 天,李妈妈苏醒,可以进行简单的交流。

　　请结合材料谈谈心肺脑复苏的意义,案例中进行了哪些心肺脑复苏操作？

→ **任务小结**

快速评估、呼救并启动EMSS
判断呼吸和脉搏
摆放体位

胸外心脏按压
- 按压部位：胸骨中下1/3交界处，相当于男性两乳头连线中点
- 按压频率：100～120次/分
- 按压深度：胸骨下陷至少5 cm，深度为胸廓前后径的1/3
- 使胸廓充分回弹
- 尽量减少胸外心脏按压过程的中断

基础生命支持

开放气道
- 仰头抬颏法
- 双手托颌法

人工呼吸
- 口对口
- 口对鼻或口对口鼻
- 口咽、通气管
- 口对面罩球囊面罩

早期除颤
- 非同步电除颤
- 同步电除颤
- AED

心肺复苏效果的判断及心肺复苏的终止

心肺脑复苏

高级生命支持

明确诊断

气道管理
- 口咽通气管和鼻咽通气管
- 气管插管
- 环甲膜穿刺
- 气管切开

机械通气

循环支持：药物治疗

给药途径
- 静脉通道给药
- 骨髓通道给药
- 气管内给药

给药时机

常用药物
- 肾上腺素
- 血管升压素
- 胺碘酮
- 利多卡因
- 碳酸氢钠
- 硫酸镁
- 阿托品

心搏骤停后脑复苏治疗

脑复苏
- 维持血压
- 维持呼吸
- 高压氧治疗
- 低温治疗
- 脑复苏药物的使用
  - 脱水剂
  - 冬眠药物
  - 激素
  - 其他药物

复苏后的监测
- 循环系统监测
- 呼吸系统监测
- 纠正酸中毒及电解质紊乱
- 密切观察各个脏器功能
- 加强基础护理

→ **任务检测**

在线答题

任务三　婴儿及儿童的心肺复苏

婴儿及儿童心肺
复苏操作视频

学习要点

- **重点**：婴儿和儿童胸外心脏按压频率与人工呼吸的比例。
- **难点**：婴儿和儿童胸外心脏按压的部位与方法。

任务导入

5岁男童,玩耍时不慎落入河中,"120"急救人员到达现场。查体:昏迷状态,面色发绀,呈叹息样呼吸,呼吸频率6次/分,大动脉搏动消失,听诊无心音。心电图为一条直线。

请思考：

1. 作为护士,请问应该如何处理?

2. 儿童心肺复苏与成人心肺复苏区别要点有哪些?

婴儿指年龄小于1岁(不含新生儿)的人群。儿童指年龄在15岁以下的未成年人(本任务中指年龄在1岁及以上15岁以下的群体)。导致儿童心搏骤停的原因最常见是休克和呼吸衰竭,一旦发现,应立即给予心肺复苏,婴儿及儿童的心肺复苏具有不同于成人心肺复苏的特点。

一、儿童及婴儿徒手心肺复苏术

年长儿童心率<30次/分,新生儿心率<60次/分为胸外心脏按压的指征。一般在患儿突然失去意识及大血管搏动突然消失时即可诊断,不必反复触摸脉搏或听心音,以免延误抢救时机。儿童触摸脉搏时选择颈动脉或股动脉,股动脉触摸方法为用2根手指放置在大腿内侧,髋骨和耻骨之间触摸股动脉;婴儿触摸脉搏时选择肱动脉,方法为用2根或3根手指置于婴儿的上臂内侧,在肘和肩膀之间。

1. 婴儿胸外心脏按压　方法适用于1岁以下患儿。

(1)按压部位:两乳头连线中点下方,避开剑突。

(2)按压深度:至少为婴儿胸廓前后径的1/3,3～4 cm。

(3)按压方法:单人施救时,可采用双指按压、双拇指环绕按压或单手掌根按压(图6-12)。双人施救时,首选双拇指环绕按压。在按压胸骨过程中施压,撤去压力使胸廓充分回弹,按压和放松时拇指均不离开胸壁,按压和放松的时间比为1：1。

2. 儿童胸外心脏按压　方法适用于1～8岁患儿。

(1)按压部位:胸骨中下1/3交界处,相当于男性两乳头连线中点。

(2)按压深度:至少为胸廓前后径的1/3,4～5 cm,青春期儿童最大不超过6 cm。

(3)按压方法:单掌按压适用于1～8岁患儿。使患儿仰卧在硬板床上,一手掌根部置于患儿双乳头连线中点,手臂伸直,手掌根部紧贴按压部位,快速、垂直向下按压(图6-13)。双掌按压适用于8岁以上儿童,操作方法同成人心肺复苏术。

3. 开放气道　采用仰头抬颏法或双手托颌法开放气道。为儿童开放气道时,下颌角与耳垂连线和地面成60°角,婴儿成30°角(图6-14),确保气道与外界相通,保证正常通气。

4. 人工呼吸　对于儿童及婴儿心肺复苏,单人施救时按压频率与人工呼吸频率比例为30：2,双人施救时按压频率与人工呼吸频率比例为15：2。单人施救,儿童采用口对口通气,婴儿最好采用口对口鼻通气;

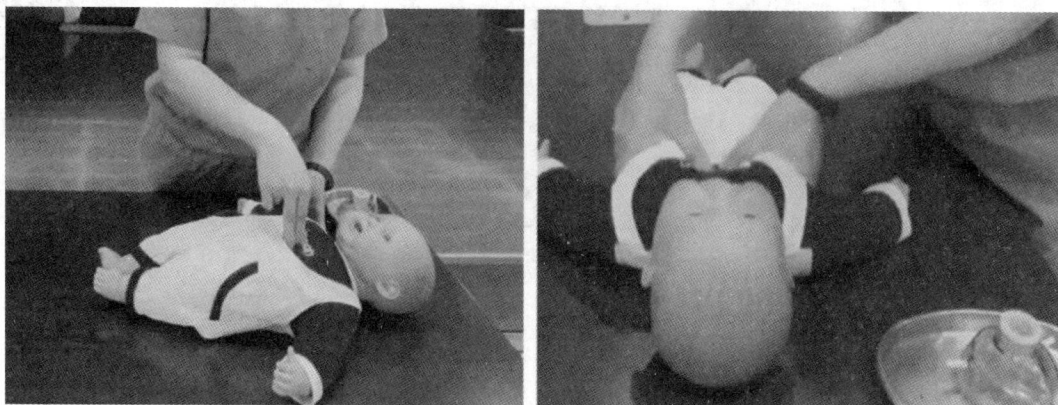

图 6-12　婴儿胸外心脏按压

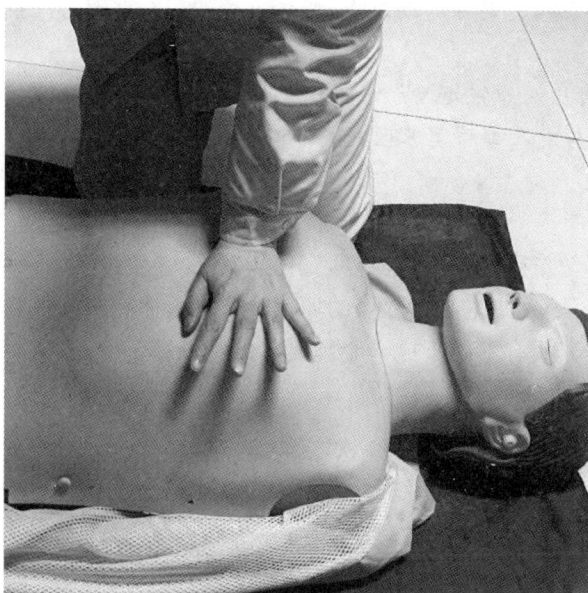

图 6-13　儿童胸外心脏按压

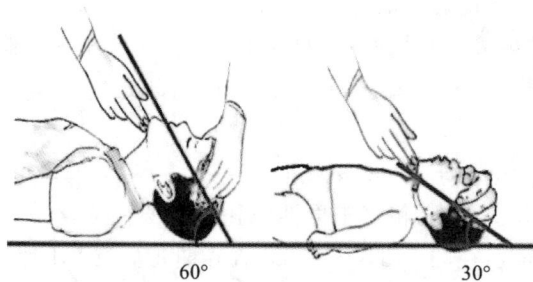

图 6-14　儿童及婴儿开放气道的角度

双人施救,选择合适球囊面罩,必须完全罩住患儿口鼻。每次人工呼吸应持续 1 s,使胸廓明显起伏,避免过度通气。

二、婴儿、儿童与成人胸外心脏按压比较

婴儿、儿童与成人胸外心脏按压比较见表 6-1。

表6-1 婴儿、儿童与成人胸外心脏按压比较

操　作	建　议		
	成　人	儿　童	婴　儿
识别	无反应(所有年龄)		
	无呼吸或不能正常呼吸(例如,仅叹息)	无呼吸或仅叹息	
	10 s内没有脉搏		
心肺复苏程序	胸外心脏按压,开放气道,人工呼吸(C—A—B)		
按压频率	至少100次/分		
按压深度	至少5 cm	至少为胸廓前后径的1/3 4～5 cm	至少为胸廓前后径的1/3 3～4 cm
胸廓回弹	保证每次按压后胸廓完全回弹,每2 min轮换一次		
按压中断	尽可能减少胸外心脏按压的中断,尽可能将按压中断时间控制在10 s以内		
开放气道	仰头抬颏法(疑似外伤:使用双手托颌法)		
按压频率与人工呼吸频率的比例(直至置入高级人工气道)	30∶2 1或2名施救者	30∶2 单人施救 15∶2 双人施救	
使用高级人工气道通气	1次呼吸:6～8 s(每分钟8～10次呼吸) 与胸外心脏按压不同步 大约每次呼吸1 s 明显的胸廓隆起		
除颤	尽快连接并使用AED,尽可能缩短电击前后胸外心脏按压中断的时间; 每次电击后立即从胸外心脏按压开始继续心肺复苏		

思政园地

　　3岁男童牛牛,在幼儿园玩耍时突然摔倒在地,呼之不应,没有意识,班主任教师立即拨打"120"急救电话,保育教师和班主任教师现场没有做其他特殊处理,25 min后儿童医院急诊医生到达现场,经过30 min正规抢救,牛牛还是没有恢复呼吸和心跳,永远地离开了。

　　请思考:

　　1. 如果你是班主任教师,现场你还可以做哪些急救处理?

　　2. 儿童心肺复苏的规范操作流程是什么?

→ 任务小结

婴儿及儿童的心肺复苏
├─ 婴儿徒手心肺复苏术
│   ├─ 按压部位：两乳头连线中点下方，避开剑突
│   ├─ 按压深度：至少为婴儿胸廓前后径的1/3，3～4 cm
│   ├─ 按压方法
│   │   ├─ 单人施救
│   │   │   ├─ 双指按压
│   │   │   ├─ 双拇指环绕按压
│   │   │   └─ 单手掌根按压
│   │   └─ 双人施救：首选双拇指环绕按压
│   ├─ 开放气道：打开气道30°
│   │   ├─ 仰头抬颏法
│   │   └─ 双手托颌法
│   └─ 人工通气：口对口鼻通气
│   ├─ 单人施救时按压频率与通气频率比例为 30∶2
│   └─ 双人施救时按压频率与通气频率比例为 15∶2
└─ 儿童徒手心肺复苏术
    ├─ 按压部位：胸骨中下1/3交界处，相当于男性两乳头连线中点
    ├─ 按压深度：至少为胸廓前后径的1/3，4～5 cm
    ├─ 按压方法
    │   ├─ 1～8岁 单掌按压
    │   └─ 8岁以上 双掌按压
    ├─ 开放气道：打开气道60°
    │   ├─ 仰头抬颏法
    │   └─ 双手托颌法
    └─ 人工通气：口对口通气
        ├─ 单人施救时按压频率与通气频率比例为 30∶2
        └─ 双人施救时按压频率与通气频率比例为 15∶2

→ 任务检测

在线答题

实训 3　心肺复苏技术

双人心肺复苏
技术操作视频

【情境案例】

某急救中心"120"医护人员到达任务现场，患者意识丧失，面色青紫，颈动脉搏动消失，心跳呼吸停止。立即给予胸外按压(图 6-15)，心电监护提示室颤(图 6-16)，急救人员立即进行除颤。

扫码看彩图

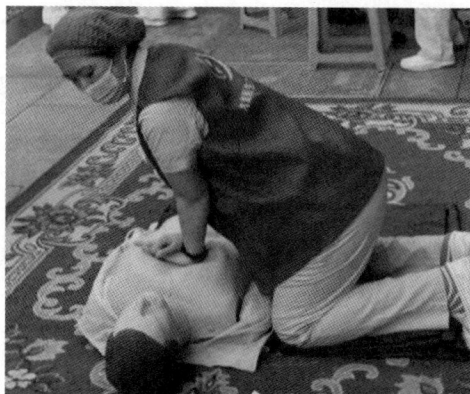

图 6-15　急救患者胸外按压

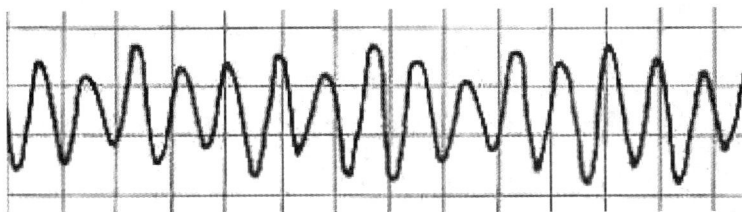

图 6-16 室颤心电图

【实训目标】
(1) 学会准确评估患者病情。
(2) 熟练掌握单人、双人心肺复苏的操作流程。
(3) 掌握本项技术的操作方法及注意事项。

【实训条件】
心肺复苏实训条件见表 6-2。

表 6-2 心肺复苏实训条件

项 目	条 件	要 求
操作环境	模拟病房、安全平整的床面、地面或硬板床	安静整洁
设备设施	心肺复苏模拟人、AED	仪器完好、配件齐全
用物准备	心肺复苏模拟人、胸表、治疗盘、纱布、电筒、复苏板、弯盘、简易呼吸器、AED(图 6-17) 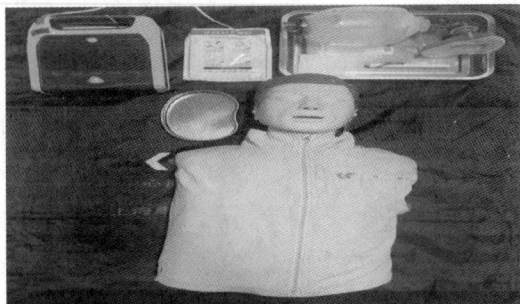 扫码看彩图 图 6-17 用物准备	心肺复苏模拟人、胸表、治疗盘、复苏板、弯盘、AED、电筒、简易呼吸器完好备用,纱布在使用期限内
人员准备	了解操作目的并配合;仪表符合职业要求,熟悉操作步骤	心肺复苏模拟人与学生人数的比例为 1:3

【操作流程 1】
单人心肺复苏操作流程见表 6-3。

表 6-3 单人心肺复苏操作流程

操作步骤	项目内容	操作流程	注意事项
准备	评估	着装整洁,戴手套	
		现场环境安全,用物齐全,摆放有序,且均在使用期限内	
		检查患者有无反应:轻拍双肩,在两侧耳边呼喊	
		启动急救医疗服务体系(EMSS):拨打"120"急救电话,寻求帮助	准备急救药品、仪器设备、物品

续表

操作步骤	项目内容	操作流程	注意事项
准备	判断	触摸颈动脉搏动,同时扫视头、胸部,观察呼吸和脉搏(图6-18) 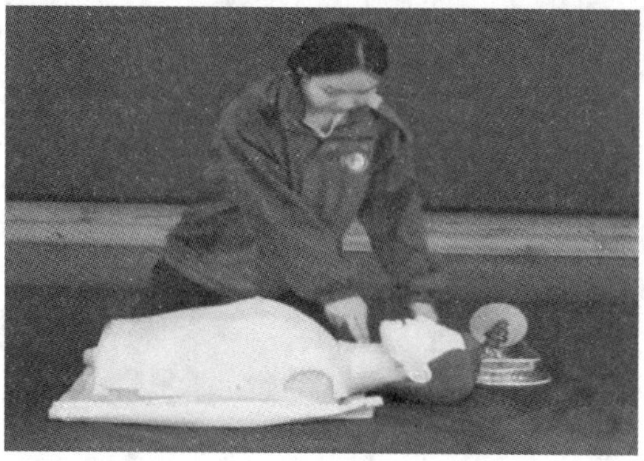 扫码看彩图 图6-18　判断大动脉搏动及呼吸	判断时间至少5 s,但不超过10 s
	体位	理顺肢体,使肢体平卧于地面或硬板床,必要时背部垫入复苏板,解开衣裤,暴露患者胸、腹部	患者头、颈、躯干在同一条直线,双手放于身体两侧
实施	定位	胸骨中下1/3交界处	
	手法	双手掌根重叠置于两乳头连线中点,双手手指交叉紧扣,手指翘起,双肩在患者胸骨正上方,双肘关节伸直,利用上身重量垂直向下用力按压(图6-19) 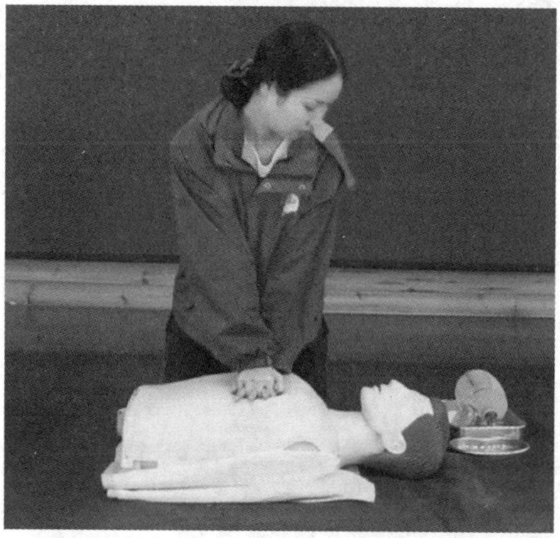 扫码看彩图 单人心肺复苏技术操作视频 图6-19　按压姿势	护士的肩、肘、腕在同一条直线,同时观察患者面部变化
	深度	以使胸骨下陷至少5 cm为宜	避免过度按压和按压深度不足
	比例	按压时间与放松时间比例为1∶1	使胸廓充分回弹
	频率	至少100次/分(15~18 s完成30次按压)	尽量减少中断按压

操作步骤	项目内容	操作流程	注意事项
	清理口腔	使患者头偏向一侧,清理口腔、鼻腔异物,取出活动义齿	
	开放气道	仰头抬颏法(图6-20);若为颈部损伤者则采用双手托颏法(图6-21) 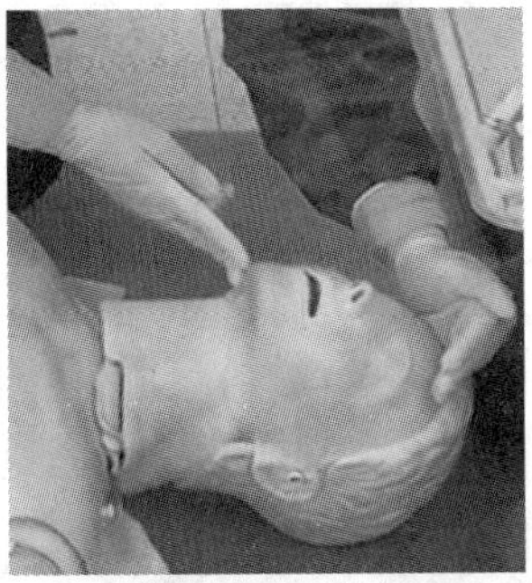 扫码看彩图 **图 6-20　仰头抬颏法** 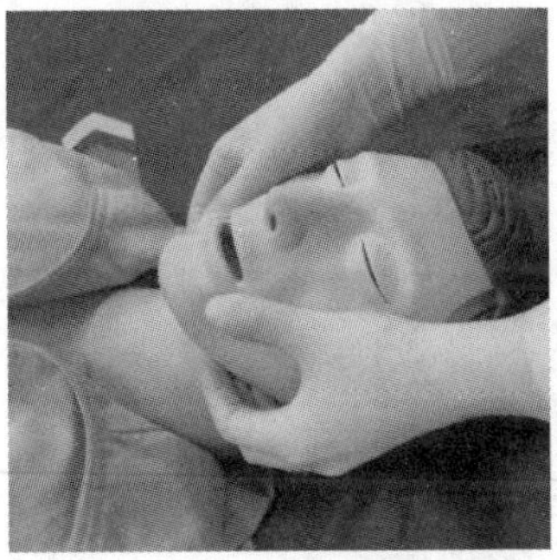 扫码看彩图 **图 6-21　双手托颏法**	
	人工呼吸	左手拇指和食指捏住患者鼻孔	胸外心脏按压与人工呼吸次数之比为30:2
		用口唇将患者的口完全罩住	
		胸廓明显起伏,避免过度通气	
评价	判断	操作5个循环后判断患者的复苏效果	判断时间至少5 s,但不超过10 s
		颈动脉恢复搏动	
		自主呼吸恢复	
		散大的瞳孔缩小,对光反射存在	
		昏迷变浅,出现反射、挣扎或躁动	
		面色、口唇、甲床和皮肤色泽转为红润	
	整理	操作完毕,整理用物	
		安置患者:使患者保持舒适的功能体位	
		终末处理、洗手	
	记录	准确记录抢救时间及过程	

【操作流程2】

双人心肺复苏操作流程见表6-4。

表 6-4　双人心肺复苏操作流程

操作步骤	项目内容	操 作 流 程	注 意 事 项
准备	评估	着装整洁,戴手套	
		现场环境安全,用物齐全,摆放有序,且均在使用期限内	
		检查患者有无反应:轻拍双肩,两侧耳边呼喊	
		启动急救医疗服务体系(EMSS):拨打"120"急救电话,寻求帮助	准备急救药品、仪器设备、物品
	判断	甲触摸颈动脉搏动,同时扫视头、胸部,观察呼吸和脉搏,乙提前就位,跪于患者头部(图 6-22) 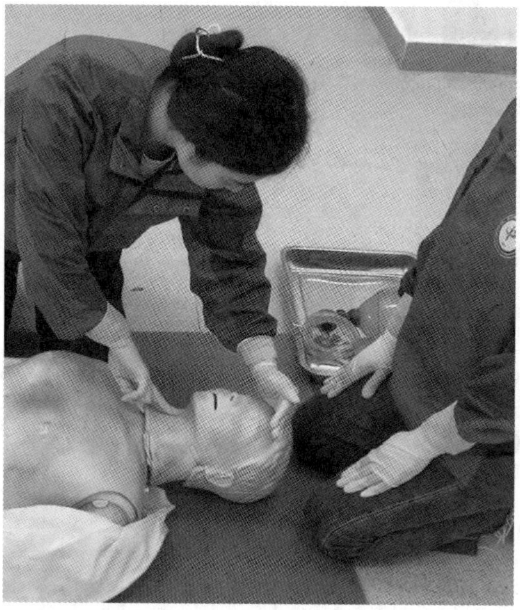 扫码看彩图 图 6-22　双人复苏位置	至少 5 s,不超过 10 s
	体位	甲理顺肢体,使肢体平卧于地面或硬板床,必要时背部垫入复苏板,解开衣裤,暴露患者胸、腹部	患者的头、颈、躯干在同一条直线,双手放于身体两侧
实施	定位	胸骨中下 1/3 交界处	
	手法	甲双手掌根重叠置于两乳头连线中点,双手手指交叉紧扣,手指翘起,双肩在患者胸骨正上方,双肘关节伸直,利用上身重量垂直向下用力按压,乙同时快速准备好呼吸气囊,做好通气准备(图 6-23) 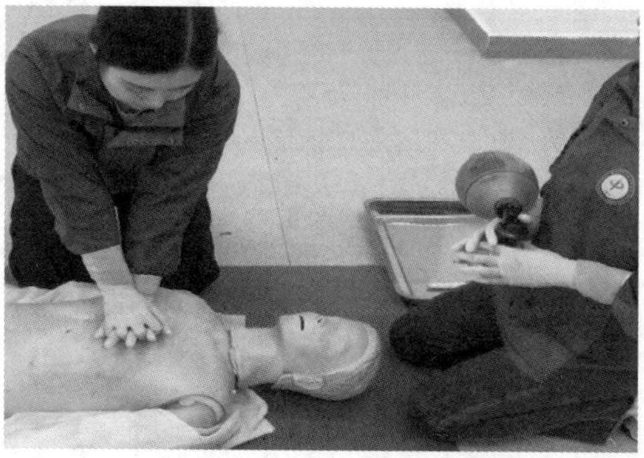 扫码看彩图 正确按压操作视频 图 6-23　双人复苏配合准备	护士的肩、肘、腕在同一条直线,按压时观察患者面部变化

续表

操作步骤	项目内容	操 作 流 程	注 意 事 项
实施	深度	胸骨下陷至少 5 cm,深度为胸廓前后径的 1/3	避免过度按压和按压深度不足
	比例	按压时间与放松时间比例为 1∶1	使胸廓充分回弹
	频率	至少 100 次/分(15～18 s 完成 30 次按压)	尽量减少中断按压
	开放气道	乙将患者头偏向一侧,清理口腔、鼻腔异物,取出活动义齿,使用仰头抬颏法或双手托颌法开放气道	
	人工呼吸	乙将面罩全部罩住患者口鼻部 乙使用"EC"手法固定面罩,单人操作时,甲一手固定面罩,另一手完成捏球囊吹气;双人操作时,甲双手固定面罩,乙来完成捏球囊吹气(图6-24、图6-25) 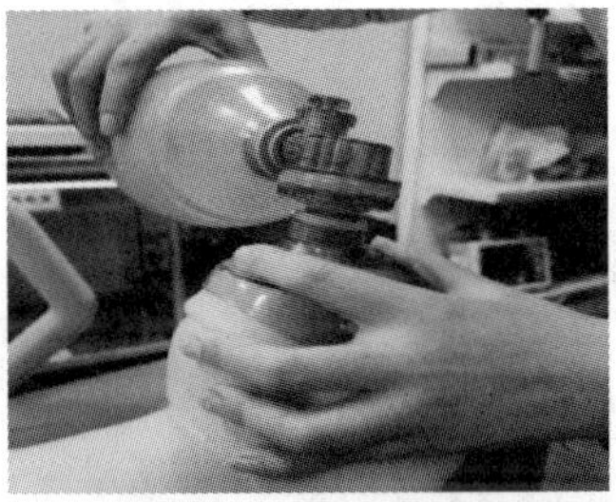 扫码看彩图 图 6-24　单人"EC"手法 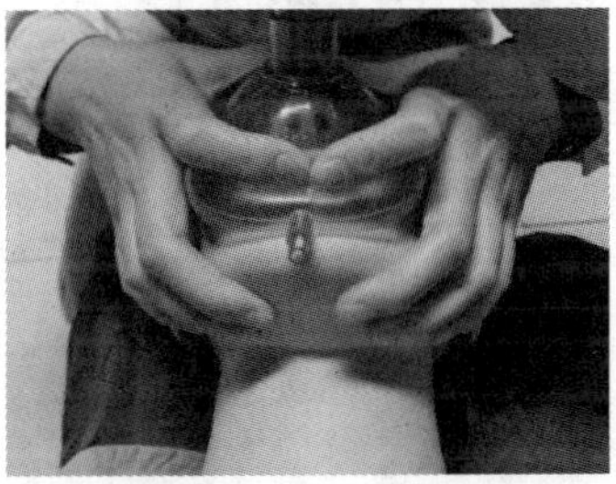 扫码看彩图 图 6-25　双人"EC"手法 通气量为 500～600 mL	 人工通气 操作视频 胸外心脏按压与人工呼吸次数之比为 30∶2
评价	判断	操作 5 个循环后判断患者的复苏效果 颈动脉恢复搏动 自主呼吸恢复 散大的瞳孔缩小,对光反射存在 昏迷变浅,出现反射、挣扎或躁动 面色、口唇、甲床和皮肤色泽转为红润	判断时间至少 5 s,但不超过 10 s
	整理	操作完毕,整理用物 安置患者:使患者保持舒适的功能体位 终末处理、洗手	
	记录	记录患者病情变化和抢救情况	

【实训评价】

学生按上述操作流程练习后,按操作评分标准(见附录 B)进行自我考核、小组考核及教师考核,将实训情况填于表 6-5。

表 6-5 实训评价表

实训名称				实训时间			
操作时长		技能之星	是□否□	评价等级	优□良□ 达标□未达标□		
实训步骤	存 在 问 题		学生评分 30%	小组评分 30%	教师评分 40%		综 合 评 分
操作前 评估							
操作中 实施							
操作后 整理							
人文关怀							
本次实训 心得体会							
备注	综合评分满分 100 分,优≥90 分,良 76~89 分,达标 60~75 分,未达标＜60 分						

实训 4 体外非同步除颤术

操作视频

【情境案例】

李先生,男,49 岁,冠心病史 20 年。昨日 22 时拟"心绞痛半小时"收住入院。今日清晨,突发意识丧失,呼之不应,心跳呼吸停止。心电监护仪提示室颤(图 6-26)。

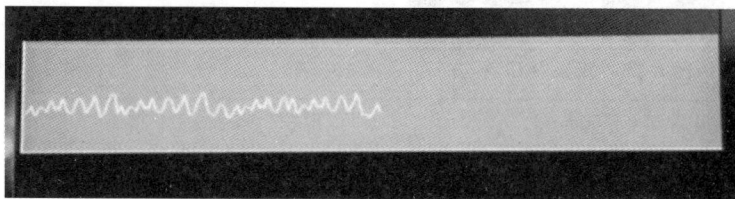

扫码看彩图

图 6-26 心电监护仪显示图

【实训目标】

(1) 学会准确评估患者病情。

(2) 熟悉体外非同步除颤术的操作流程。

(3) 掌握体外非同步除颤术的操作方法及注意事项。

【实训条件】

体外非同步除颤术实训条件见表 6-6。

表 6-6 体外非同步除颤术实训条件

项 目	条 件	要 求
操作环境	模拟病房、安全平整的床面、地面或硬板床	安静整洁
设备设施	除颤仪	仪器完好、配件齐全

项 目	条 件	要 求
用物准备	心肺复苏模拟人、弯盘、75%乙醇纱布、导电糊、快速手消毒液(图6-27) 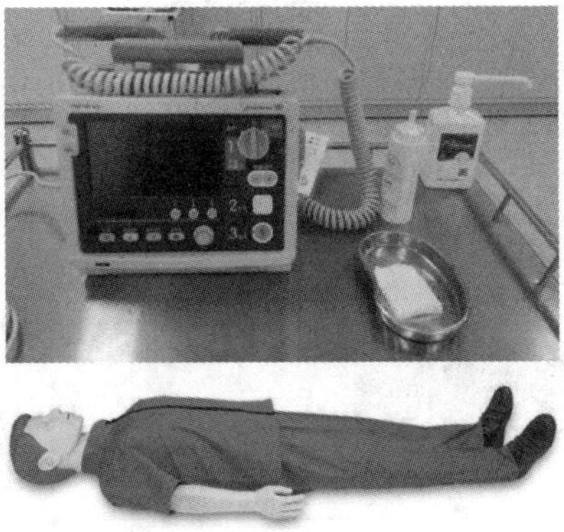 扫码看彩图 图 6-27 用物准备	用物在使用期限内
人员准备	了解操作目的并配合;仪表符合职业要求,熟悉操作步骤	心肺复苏模拟人与学生人数的比例为 1:3

【操作流程】

体外非同步除颤术操作流程见表 6-7。

表 6-7 体外非同步除颤术操作流程

操作步骤	项目内容	操作流程	注意事项
准备	评估	环境安全,屏风遮挡	让无关人员离场
		患者是否存在心搏骤停、室颤等除颤指征	
		用物齐全,摆放有序,且均在使用期限内	除颤仪是否处于安全备用状态
		着装整洁,修剪指甲,洗手	七步洗手法
	核对	核对患者信息,判断患者意识	
	沟通	呼叫其他医护人员,必要时取得家属合作	
实施	开关	备齐用物至床旁,打开除颤仪电源,拔除电源插头	使用直流电
	判断	观察心电监护,判断患者心律失常类型	
	暴露	去枕平卧,开放气道,暴露患者胸部,左手臂外展	
	清洁	生理盐水清洁皮肤	
	涂抹	在电极板上涂抹导电糊(图 6-28) 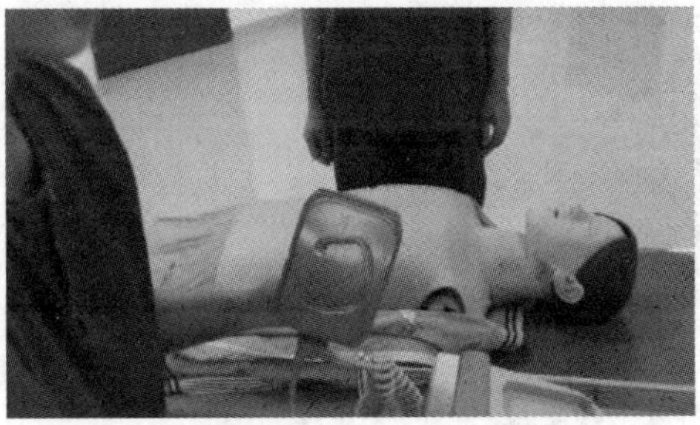 扫码看彩图 图 6-28 涂抹导电糊	导电糊要涂抹均匀

操作步骤	项目内容	操作流程	注意事项
实施	充电	选择合适的能量,充电(图6-29) 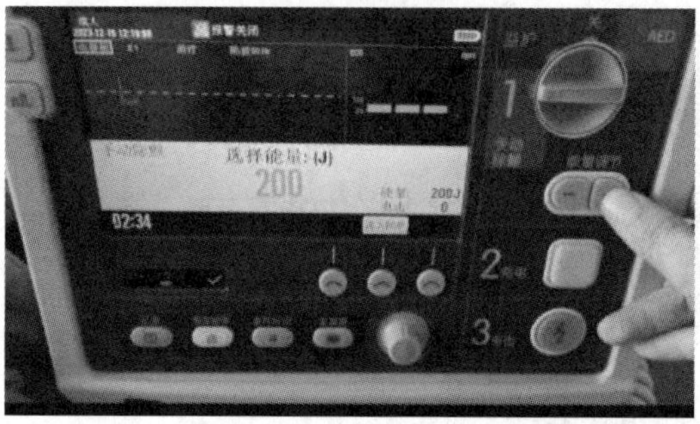 扫码看彩图 **图6-29 选择能量**	选择能量:单向波非同步360 J或双向波非同步200 J,一次除颤不成功,间隔做CPR,下次能量递增50 J,连续除颤不超过3次
	放置电极板	放置电极板于合适位置(图6-30) 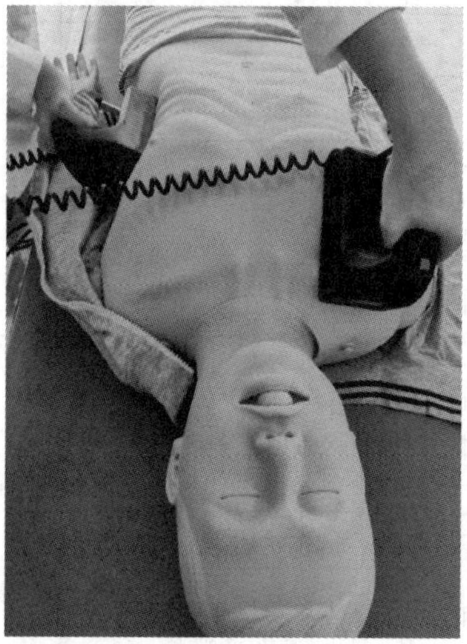 扫码看彩图 **图6-30 电极板放置**	心底部电极板放于右锁骨中线第2~3肋间 心尖部电极板放于左腋前线第5肋间与腋中线交界处 避开心电监护的电线
	放电	电极板紧密贴合皮肤,双臂垂直向下施压使电极板紧贴胸部皮肤,大声嘱其他人员(含操作者)离开患者和病床,两手同时按下两个电极板的"放电"键(图6-31) 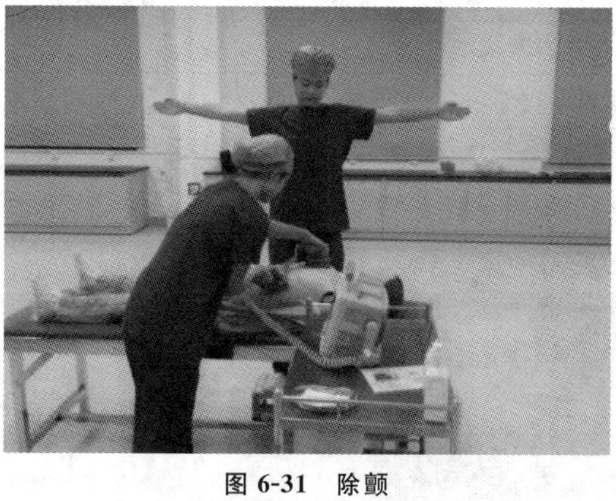 扫码看彩图 **图6-31 除颤**	同时用眼睛余光观察其他人员是否已离开患者和病床
	CPR	放电后,立即做一个循环的CPR	
	判断	观察患者的心电图改变,如仍持续出现室颤/室扑/无脉性室速,CPR的同时,再充电,重复除颤步骤	

续表

操作步骤	项目内容	操 作 流 程	注 意 事 项
评价	整理	操作完毕,关闭电源开关。清洁患者皮肤,并用75%乙醇纱布消毒电极板	
		安置患者:观察患者皮肤情况;监测心率、心律,并遵医嘱用药	
		终末处理、洗手	
	记录	准确记录除颤时间、能量、次数	

【实训评价】

学生按上述操作流程练习后,按操作评分标准(见附录C)进行自我考核、小组考核及教师考核,将实训评价填于表6-8。

表6-8 实训评价表

实训名称				实训时间	
操作时长		技能之星	是□否□	评价等级	优□良□达标□未达标□
实训步骤	存 在 问 题	学生评分 30%	小组评分 30%	教师评分 40%	综合评分
操作前准备					
操作中实施					
操作后评价					
人文关怀					
本次实训心得体会					
备注	综合成绩满分100分,优≥90分,良80~89分,达标60~79分,未达标<60分				

(周 敏 张翠玉)

休克患者的救护

扫码学课件

【知识目标】

1. 掌握休克、弥散性血管内凝血（DIC）、多器官功能障碍综合征（MODS）的概念、临床表现、治疗原则和护理措施。

2. 熟悉休克、DIC、MODS的病因，休克的分类，休克与DIC的护理诊断和健康教育。

3. 了解休克、DIC、MODS的健康史、辅助检查，休克的病理生理，DIC和MODS的发病机制。

【技能目标】

1. 能正确评估休克、DIC、MODS患者的病情，配合医生救治。

2. 能运用护理程序为休克患者制订护理计划，实施护理措施。

【素养目标】

1. 具有良好的职业道德修养和素质。

2. 具有良好的护患沟通能力和团队合作精神。

项目导言

休克是一种严重的临床综合征，可由多种原因引发。严重休克可导致急性呼吸窘迫综合征、心功能不全、急性肾衰竭、脑水肿、弥散性血管内凝血（DIC）等并发症及多器官功能障碍综合征（MODS），危及患者生命。

任务一　休克患者的急救与护理

学习要点

- **重点**：休克的概念、病因与分类，休克的治疗原则与护理措施。
- **难点**：休克的病情评估。

任务导入

患者，男，42岁，自6 m高处坠落，全身多处受伤。入院时患者烦躁不安，面色苍白，四肢湿冷。查体：BP 81/48 mmHg，P 125次/分，R 36次/分，呼吸浅速。X线片示：右侧血气胸，第2~6肋骨骨折,骨盆骨折,右股骨干骨折。实验室检查:WBC 9.5×10^9/L,Hb 75 g/L。

请思考:

1. 接诊此患者时如何进行伤情评估?

2. 作为护士,应采取哪些救护措施?

一、概念

休克是指机体受到强烈的致病因素(如大出血、创伤、烧伤、感染、过敏、心功能衰竭等)侵袭后,因有效循环血量骤减,组织灌注不足,引起的以微循环障碍、细胞代谢紊乱和功能受损为特征的综合征,是严重的全身性应激反应。

二、主要分类方法

1. 根据病因分类 低血容量性休克、感染性休克、心源性休克、神经源性休克、过敏性休克。

(1) 低血容量性休克:常见于大量失血、失水、失血浆和严重创伤等,如创伤后大血管破裂、剧烈呕吐、骨折、大面积烧伤等。

(2) 感染性休克:常见于细菌、真菌、病毒和立克次体的严重感染,主要致病菌为革兰阴性杆菌,如化脓性胆管炎、腹膜炎等。

(3) 心源性休克:常见于各种心脏病变等,如急性心脏压塞、大面积心肌梗死等。

(4) 神经源性休克:常见于严重创伤、剧烈疼痛刺激和药物作用,如胸腔穿刺、服用氯丙嗪等。

(5) 过敏性休克:常由药物与生物制品引起,如青霉素、破伤风抗毒血清等。

2. 根据始动环节分类 低血容量性休克、血管源性休克、心源性休克。

3. 根据血流动力学分类 低排高阻型休克、高排低阻型休克。

三、病理生理

各类休克的共同病理生理基础是有效循环血量骤减和组织灌注不足导致的微循环障碍、代谢改变和内脏器官继发性损害等。

四、护理评估

1. 健康史

了解引起休克的病因,如有无大量失血、心脏病变、严重感染、严重创伤、药物接触史等。

2. 临床表现

根据病程演变,休克可分为休克代偿期和休克抑制期两个阶段(表7-1)。

(1) 休克代偿期:休克早期,由于机体具有一定的代偿能力,中枢神经系统兴奋性提高,交感-肾上腺轴兴奋。若处理得当,休克可得到纠正,若处理不当,病情继续发展,进入休克抑制期。

(2) 休克抑制期:若皮肤、黏膜出现瘀斑或出现消化道出血,提示病情已发展至弥散性血管内凝血(DIC)阶段;若出现进行性呼吸困难、一般吸氧不能改善的呼吸状态,可能并发急性呼吸窘迫综合征(ARDS)。

表 7-1 休克的临床表现

分期	程度	神志	口渴	皮肤黏膜	脉搏	血压	尿量	估计失血量
休克代偿期	轻度	意识清楚,精神紧张,躁动不安	明显	开始苍白,皮肤温度正常或降低	100 次/分以下,尚有力	收缩压正常或稍高,舒张压增高,脉压缩小,<30 mmHg	正常或稍少	20%以下(<800 mL)

分期	程度	神志	口渴	皮肤黏膜	脉搏	血压	尿量	估计失血量
休克抑制期	中度	意识尚清楚,表情淡漠	很明显	苍白,发冷	100～120次/分,较弱	收缩压 70～90 mmHg,脉压更小,<20 mmHg	尿少	20%～40% (800～1600 mL)
	重度	意识模糊,甚至昏迷	非常明显,可能无主诉	显著苍白,肢端青紫厥冷	速而细弱,摸不清	收缩压 < 70 mmHg 或测不到	尿极少或无尿	40%以上 (>1600 mL)

3. 辅助检查

(1) 三大常规。①血常规:红细胞计数、血红蛋白量降低提示失血;血细胞比容增高,提示血浆丢失;白细胞计数和中性粒细胞占比增高提示感染。②尿常规:尿比重增大常提示血液浓缩或血容量不足。③大便常规:黑便或粪便隐血试验阳性提示消化道出血。

(2) 动脉血气分析:动脉血氧分压(PaO_2)正常值为 80～100 mmHg;动脉血二氧化碳分压($PaCO_2$)正常值为 35～45 mmHg。若 PaO_2 低于 60 mmHg,吸入纯氧后仍无改善多提示 ARDS。$PaCO_2$ 因肺换气不足而升高,也可因过度换气或代谢性酸中毒代偿而降低。

(3) 凝血功能:当血小板计数<80×10^9/L、血浆纤维蛋白原<1.5 g/L 或呈进行性下降、凝血酶原时间较正常延长 3 s 以上时,提示 DIC。

(4) 中心静脉压(CVP):代表右心房和胸腔内大静脉的血压,可反映全身血容量与右心功能之间的关系。正常值为 5～12 cmH_2O。中心静脉压常可用于指导补液速度及补液量。

(5) 肺毛细血管楔压(PCWP):可反映肺静脉、左心房和左心室的功能状态。PCWP 正常值为 4～12 mmHg,降低反映血容量不足(较 CVP 敏感),增高则反映左心房压力增大。

(6) 影像学检查:X 线、超声、CT、MRI 等检查有助于了解脏器损伤、感染等情况,及时发现原发病。

(7) 其他检查:如血清电解质、肝肾功能等检查,可了解患者体液丢失的类型和肝、肾等脏器功能情况。

五、治疗原则

关键是尽早去除病因,迅速恢复有效循环血量,纠正微循环障碍,增强心肌功能,恢复正常代谢。

1. 一般急救

(1) 现场救护,包括创伤处包扎、固定、制动及控制大出血。

(2) 保持呼吸道通畅,给予吸氧,氧流量为 6～8 L/min。

(3) 采取中凹卧位(头胸部抬高 10°～20°,下肢抬高 20°～30°),以增加回心血量及缓解呼吸困难。

(4) 其他:如保暖、及早建立静脉通道,遵医嘱应用镇痛剂等。

2. 补充血容量 及时、快速、足量、先输入晶体溶液后输入胶体溶液。晶体溶液首选平衡盐溶液,补充血容量最佳的胶体溶液是全血。

3. 积极处理原发病 积极处理原发病是抗休克的根本措施。

4. 纠正酸碱平衡失调 由于酸性环境有利于氧与血红蛋白解离,增加组织氧供,有利于休克复苏。因此,不是很严重的酸性环境无需积极纠正,且在机体获得充足血容量和微循环改善后,轻度酸中毒即可缓解。但重度休克在经补充血容量后仍有严重的代谢性酸中毒者,需用碱性药物,常用 5%碳酸氢钠溶液。

5. 应用血管活性药物 主要包括血管收缩剂、血管扩张剂、强心药。

6. 糖皮质激素和其他药物的应用 对于严重休克及感染性休克患者可使用糖皮质激素。主要作用:①扩张血管,改善微循环;②防止细胞内溶酶体破坏;③增强心肌收缩力,增加心排血量;④增强线粒体功能;⑤促进糖异生,减轻酸中毒。

7. 防治并发症和多器官功能障碍综合征 评估各脏器功能,进行保护和支持治疗,防止发生多器官功能障碍综合征(MODS)。DIC 早期需应用肝素抗凝治疗。DIC 晚期,纤维蛋白溶解系统亢进,可使用抗纤维蛋白溶解药,如氨基己酸等;抗血小板黏附和聚集的药物,如阿司匹林、双嘧达莫和低分子右旋糖酐。

六、护理诊断

1. 体液不足 与机体大量失血、失液有关。

2. 气体交换受损 与缺氧、呼吸型态改变有关。

3. 有体温失调的危险 与感染或组织灌注不足有关。

4. 有感染的危险 与免疫力降低、接受侵入性治疗有关。

5. 有受伤的危险 与烦躁不安,意识模糊有关。

七、护理措施

1. 一般护理 协助患者取中凹卧位,以利于呼吸,增加回心血量。昏迷患者头偏向一侧。遵医嘱给予患者吸氧、镇静药物。

2. 迅速补充血容量 是纠正组织低灌注和缺氧的关键。迅速建立2条以上静脉通道,维持静脉通道通畅。遵医嘱补液,根据中心静脉压、血压等情况合理补液,一般先输入晶体溶液,后输入胶体溶液。

3. 维持正常体温 注意保暖,可采用提高室温、加盖棉被等措施。禁用热水袋、电热毯等进行体表局部保暖,以免烫伤或因局部血管扩张、组织耗氧量增加而引起重要脏器血供进一步减少。感染性休克患者出现高热时,应采取物理方法或药物等进行降温,及时更换被汗液浸湿的衣、被等,做好皮肤护理,病情允许时协助患者每2 h翻身一次,预防压疮的形成。

4. 严密观察病情变化 严密监测患者生命体征,关注其意识状态、面色、温度、皮肤色泽、尿量及尿比重变化。关注血流动力学等辅助检查结果,一旦发现异常情况,及时通知医生并配合处理。若患者意识状态转为清楚,皮肤、口唇、黏膜色泽转为红润,肢端转暖,尿量大于30 mL/h,提示休克好转。

5. 应用血管活性药物的护理 血管活性药物渗透压高,应尽量从中心静脉输入,应采用微量注射泵输注。使用血管活性药物应从小剂量、低浓度、慢速度开始,同时使用心电监护仪监测,根据血压、心率等参数的变化,调整药物输入的速度和浓度,防止血压骤升或骤降。加强对输注部位的观察,防止药液外渗。

6. 预防感染 休克时机体处于应激状态,免疫力低下,容易继发感染,应严格执行无菌操作、避免误吸导致肺部感染、加强留置导管的护理、保持创面的清洁干燥、遵医嘱合理应用抗生素、加强营养。

7. 预防损伤 对烦躁不安、意识状态不清的患者,加床旁护栏,防止坠床,必要时四肢以约束带固定,避免患者将输液管道或引流管等拔出。

8. 心理护理 加强与患者及其家属的沟通、交流,向患者讲解各项治疗护理的必要性及疾病的转归过程,指导患者康复期应加强营养,缓解其焦虑、恐惧心理,增强其战胜疾病的信心。

八、健康教育

加强自我保护,避免损伤和其他意外伤害。意外损伤后见有活动性出血者应争取就地包扎止血;搬动患者时保持体位平稳,不使身体变动过大和移动过快,防止二次损伤。发生感染或高热时应及时就医。

思政园地

低血容量性休克需要大量补充血容量,然而血液是无法人工合成的、无可替代的宝贵资源,只有依靠广大公众自愿无偿献血才能获得。血库是一个公共资源,它就像一个水库,只有每个人都往里面加"水",才能保证稳定的水位,为了社会,为了他人,为了自己,无偿献血既是一种奉献,又是一种责任。

→ 任务小结

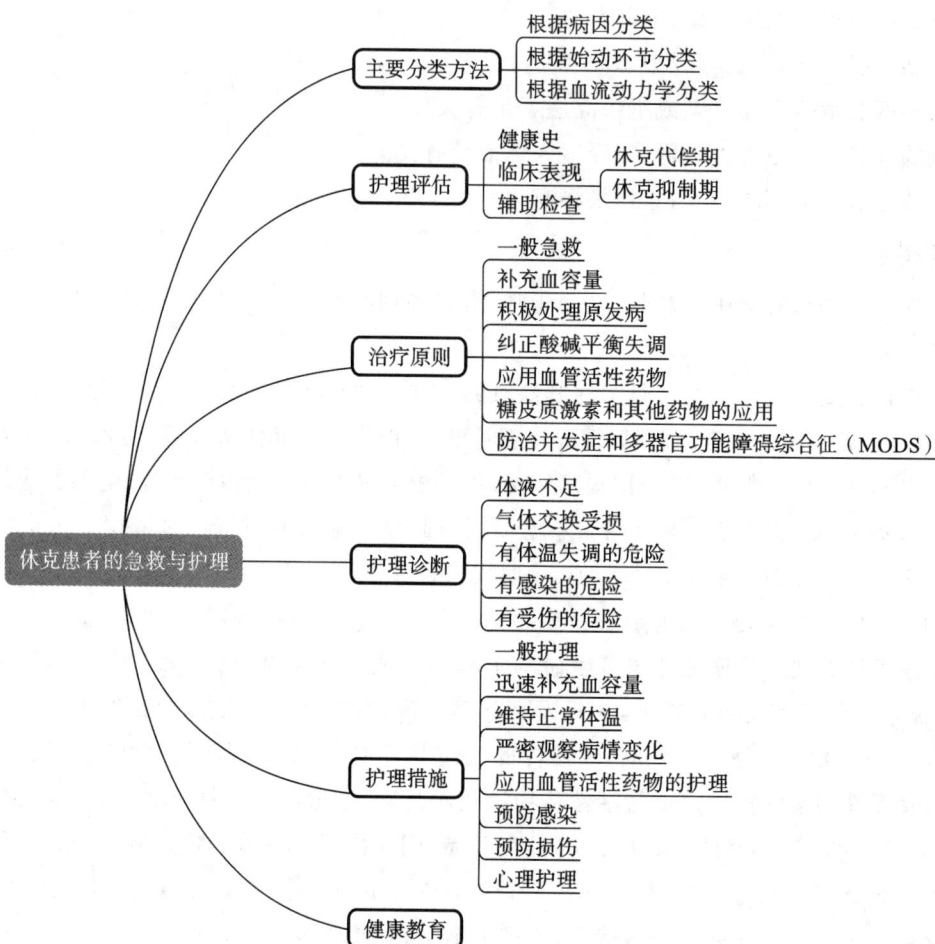

休克患者的急救与护理

- 主要分类方法
  - 根据病因分类
  - 根据始动环节分类
  - 根据血流动力学分类
- 护理评估
  - 健康史
  - 临床表现
    - 休克代偿期
    - 休克抑制期
  - 辅助检查
- 治疗原则
  - 一般急救
  - 补充血容量
  - 积极处理原发病
  - 纠正酸碱平衡失调
  - 应用血管活性药物
  - 糖皮质激素和其他药物的应用
  - 防治并发症和多器官功能障碍综合征（MODS）
- 护理诊断
  - 体液不足
  - 气体交换受损
  - 有体温失调的危险
  - 有感染的危险
  - 有受伤的危险
- 护理措施
  - 一般护理
  - 迅速补充血容量
  - 维持正常体温
  - 严密观察病情变化
  - 应用血管活性药物的护理
  - 预防感染
  - 预防损伤
  - 心理护理
- 健康教育

→ 任务检测

在线答题

任务二 弥散性血管内凝血患者的救护

学习要点

- **重点**：弥散性血管内凝血（DIC）的治疗原则及护理措施。
- **难点**：弥散性血管内凝血（DIC）的病情评估。

任务导入

患者,男,20岁,因斗殴致右上腹刀刺伤,立即送往当地医院手术治疗,术中见肝右叶有一长约3 cm,深约4 cm的创口,腹腔内有积血约1500 mL,术中输血1400 mL,输液1000 mL。术后给予补液、止血、抗感染等处理。经上述处理后,休克仍然存在,并出现少尿甚至无尿、昏迷状态。

请思考:

1. 该患者需要做哪些检查来明确诊断?

2. 如果你是急诊科护士,该如何采取护理措施?

一、概念

弥散性血管内凝血(disseminated intravascular coagulation,DIC)是在多种疾病的基础上,发生的一种微血管体系受损导致全身微血管血栓形成、凝血因子大量消耗并继发纤溶亢进,从而出现以严重出血、血栓栓塞、低血压休克以及微血管病性溶血性贫血为主要表现的临床综合征。

二、病因与发病机制

1. 病因 许多疾病或理化因素都可以诱发DIC,其常见病因如下。

(1)各种感染:包括细菌、病毒、原虫等。

(2)组织损伤:如严重外伤或挤压伤、颅脑损伤、大面积烧伤、大手术和产科并发症等。

(3)免疫性疾病:如溶血性输血反应、暴发性紫癜、狼疮肾炎等。

(4)新生儿疾病:如新生儿硬肿病、窒息、呼吸窘迫综合征、新生儿溶血症等。

(5)恶性肿瘤性疾病:如急性白血病(尤其是急性早幼粒细胞白血病)、恶性淋巴瘤等。

(6)血管畸形:如巨大血管瘤,动脉瘤等。

(7)其他危重症:如各种休克、呼吸窘迫综合征、溶血尿毒症综合征、肾衰竭、毒蛇咬伤等。

2. 发病机制 DIC的病因复杂,但都与血管内皮细胞损伤伴血浆凝血因子活化和凝血活酶类物质进入血液有关。

三、护理评估

1. 健康史 了解可能引起DIC的原因。如中暑、较重的创伤或手术、重度感染性疾病、恶性高血压、严重休克、产科急危重症、急性胰腺炎、系统性红斑狼疮、糖尿病酮症酸中毒、溶血性贫血、巨大血管瘤、恶性肿瘤等。

2. 临床表现

(1)出血:最突出的表现为自发性、多部位出血,如大面积皮下瘀斑、针刺部位不易止住的渗血,严重者可有内脏出血,甚至颅内出血。

(2)休克:急性DIC常伴有休克发生;慢性、亚急性DIC可有休克,也可无休克。DIC引起的休克常有以下几个特点:①突然出现或与病情不符;②伴有严重广泛的出血及四肢末梢的发绀;③有多器官功能障碍综合征(MODS)出现。

(3)微血管栓塞:血液浓缩处于高凝状态下,容易形成微循环,其表现与栓塞部位、持续时间和纤溶情况有关。

(4)微血管病性溶血性贫血:因微血管栓塞致微血管病性溶血性贫血,贫血程度和出血量不成比例,可并发寒战、高热、黄疸等相关症状。

3. 辅助检查

(1)消耗性凝血障碍方面的检测:包括血小板计数、血浆纤维蛋白原浓度,凝血酶原时间(PT)、活化部分凝血活酶时间(APTT)。

（2）继发性纤溶亢进方面的检测：包括纤维蛋白降解产物（FDP）、血浆鱼精蛋白副凝试验（3P 试验）、D-二聚体浓度等。

四、治疗原则

1. 积极治疗原发病　积极治疗原发病是治疗 DIC 最关键和根本的措施。

2. 抗凝治疗　及时使用肝素等抗凝剂，及早阻断 DIC 进一步发展；应用抗纤溶加强支持疗法，补充凝血因子及血小板。

3. 补充血小板和凝血因子　对于血小板和凝血因子明显减少，经过原发病治疗和抗凝治疗后，DIC 仍未得到良好控制者，可根据情况，输注新鲜全血、新鲜冰冻血浆、纤维蛋白原、血小板悬液等。

4. 其他治疗　根据患者不同情况，可采取糖皮质激素治疗、抗纤溶治疗、对症支持治疗等治疗措施。

五、护理诊断

1. 有受伤的危险：出血　与凝血因子大量损耗、继发性纤溶亢进、使用抗凝剂有关。

2. 潜在并发症　休克、微血管栓塞、呼吸衰竭、急性肾衰竭等。

六、护理措施

1. 一般护理　根据病情选择合适体位，持续或间断给氧，做好饮食指导，加强皮肤护理，防止形成压疮，必要时留置导尿管，加强生活护理。

2. 病情观察　严密监测生命体征，观察患者意识状态，注意患者病情变化，观察其出血部位、范围和程度，以便及时发现休克、栓塞、器官衰竭等征象，及时通知医生并配合处理。

3. 辅助检查指标监测　正确采集各类标本，及时送检，关注检查结果，及时通知医生。

4. 治疗配合　遵医嘱使用肝素、凝血因子、抗纤维蛋白溶解药（如 6-氨基己酸、氨甲苯酸）等药物，掌握其使用时间、方法、不良反应和注意事项等。使用肝素过量引起的大出血，可用等量的鱼精蛋白拮抗。

七、健康教育

向患者及家属介绍 DIC 的相关知识，如引起 DIC 的可能原因、主要临床表现、检查的必要性、治疗方法、预后等，缓解其紧张和焦虑的情绪。鼓励家属关心并支持患者，增强患者战胜疾病的信心，使其主动配合治疗。

知识链接

抗凝剂皮下注射护理规范共识

临床护理实践中，抗凝剂皮下注射易导致注射部位皮下出血，同时伴有局部疼痛，降低了患者用药的依从性，影响患者对护理工作的满意度和信任感。

1. 注射工具　除预灌封注射器外，选择注射工具需根据个体体形、生理特点和抗凝剂剂型。

2. 注射方法　推荐采用预灌封抗凝针剂，该针剂注射前不排气，针尖朝下，将针筒内空气轻弹至药液上方。

3. 注射角度　无论是上臂注射还是腹壁注射，均建议提捏皮肤穿刺，一手紧捏局部皮肤，一手持注射器，以食指固定针栓，针头斜面向上，与皮肤成 30°～40°角，将针梗的 1/2～2/3 快速刺入皮下。

4. 注射速度和拔针　持续匀速注射 10 s，注射后停留 10 s，再快速拔针。拔针后无需按压，若出现穿刺处出血或渗液，则以穿刺点为中心，垂直向下按压 3～5 min。

任务小结

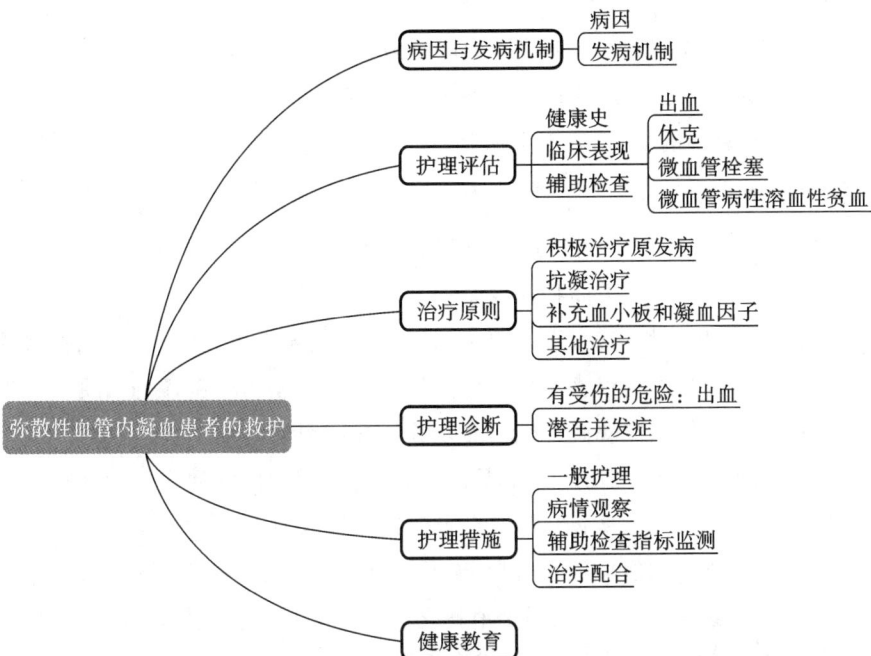

任务检测

在线答题

任务三 多器官功能障碍综合征患者的救护

学习要点

- **重点**:多器官功能障碍综合征(MODS)的治疗原则、护理措施。
- **难点**:多器官功能障碍综合征(MODS)的发病机制。

任务导入

患者,男,既往体健。车祸致脑挫裂伤,脾破裂,肝挫裂伤,十二指肠穿孔,多发性骨折。车祸后出现休克,呼吸衰竭。以多发伤收治入院,行创伤性湿肺术后转入 ICU。转入 ICU 后查血,结果提示肾功能不全,又出现无尿,行连续性肾脏替代治疗(CRRT),1 个月后,患者痊愈出院。

请思考:

1. 请问可能引起该患者多器官功能障碍综合征(MODS)的促发因素有哪些?

2. 针对该患者的护理措施有哪些?

一、概念

多器官功能障碍综合征(multiple organ dysfunction syndrome,MODS)指机体遭受严重感染、创伤、休克、大手术等严重应激原的作用下,同时或序贯发生两个或两个以上系统或器官功能不全或衰竭的临床综合征。MODS是临床常见的危重症,其发病急骤,进展迅速,病死率高,花费大,严重威胁人类健康和生命。

最常见发生功能不全或衰竭的器官是肺,其次是肾、心、肝等。

二、病因与发病机制

1. 病因 很多原因都可导致MODS的发生,常见病因如下。

(1)组织损伤:严重创伤、大手术、大面积深度烧伤及病理产科疾病。

(2)感染:为主要病因,尤其是脓毒症、腹腔脓肿、急性坏死性胰腺炎、肠道感染和肺部感染等较为常见。

(3)休克:尤其是创伤失血性休克和感染性休克。凡导致组织灌注不良,缺血、缺氧等均可引起MODS。

(4)呼吸、心搏骤停后造成各脏器缺血、缺氧,而复苏后又可引起再灌注损伤,同样可诱发MODS。

(5)诊疗失误:在重症患者的治疗过程中,给予持续高浓度吸氧,使肺泡表面活性物质破坏,肺血管内皮细胞损伤;在应用血液透析和床旁超滤吸附时,导致透析失衡综合征,引起血小板减少和出血;在抗休克过程中,使用大剂量去甲肾上腺素等血管收缩药,继而造成组织灌注不良,缺血、缺氧;手术后输液过多引起心肺负荷过大,微循环中细小凝集块出现,凝血因子消耗,微循环障碍等均可引起MODS。

(6)高龄:老年患者器官功能处于临界状态,许多不严重的应激因素即可诱发MODS。

2. 发病机制

正常情况下,机体发生感染和组织损伤时,局部会发生炎症反应,此时,炎症反应对清除细菌和组织损伤的修复都是必要的,具有保护性作用。但是,当炎症反应异常放大或失控时,其对机体的作用从保护性转变为损害性,导致自身组织细胞死亡和器官衰竭。因此,无论是感染性疾病(如严重感染、重症肺炎等),还是非感染性疾病(如创伤、烧伤等)均可导致MODS。从本质上来看,MODS是机体炎症反应失控的结果。

三、护理评估

1. 健康史 了解可能引起MODS的病因,以及是否存在诱发MODS的高危因素。

2. 临床表现 MODS的临床表现很复杂,但在很大程度上取决于器官受累的范围及损伤是由一次还是由多次打击所致。MODS的临床表现个体差异很大,一般情况下,MODS病程为14~21天,并经历4个阶段,包括休克、复苏、高分解代谢状态和器官功能衰竭。每个阶段都有典型的临床特征,且病情发展较快,患者可能死于MODS的任一阶段。尽管MODS涉及面广,临床表现复杂,但MODS具有以下显著特征。

(1)发生功能障碍的器官往往是直接损伤器官的远隔器官。

(2)从原发损伤到发生器官功能衰竭在时间上有一定的间隔。

(3)高排低阻的高动力状态是循环系统的特征。

(4)高氧输送和氧利用障碍及内脏器官缺血缺氧,使氧供需矛盾尖锐。

(5)持续高代谢状态和能源利用障碍。

3. 辅助检查

(1)X线片:早期无异常或出现肺纹理增多,继之出现双肺部分或大部分斑片状阴影,后期出现双肺广泛大片致密阴影。

(2)动脉血气分析:$PaO_2 < 60$ mmHg,$PaCO_2 < 35$ mmHg或正常,氧合指数 $PaO_2/FiO_2 < 300$ mmHg。

四、治疗原则

1. 积极治疗原发病 控制原发病是治疗MODS的关键。如对严重感染患者积极控制感染,对严重创伤患者及时给予清创处理,对休克患者给予紧急抗休克等。

2. 监测患者的生命体征 支持和保护系统及器官功能：包括呼吸系统、循环系统、中枢神经系统，肾功能、肝功能、胃肠功能等。

3. 合理使用抗生素 预防和控制感染，尽快明确何种病原体导致感染，合理使用抗生素。

4. 其他治疗 如营养支持、免疫调理、中医药治疗等。

五、护理诊断

1. 气体交换受损 与肺泡换气功能下降有关。

2. 营养失调 能量低于机体需要量。

3. 有感染的危险 与机体抵抗力下降有关。

4. 知识缺乏 缺乏相关疾病知识。

六、护理措施

1. 重症患者的常规护理 严密监测患者生命体征，及时发现病情变化，积极配合医生救治，做好营养支持，保证患者安全，加强基础护理，提高患者的生存质量。

2. 器官功能的监测与护理 严密监测呼吸系统、循环系统、中枢神经系统，肾功能、肝功能、胃肠功能等，遵医嘱做好各系统的支持与护理，及时发现各器官的功能变化，并积极配合医生处理。

3. 预防感染 MODS患者免疫功能低下，极易发生感染，尤其以肺、血液和创伤部位最常见。应严格遵守院内感染防控规范，严格执行无菌操作，做好手卫生，加强患者口腔、气道、尿路、静脉导管、皮肤等的护理，做好感染相关指标监测，遵医嘱合理使用抗生素。

4. 心理护理 加强与患者的交流，增强其战胜疾病的信心。充分与家属沟通，使其充分认识患者的病情，缓解其紧张焦虑情绪，并配合医护人员治疗与护理。

七、健康教育

1. 配合治疗的教育 向患者及其家属解释疾病的可能病因、主要临床表现、临床诊断和治疗配合、预后等。特别要解释反复进行实验室检查的重要性和必要性，特殊治疗的目的、意义及不良反应。劝导家属多关怀和支持患者，以缓解患者的不良情绪，提高其战胜疾病的信心，主动配合治疗。

2. 生活指导 保证患者充足的休息和睡眠；根据患者的饮食习惯，提供可口、易消化、易吸收、富含营养的食物，少量多餐；循序渐进地增加患者的运动量，促进身体的康复。

知识链接

MODS的预后与什么因素有关？

1. 年龄 MODS高龄患者及婴幼儿患者死亡率高。

2. 原有慢性病或器官功能障碍而致功能储备下降者 如在肝硬化、慢性心、肺功能不全、糖尿病等疾病基础上发生的MODS预后不良。

3. 受累器官衰竭的数目和预后关系密切 受累器官越多，则死亡率越高。器官衰竭的数目和死亡率的关系各家报道不一，多数观察到若器官衰竭数目达4个或4个以上时，则死亡率为100%。在衰竭的器官中，若伴有肾衰竭，则死亡率最高。因此，在MODS治疗时观察肾衰竭情况对患者预后的评估具有重要意义。最近有报道，使用血浆置换术可逆转伴有肾衰竭的MODS患者的不良预后。

→ 任务小结

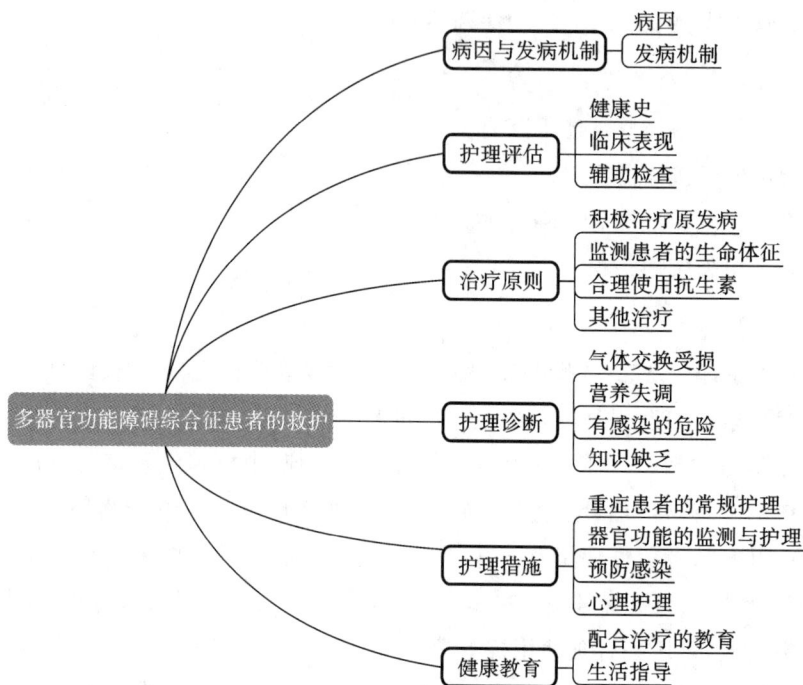

→ 任务检测

在线答题

实训 5　休克患者的救护

操作视频

【情境案例】

患者,男,40 岁,被汽车撞伤 2 h 后急诊入院。表情淡漠,面色苍白,四肢发冷,BP 85/50 mmHg,P 118 次/分,全腹压痛及反跳痛,移动性浊音阳性。

【实训目标】

(1)熟练掌握休克的护理措施。

(2)准确评估休克患者的病情。

(3)掌握休克患者的救护注意事项。

(4)通过练习,提高护患沟通能力和培养团队合作精神。

【实训条件】

休克患者的救护实训条件见表 7-2。

表 7-2　休克患者的救护实训条件

项　目	条　件	要　求
操作环境	模拟抢救室或 ICU	安静整洁
设备设施	急救车、心电监护仪、微量注射泵(图 7-1 至图 7-3) 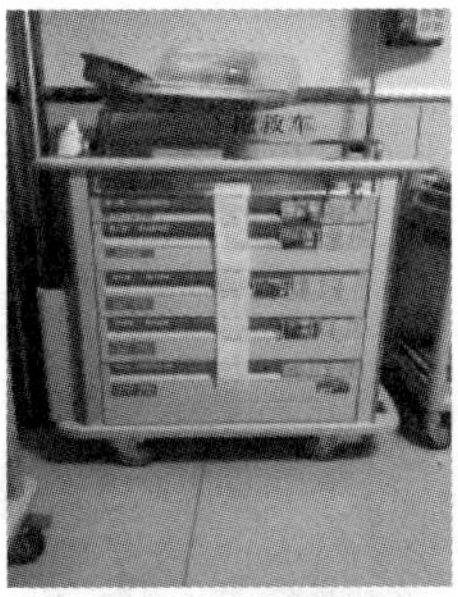 扫码看彩图 图 7-1　急救车 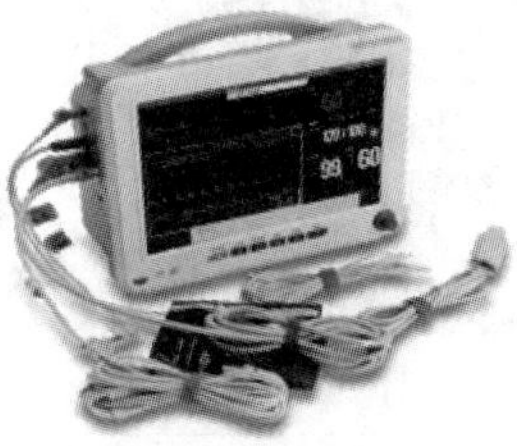 扫码看彩图 图 7-2　心电监护仪 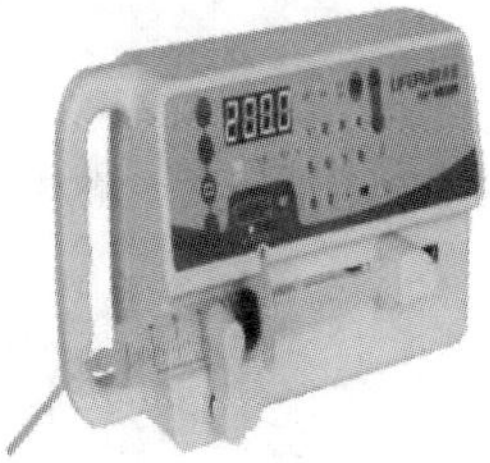 扫码看彩图 图 7-3　微量注射泵	仪器完好,配件齐全
用物准备	床单位、吸氧装置、输液装置(治疗盘、弯盘、输液袋及药品、输液器、碘伏、棉签、止血带等)、注射器、约束带等(图 7-4) 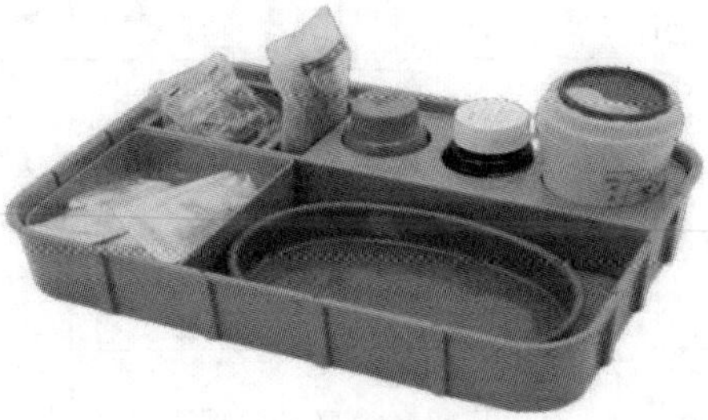 扫码看彩图 图 7-4　输液用物	吸氧装置、输液装置、注射器等均在使用期限内
人员准备	了解操作目的并配合;护士仪表符合职业要求,熟悉操作步骤	分小组操作

【操作流程】

休克患者的救护操作流程见表 7-3。

表 7-3　休克患者的救护操作流程

项目分类	项目内容	操作流程	注意事项
操作前准备	护士准备	仪表符合职业要求,修剪指甲、洗手、戴口罩	七步洗手法
	用物准备	(1) 检查物品完好、齐全。 (2) 物品摆放合理、美观	
操作步骤	一般护理	(1) 一人协助患者取中凹卧位(头胸部抬高10°~20°,下肢抬高20°~30°),见图7-5。 (2) 一人遵医嘱给予吸氧,使患者保持镇静,注意患者的保暖(调节合适室温、加盖棉被) 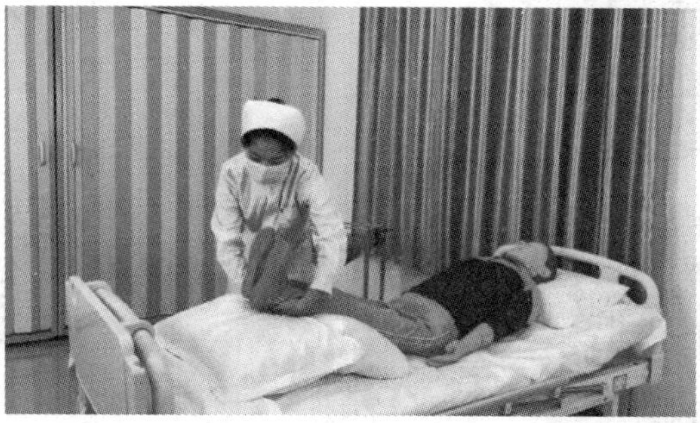 扫码看彩图 图 7-5　中凹卧位	昏迷患者头偏向一侧,注意中凹卧位抬高角度,同时注意保暖
	迅速补充血容量	一人负责建立2条以上静脉通道,遵医嘱补液	补液应先输入晶体溶液,后输入胶体溶液
	严密观察病情变化	一人负责 (1) 严密监测患者生命体征,特别注意观察其意识状态、面色、温度、皮肤色泽,关注其尿量及尿比重变化。 (2) 关注血流动力学等辅助检查结果,一旦发现异常情况,及时通知医生并配合处理	注意生命体征变化
	应用血管活性药物的护理	若使用微量注射泵输注,应加强对输注部位的观察,避免药液外渗(口述)	血管活性药物应尽量从中心静脉输入;使用血管活性药物应从小剂量、低浓度、慢速度开始
	预防感染	严格执行无菌操作,遵医嘱合理使用抗生素(口述)	做好手卫生
	皮肤护理	病情允许时,协助患者每2 h翻身一次,保护皮肤(口述)	禁止使用热水袋、电热毯等进行体表局部保暖
	安全护理	对烦躁不安、神志不清的患者,加床旁护栏,防止坠床,必要时给予约束带约束(口述)	
	心理护理	加强与患者和家属的沟通、交流,指导其配合治疗及护理	叮嘱患者暂时卧床休息,不要下床活动
	健康教育	健康教育对患者及其家属具有指导意义	健康教育具有针对性
	整理记录	整理用物,终末处理。洗手,记录休克患者的救护过程和救护时间	

续表

项目分类	项目内容	操作流程	注意事项
评价	操作方法	程序正确,操作规范,动作娴熟	
	操作效果	(1) 能够准确判断休克患者病情。 (2) 能够熟练掌握休克的护理措施。 (3) 注意保护患者安全,充分体现人文关怀,有爱伤意识	

【实训评价】

学生按上述操作流程练习后,按操作评分标准(见附录 D)进行自我考核、小组考核及教师考核,将实训情况填于表 7-4。

表 7-4 实训评价表

实训名称				实训时间		
操作时长		技能之星	是□否□	评价等级	优□良□达标□未达标□	
实训步骤	存在问题		学生评分 30%	小组评分 30%	教师评分 40%	综合评分
操作前准备						
操作中实施						
操作后评价						
人文关怀						
本次实训心得体会						
备注	综合成绩满分 100 分,优≥90 分,良 80～89 分,达标 60～79 分,未达标＜60 分					

(李 珍)

创伤患者的救护

扫码学课件

学习目标

【知识目标】

1. 掌握各类常见创伤的救护措施。
2. 掌握常见创伤患者的病情评估。
3. 熟悉创伤的分类。
4. 了解创伤患者的病理变化和治疗原则。

【技能目标】

1. 能正确判断创伤的程度。
2. 能观察识别各类创伤患者的病情变化。
3. 能及时有效地对创伤患者采取救护措施。

【素养目标】

1. 关心体贴创伤患者,急患者之所急。
2. 养成科学严谨、认真负责的工作态度。

项目导言

　　创伤是指人体受各种致伤因子作用后发生的组织结构破坏和生理功能障碍。根据致伤因子不同,创伤可分为以下几种类型。①机械性创伤:多由交通、建筑工地、矿山等事故,打架斗殴,自然灾害和战伤所致,其发病率和致残率均较高,是最为常见的创伤类型。②物理性创伤:如高温、低温、电流、放射线等,可造成相应的烧伤、冻伤、电击伤、放射伤等。③化学性创伤:如强酸、强碱、毒气等造成的损伤。④生物性创伤:如被昆虫、蛇、犬等咬伤,在咬伤的同时,可有毒素或病原体进入体内。严重创伤常以多发伤、复合伤、多人同时受伤为特点,可造成心、脑、肺、脊髓等重要脏器功能障碍,甚至引起死亡。

任务一　创 伤 概 述

学习要点

- **重点**:创伤的分类。
- **难点**:判断创伤患者的病情程度。

任务导入

公路上突发交通事故,3人受伤。患者甲意识清楚,能行走,头面部、右肩、右肘多处软组织擦伤,呻吟不止。患者乙昏迷不醒,面色苍白,体表无明显外伤。患者丙表情痛苦,右上肢有骨骼外露,不能活动。

请思考:

1. 请对现场患者进行伤情评估。

2. 应按怎样的顺序救治患者?

一、创伤的分类

由于致伤因素及其作用强度不一,受伤的范围和组织器官不同,创伤在临床上有多种分类方法。

(一)按致伤因素分类

第一目击者到达现场后,应迅速熟悉周围环境并启动 EMSS,进行初步施救。

1. 交通伤 占创伤的首要位置,常造成多发伤、多发性骨折、脊柱和脊髓损伤、脏器损伤、开放伤等严重损伤。

2. 坠落伤 随着高层建筑增多,坠落伤的占比逐渐增大。坠落伤通过着地部位直接摔伤和力的传导致伤,以脊柱和脊髓损伤、骨盆骨折为主,也可造成多发性骨折、颅脑损伤、肝脾破裂等。

3. 机械伤 以绞伤、挤压伤为主,常导致单侧肢体开放伤或断肢、断指(趾)、组织挫伤,血管、神经、肌腱损伤和骨折。

4. 锐器伤 伤口深,易出现深部组织损伤;胸腹部锐器伤可导致内脏或大血管损伤,出血多。

5. 跌伤 常见于老年人,可造成前臂、骨盆、脊柱和髋部骨折。对于青壮年而言,跌伤也可造成骨折。

6. 火器伤 由枪弹、弹片等所造成的创伤,伤口常小而深。

(二)按受伤部位和组织器官分类

如颅脑伤、颌面伤、胸部伤、腹部伤、骨折、关节脱位、血管伤等。

(三)按伤处与外界的关系分类

创伤可分为开放伤、闭合伤、穿透伤、贯通伤等。

1. 开放伤 受伤部位皮肤或黏膜完整性破坏,易发生感染。常见的开放伤有擦伤、刺伤、切割伤、撕裂伤、火器伤等。

2. 闭合伤 受伤部位皮肤或黏膜保持完整,有可能伤及内部结构。常见的闭合伤有挫伤、扭伤、挤压伤、爆震伤等。

(四)按受伤严重程度分类

创伤可分为轻度伤、中度伤、重度伤和特重伤。

(五)按受伤组织的深浅分类

创伤可分为软组织创伤、骨关节创伤和内脏创伤。

(六)按受伤部位数目分类

创伤可分为单发伤和多发伤。

二、创伤后的病理与生理

(一)创伤后反应

在致伤因素的刺激下,创伤后数小时内会出现炎症反应,如有细菌污染、异物存留或有较多坏死的组织,则炎症反应更为严重。临床上,创伤性炎症反应表现为局部红、肿、热、痛。严重创伤后机体免疫功能失调,若病情平稳,则炎症反应逐渐消退,创伤组织得以修复;若再次出现致伤因素(如组织坏死、出血、感染等),则可形成全身炎症反应综合征,导致自身细胞损伤,严重者可导致多器官功能障碍综合征(MODS)。

(二)影响创伤愈合的因素

不利于创伤愈合的因素有以下两种。

1. 全身因素 ①年龄:如高龄患者。②营养状况:如各种营养不良、微量元素缺乏、过度肥胖。③慢性消耗性疾病:如糖尿病、肾脏病、恶性肿瘤。④应用药物:如长期使用糖皮质激素、抗肿瘤药。⑤供氧不足:如休克、缺氧。⑥心理压力。

2. 局部因素 伤口过大、创缘不整、污染、血肿、感染、异物、局部缺血、缝合过紧或不严、局部制动不够等。感染是破坏组织修复最常见的原因。

(三)创伤的临床表现

1. 局部表现 创伤患者共同的局部症状有疼痛、压痛、肿胀、瘀斑、功能障碍等。开放伤尚有伤口和出血。若并发感染,局部疼痛、肿胀、压痛等炎症反应更为显著,伤口可有分泌物。若合并血管、神经损伤、骨折、内脏损伤,则有各自的特殊体征。

2. 全身表现 轻度创伤患者可无全身症状;较重创伤患者可有发热、脉快、乏力、食欲不振等;严重创伤患者脉搏、呼吸、血压均可有改变,休克较为常见,甚至发生多器官功能衰竭。若伴有深部组织或脏器损伤则有相应的临床表现。

3. 心理状况 面临突发创伤,特别是严重创伤,患者会表现出惊恐、焦虑、易暴、易怒等情绪,继而面临着创伤对生活、学习、工作、家庭、经济情况等带来的影响,尤其是肢体伤残、面容受损等创伤对患者影响更大。

思政园地

护士徐红燕:一次救援经历 一生珍贵记忆

人物介绍

徐红燕,山西省人民医院体检中心主管护师。2008年5月17日至6月2日,作为山西省卫生医疗救援队第一批队员,奔赴四川省绵阳市响岩镇,深入各个村庄,开展为期17天的医疗救援。

多年过去,曾被特大地震摧毁的那片土地,焕然一新;曾远赴灾区救死扶伤的那些人,初心仍在。抗震救灾归来,徐红燕依然坚守在熟悉的岗位上,保障无数患者的生命安全。

任务小结

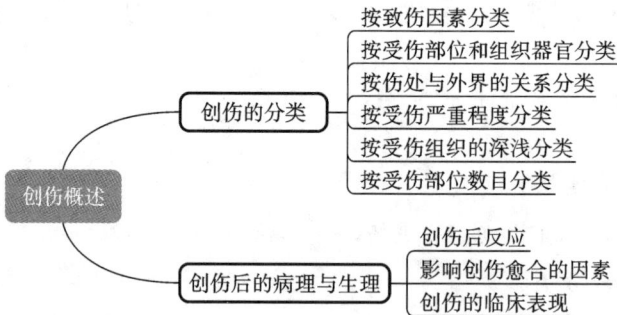

任务检测

在线答题

任务二 多发伤及复合伤患者的救护

- **重点**:多发伤及复合伤患者的病情评估和护理措施。
- **难点**:动态观察、识别多发伤及复合伤患者的病情变化。

任务导入

患者,男,23岁,入院前2 h骑电动车时不慎从路边坠落,砸压于电动车下,致双侧胸部、腹部剧烈疼痛,左肩背部剧烈疼痛,伴胸闷、气短,全身多处皮肤擦伤,疼痛,我院急救中心接到"120"急救电话后迅速出诊,赴现场第一时间进行救治,入院后急诊行CT检查提示:①右侧气胸,左侧血气胸;②双侧创伤性湿肺;③右侧第2~4,左侧第1~9肋骨骨折;④左侧肩胛骨骨折;⑤纵隔及胸后壁软组织内积气;⑥脾破裂;⑦腹腔积液。患者表现为多发伤、复合伤,伤情复杂,病情危重。

请思考:

1. 应如何评估患者病情?
2. 如何对患者开展救治工作?

一、多发伤患者的救护

多发性创伤简称多发伤,是指在同一致伤因素的打击下,同时或相继有两个或两个以上解剖部位的组织或器官发生严重创伤,且至少有一处创伤危及生命。有下列情况的两项或两项以上者可确定为多发伤。

1. **头颅伤** 颅骨骨折合并颅脑损伤(如颅内血肿、脑干挫裂伤等)、颌面部骨折。
2. **颈部伤** 颈部有颈椎损伤、大血管损伤等。
3. **胸部伤** 多发性肋骨骨折、血气胸、肺挫裂伤、心脏和大血管损伤、气管损伤、膈肌破裂等。
4. **腹部伤** 腹腔内出血或腹内脏器破裂(如肝破裂、脾破裂、肾破裂等)。
5. **骨盆伤** 骨盆骨折伴休克。
6. **脊柱伤** 脊椎骨折、脱位伴脊髓损伤,多发性脊椎骨折。

多发伤的标准

多发伤目前国内外尚无统一标准,但均指有危及生命的严重损伤,在损伤程度、抢救治疗、并发症及预后等方面都有其特殊性。多发伤没有明确的损伤解剖部位及损伤严重度的统一量化标准,无法进行比较,且争议较多。1993年10月中华创伤学会首届全国多发伤学术会议对多发伤定义讨论达成以下共识:①多发伤是与单发伤相对的;②单一致伤因素造成的两个或两个以上解剖部位的损伤称多发伤;③多发伤的严重程度视创伤严重度评分(ISS)值而定,凡ISS>16者定为严重多发伤,如此既有解剖部位的规定又有严重程度的量化标准;④单一解剖部位的多发伤不应使用"多发伤"一词,必须冠以解剖部位命名,如"腹部多脏器伤""多发骨关节损伤"等。

7. 四肢伤 肩胛骨、上下肢长骨骨折,上下肢离断。

8. 软组织伤 四肢或全身广泛软组织损伤。

一般来说,对生命不构成严重威胁的伤情,如单纯的四肢骨折不伴休克或单纯的椎体压缩性骨折等不属于多发伤范畴。

(一)临床特点

1. 死亡率高 多发伤严重影响机体的生理功能,机体处于全面应激状态,多部位创伤的相互影响很容易导致伤情迅速恶化,出现严重的病理生理紊乱而危及生命。多发伤的主要死亡原因大多由严重的颅脑损伤和胸部损伤所致。

2. 休克发生率高 多发伤伤情严重,损伤范围大,出血多,休克发生率高,甚至可以直接干扰呼吸和循环系统功能而危及生命。多发伤最常引起失血性休克,也可有心源性休克或神经源性休克,后期严重感染者可致感染性休克。

3. 伤情复杂、容易漏诊 多发伤的共同特点是受伤部位多、伤情复杂、明显外伤和隐蔽性外伤同时存在、开放伤和闭合伤同时存在,而且患者常不能叙述伤情,容易造成漏诊,如轻微骨折,胸、腹腔内出血等。

4. 存在救治矛盾 多发伤由于伤及多处,往往需要手术治疗,并发症较多,手术耐受力差,手术顺序上还存在矛盾。医护人员要根据各个部位伤情影响生命的程度、累及脏器和组织的深浅来决定救治的先后顺序,以免错过抢救时机。

5. 容易感染 多发伤患者处于应激状况时,一般抵抗力较低,而且大多是开放伤口,有些伤口污染特别严重,因而极其容易感染。

(二)病情评估

1. 健康史 应详细了解受伤史。询问患者受伤时暴力的种类、作用强度、作用部位,受伤时的姿势和体位,受伤时间长短,伤后出现的症状及演变过程,现场救治经过,搬运途中情况,救治效果如何等。如高处坠落可致四肢骨折、脊柱骨折。老年人跌倒、臀部着地可致股骨颈骨折。撞击方向盘可致胰腺损伤、心脏损伤。受伤后患者意识障碍可伴有颅脑损伤等。

2. 临床表现 仔细观察受伤部位皮肤、黏膜是否完整;局部伤区有无疼痛、肿胀、压痛;有无骨折脱位畸形及功能障碍。严重创伤可引起全身反应,如致命的大出血、休克、窒息及意识障碍等。观察患者有无窒息,有无心搏骤停;有无胸痛、胸闷、气促、憋气、呼吸困难等通气障碍表现;有无面色苍白、血压下降、脉搏细速、四肢冰冷、尿量减少等循环障碍表现;有无意识障碍,昏迷时间长短、中间有无清醒,呕吐情况,四肢抽动等中枢神经障碍表现。

3. 辅助检查 血常规检查:了解患者出血程度,有无贫血、感染。X线、B超检查:了解患者有无胸部、腹部损伤,有无骨折。CT检查:对颅脑损伤的判断有重要价值。必要时还可选择MRI,诊断性胸腔穿刺、腹腔穿刺检查。

通过正确的评估,要求在最短时间内初步判定受伤原因、部位、范围和各部位伤情轻重程度,尤其注意闭合伤常伴有深部组织或脏器损伤。患者意识不清或不能述说时,应向目击者或现场人员了解受伤史。

(三)护理措施

急救时要遵循“抢救生命第一,恢复功能第二,顾全解剖完整性第三”的原则,快抢、快救、快送。先处理后诊断、边处理边诊断,优先处理可迅速致死而又可逆转的严重情况。在紧急情况下,护士要判断准确、反应敏捷,配合医生做好各项抢救工作,必要时应独立、果断地采取有效的急救措施。

(1)抢救生命。应优先抢救心搏骤停,窒息,活动性大出血,开放性或张力性气胸,休克,内脏脱出等患者。

(2)开放气道,保持呼吸道通畅。创伤患者的口腔、鼻腔被血块、呕吐物或泥土等堵塞以及昏迷后舌后坠,都可造成窒息,应迅速采取有效方法,清理口腔、鼻腔内异物,纠正舌后坠,必要时采取鼻咽通气管、口咽通气管或气管插管等方式吸氧,恢复呼吸道通畅。

(3)伤情严重者,要快速建立静脉通道,补充血容量,防止休克。

（4）密切观察病情。动态记录血压、脉搏、呼吸、中心静脉压、尿量、瞳孔等变化，协助医生进行清创、缝合、止血、放置各种引流管等。遵医嘱适当给予镇痛剂。

（5）控制出血。应用指压止血法、加压包扎止血法、填塞法，或运用止血带、器械止血等，迅速控制伤口大出血。四肢出血常用橡胶止血带止血，使用时应注意：①止血带不能直接接触患者皮肤；②上肢止血在上臂的上 1/3 处绑扎，下肢止血在大腿中部绑扎；绑扎时松紧要适宜，过松不能止血，过紧则可损伤神经和皮肤，以恰好止住动脉出血为宜；绑扎完成后立即注明绑扎止血带的时间；③每隔 1 h 放松 1 次，每次放松 2～3 min，止血带松解期间采用局部压迫止血；止血的有效标志为远端动脉搏动消失。

（6）包扎伤口。用绷带、三角巾或清洁布料包扎伤口。若腹腔内脏脱出，应妥善保护。若腹壁伤口较小且张力较高，造成腹腔内脏嵌顿或卡压，为防止其缺血性坏死可将其先纳入腹腔；勿轻易还纳，以防加重污染。

（7）固定骨折。肢体骨折或脱位可使用木板、木棍、树枝等进行固定，以减轻疼痛，防止二次损伤，方便搬运。四肢骨折固定应超过骨折两端关节。在无材料能取用时采用自身固定法：上肢固定于胸部，下肢固定于健侧下肢。外露骨端一般不进行现场复位。

（8）迅速、安全、平稳地转送患者。转送途中，尽量避免颠簸，防止二次损伤。转送途中应有医护人员护送，密切观察病情，做好详细记录，根据情况给予输液、镇痛等措施，防止休克。

（9）做好心理护理。严重多发伤患者随时可能发生危险，又面临着可能或已经致残造成的自我形象改变，他们在躯体和心理上都存在着严重的创伤。在抢救过程中既要重视病情，又要关注心理。护士应运用非语言方式，用从容镇静的态度、熟练的技术、整洁的仪表、稳重的姿态，给患者以信任和安全感，要同情、关心患者家属，主动与其交流，力争减轻家属的心理负担，取得理解和支持，提高救护效率。

二、复合伤患者的救护

复合伤是人体同时或相继受到两种或两种以上不同性质的致伤因素作用而发生的损伤。如车祸致伤的同时又被汽车热水箱烫伤。复合伤增加了创伤的复杂性。复合伤患者病死率高，现场要针对不同性质的损伤进行相应的救护。

（一）临床特点

复合伤有多种类型，如烧伤复合伤、放射复合伤、化学复合伤等。

1. 烧伤复合伤 人体受到热能（火焰、热辐射、热蒸汽）和其他创伤引起的复合伤，常合并冲击伤。以烧伤为主的复合伤，冲击伤一般为轻度伤或中度伤。所以，此类复合伤的临床经过和转归主要取决于烧伤的严重程度。

烧伤复合伤患者的主要临床表现有休克、呼吸系统症状，局部创面或全身感染等，重症患者常出现肝、肾功能障碍。患者休克发生率高；感染发生早、程度重；烧伤创面局部反应剧烈，水肿显著，持续时间较长，局部组织坏死较重，并发症多，伤口愈合缓慢；常并发心、肺功能不全，肾衰竭，造血功能变化。

2. 放射复合伤 人体同时或相继受到放射伤和一种或几种非放射伤，放射伤常合并冲击伤、烧伤等。

临床经过及转归以放射伤起主导作用，有造血功能障碍、感染、出血等临床症状。放射伤与烧伤、冲击伤的复合效应，使休克的发生率增加；感染率高，出现早、程度重；出血严重；胃肠系统损伤明显，常表现出胃肠道功能紊乱，可以并发肠套叠，造成急性肠梗阻；伤情恢复慢，病死率高。

3. 化学复合伤 各种创伤合并化学毒物中毒或伤口直接沾染毒物。

（二）病情评估

（1）烧伤复合伤：评估时应着重了解体表烧伤表现、整体损伤程度，判断有无冲击伤引起的内脏伤，观察有无休克、感染发生，有无合并心、肺、肾、造血系统等损伤。

（2）放射复合伤：评估时应注意几种损伤的复合效应，有无休克、感染、出血，程度轻重等。

（3）化学复合伤：评估时除了解其他创伤的表现外，还应了解化学毒物的中毒途径、量、毒性、接触时间、患者的既往健康状况，以及各种毒物的临床特征性表现。

（三）护理措施

（1）应优先处理危急情况，迅速将患者抬离危险环境。

（2）烧伤复合伤现场救护要注意保护受伤部位，迅速脱离热源，可用凉水进行局部降温，剪开伤处衣裤，减少污染，稳定患者情绪，酌情使用镇痛剂。

放射复合伤应迅速将患者从放射污染区救出，洗消局部的沾染，清洗鼻腔、口腔，戴上防护面罩，早期进行抗辐射处理。

化学复合伤要重视伤后 1 h 内的黄金抢救时间。施救者首先做好自身防护，尽快隔绝毒气、毒物，争分夺秒将中毒者移出毒源区，实施现场处理，早期使用地塞米松和山莨菪碱，早期进行呼吸道湿化，重度吸入中毒者早期行气管切开，早期预防肺水肿，早期进行综合治疗。

（3）密切监测患者的呼吸、血压、意识、瞳孔的变化，发现异常情况及时报告医生。

（4）对于连枷胸者，协助医生给予加压包扎，纠正反常呼吸；对于开放性气胸者，应用大块敷料封闭胸壁创口；对于闭合性气胸或血胸者，协助医生行胸腔闭式引流。

（5）控制外出血，出血处加压包扎，遇有肢体大血管撕裂者，要用止血带绑扎，注意定时放松，以免肢体坏死，疑有内脏出血者，要协助医生行胸腔穿刺术或腹腔穿刺术，采取有效的治疗措施。

（6）对于开放性骨折者，用无菌敷料包扎；对于闭合性骨折者，用夹板固定。

（7）遵医嘱给予补液，使用镇痛药、镇静药等药物，对于颅脑损伤或呼吸功能不全者禁用吗啡、哌替啶。

（8）搬运患者要注意保持呼吸道通畅，采取恰当的体位，以免加重损伤。

思政园地

架起生命救治"高速公路"——多发伤生命垂危患者抢救

某日 20 时许，南京市溧水区人民医院急救中心接到急救电话，一名骑电动车的患者为避让路人不慎摔倒，因骑行速度较快，伤后病情危重，昏倒在地，意识丧失，呼喊没有回应，情况十分危急。

南京市急救中心立即派出救护车赶往现场，争分夺秒将患者送至医院急诊科。医院急诊科立即开通多发伤救治绿色通道，医院主任首先联系手术室安排医护人员在手术室门口做好接诊准备，并备好术中自体血回输设备，同时联系普外科医护人员在电梯门口等候，尽量节省转运时间，争分夺秒抢救患者生命。经过一系列的治疗，患者终于转危为安，康复出院。

现代医院逐步构建了快速、高效、全覆盖的急危重症医疗救治体系，为患者提供专业的救治和优质的服务，全力以赴为广大人民群众的生命安全和身体健康保驾护航。

➡ 任务小结

```
                                                        ┌── 临床特点
                              ┌─ 多发伤患者的护理 ─────┤── 病情评估
                              │                         └── 护理措施
  多发伤及复合伤患者的救护 ───┤
                              │                         ┌── 临床特点
                              └─ 复合伤患者的护理 ─────┤── 病情评估
                                                        └── 护理措施
```

➡ 任务检测

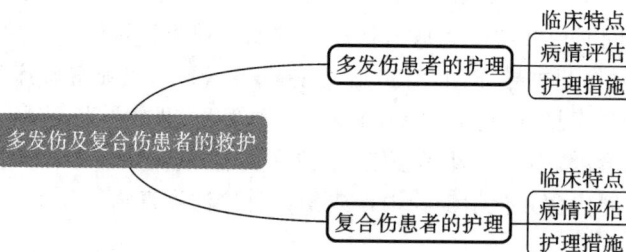

在线答题

任务三　颅脑及胸腹部损伤患者的救护

学习要点

- **重点**:各种颅脑、胸部、腹部损伤患者的病情评估、护理措施。
- **难点**:观察识别颅脑、胸部、腹部损伤患者的病情变化。

任务导入

患者,男,29岁,2 h前车祸中头部和左侧胸部被撞伤,当即昏迷,有淡红色、清亮液体自鼻腔缓慢流出,约10 min后清醒,自诉剧烈头痛、不能回忆受伤当时的情形,15 min后再次昏迷。伴呕吐,左侧胸痛,右头顶部有一个约3 cm×5 cm大小的裂口。检查:T 36.8 ℃,P 60次/分,R 13次/分,BP 90/65 mmHg,持续昏迷,眼睑苍白,右侧瞳孔散大,对光反射消失,左胸部可见多处皮下瘀斑,骨盆挤压、分离试验可见痛苦表情,双肺呼吸音粗,未闻及干湿啰音。腹平软,左上腹触诊可见痛苦表情,移动性浊音阳性,诊断性穿刺抽出不凝血。

请思考:

1. 对该患者应怎样进行病情观察?
2. 对该患者应实施哪些紧急救护措施?

一、颅脑损伤患者的救护

颅脑损伤发生率仅次于四肢损伤,常与其他部位损伤并存,其致残率和病死率均居首位。颅脑损伤是常见的外科急症,多见于交通及工矿事故、自然灾害、坠落、钝器等对头部的伤害。颅脑损伤可分为头皮损伤、颅骨骨折和脑损伤,三者可单独或同时发生,严重时可引起颅内压增高,发生脑疝等。

(一)病情评估

1. 健康史　颅脑损伤多由暴力直接作用于头部或通过力量传导间接作用于头部引起。评估时应详细了解患者的受伤经过,暴力的打击方式、部位和作用力大小、方向、速度等。

2. 临床表现

(1)头皮损伤:颅脑损伤中最常见的类型,包括头皮血肿、头皮裂伤和头皮撕脱伤。评估时要注意检查头部有无包块和包块大小、波及范围、质地软硬,有无头皮破损、颅骨外露,有无出血,出血量多少,生命体征是否平稳,有无休克表现等。

(2)颅骨骨折:颅骨受暴力作用致使颅骨结构改变。按发生的部位,颅骨骨折可分为颅盖骨折和颅底骨折。颅盖骨折常由直接暴力作用所致,颅底骨折多由间接暴力作用引起。评估时注意检查患者的头皮有无肿胀、出血,颅骨有无凹陷,眼眶周围有无淤血青紫,鼻腔、口腔、外耳道有无血性液体流出,耳后乳突区、颈后部有无皮下淤血等。

(3)脑损伤:脑膜、脑血管、脑组织及脑神经的损伤,是颅脑损伤中最为重要、最易导致患者出现神经功能障碍的损伤。原发性脑损伤指损伤时立即发生的脑损伤,如脑震荡、脑挫裂伤;继发性脑损伤指损伤发生一段时间后出现的脑损伤,如脑水肿、颅内血肿等。

(4)颅内压增高和脑疝:若颅腔内容物体积增加或颅腔容积缩小超过代偿范围,颅内压持续高于2.0 kPa,称为颅内压增高,是多种颅脑疾病均可能出现的一种临床综合征。颅内压持续增高可导致脑疝,是颅脑疾病患者死亡的主要原因。

3. 辅助检查

（1）X线检查：可了解颅盖骨折及移位情况。

（2）CT检查：目前颅脑损伤最常用、最具有诊断价值的检查方法，能清晰显示颅内血肿的部位、范围、中线移位情况，能估计出血量等。

（3）脑脊液检查：能够间接监测颅内压，了解脑脊液中有无红细胞，用以明确和完善诊断。但有诱发枕骨大孔疝的危险，故颅内压增高表现明显者禁用。

（二）护理诊断

1. 疼痛 与头皮损伤、颅骨骨折、颅内压增高有关。

2. 组织灌流量改变 与颅内压增高所致的脑血流量下降有关。

3. 有体液不足的危险 与频繁呕吐、控制摄入液量及应用脱水利尿剂有关。

4. 焦虑/恐惧 与颅脑疾病的诊治及康复状况有关。

5. 潜在并发症 脑疝、窒息、压疮等。

（三）护理措施

1. 紧急救护 颅脑损伤救护时应做到保持呼吸道通畅，嘱患者平卧，抬高头部，注意保暖，禁用吗啡止痛。现场应协助医生进行全面、迅速的病情排查，处理危急病情；搬运患者时，应加强伤口保护，注意游离头皮的保护，一并转运；加强病情监测，防止休克的发生和加重。

2. 保持呼吸道通畅

（1）及时清除呼吸道异物：及时清除咽部的血块和呕吐物，并注意吸痰，如发生呕吐，及时将患者头转向一侧以免误吸。

（2）开放气道，维持呼吸功能：舌后坠放置口咽通气管，必要时行气管插管或气管切开。

3. 一般护理

（1）保持合理体位：宜采取床头抬高15°～30°的半坐卧位，以利于脑部静脉血回流，减轻脑水肿，缓解颅内压增高；深昏迷患者取侧卧位，防止呕吐时误吸。

（2）加强营养支持：胃肠功能尚未恢复或频繁呕吐者，宜采用肠外营养支持途径，每天输液1500～2000 mL，速度缓慢而均匀；胃肠功能恢复者，不论是清醒患者或是长期昏迷患者，首先考虑胃肠内营养支持途径，注意营养全面，保证热量、蛋白质的足够供给。

（3）常规持续吸氧：给予患者持续低流量吸氧，以提高血氧饱和度，改善脑细胞代谢，减轻无氧酵解，减缓脑水肿。

（4）做好生活护理：定时清除眼部分泌物，并滴抗生素滴眼液；清除口腔、鼻腔分泌物，做好口腔护理；定时翻身，保持皮肤清洁干燥，注意保护骨隆突处，防止压疮的发生。

4. 病情观察 观察病情是颅脑损伤患者的护理重点，有利于及时、准确地了解病情变化和治疗效果，为判断疗效和及时调整医护方案提供可靠的依据。

（1）意识状态：可反映大脑皮质和脑干的功能状态。严格评估意识障碍的程度、持续时间和演变过程，是分析病情变化的重要指标。意识障碍可用格拉斯哥昏迷量表（GCS）进行评估。

（2）瞳孔变化：对比观察两侧睑裂大小、眼球位置和运动，两侧瞳孔的形状、大小和对光反射情况。

（3）生命体征：观察的顺序为，先观察呼吸、脉搏，再测血压，最后观察意识和体温，以防患者受到刺激后躁动而影响观察结果的准确性。

（4）其他：当出现剧烈头痛，并伴有与进食无关的呕吐时，考虑为颅内压增高，尤其是躁动时无脉搏增快，应警惕脑疝的发生。

5. 心理护理 向患者讲明病情发展、治疗方法及效果、治疗配合注意事项，消除患者的焦虑或恐惧，取得患者的积极配合。对于头皮损伤严重者或再植头皮坏死者，向其讲明可以通过植皮后补发或佩戴假发的方式来弥补，让患者逐渐接受病情现状。

（四）健康教育

1. 加强防护 宣传预防头皮损伤的常识：骑摩托车时必须佩戴头盔；进入矿区或建筑工地必须佩戴安全帽；车间工作时，戴好工作帽，长发者需将长发遮盖在工作帽内；头皮撕脱者，注意伤口和游离头皮的保护。

2. 康复锻炼 对于残障患者，当病情稳定后，耐心指导其进行积极的功能锻炼，制订切实可行的锻炼计划，鼓励患者坚持康复锻炼，重拾生活的信心。

3. 坚持服药 对于癫痫患者，嘱其按时服药，不可单独外出，不能参加登高、游泳等活动，以防发生意外。

▶ **任务小结**

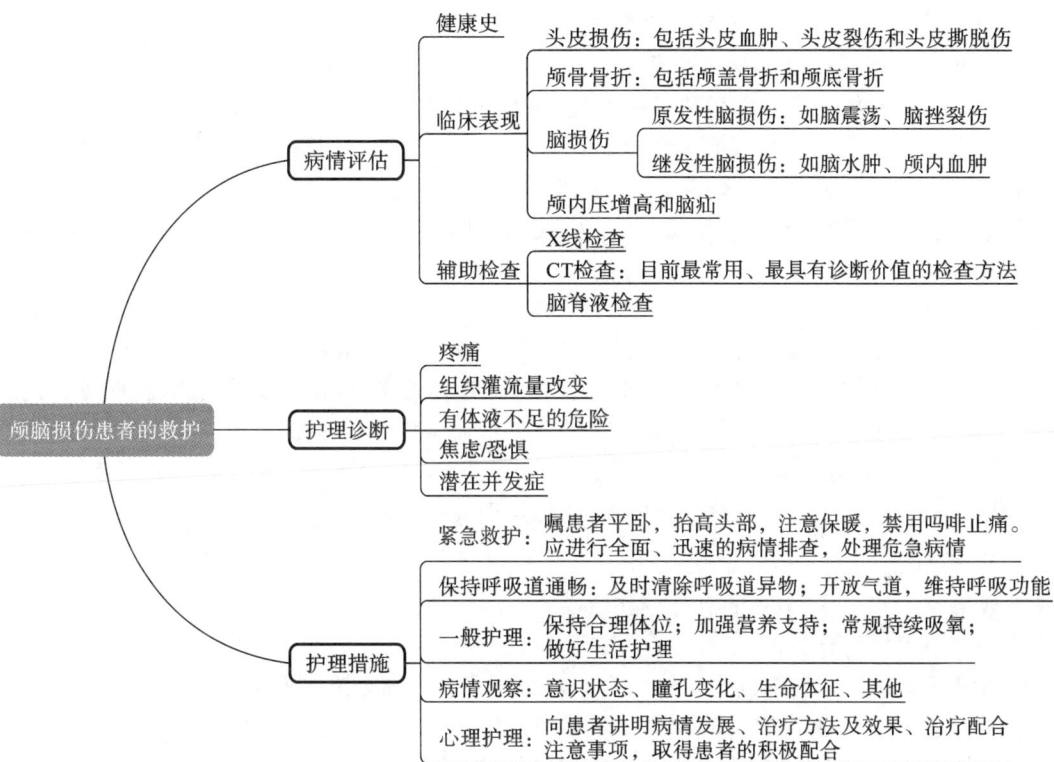

二、胸部损伤患者的救护

胸部损伤主要包括各种类型的气胸、血胸、肋骨骨折和胸腔内脏器的损伤。根据暴力性质不同，胸部损伤可分为钝性伤和穿透伤；根据损伤后胸膜腔是否与外界相通，可分为闭合性损伤和开放性损伤两大类。轻者仅有皮肤、胸壁肌肉等软组织挫伤、撕裂伤或单纯肋骨骨折；重者不仅有胸壁损伤、肋骨骨折，而且多有心、肺等胸腔内脏器及血管损伤，引起气胸、血胸及进行性出血，影响呼吸、循环功能，常危及生命。

（一）病情评估

1. 健康史 仔细询问患者胸部受伤史。闭合性胸部创伤多由减速性、挤压性、撞击性暴力作用于胸部所引起，开放性胸部损伤多由火器、锐利器具所致。肋骨骨折可由暴力直接撞击胸部，或由胸部前后受挤压引起。应详细了解患者的受伤经过，受伤后的症状及程度，有无逐渐加重的循环、呼吸障碍症状，现场救治情况，救治效果如何等。

2. 临床表现

（1）肋骨骨折：在胸部损伤中最为常见，最易发生在第4～7肋骨。肋骨骨折可分为单根肋骨骨折和多根肋骨骨折，同一根肋骨又可在一处或多处折断。单根肋骨骨折的主要表现为局部疼痛，尤其在深呼吸、咳嗽或变换体位时加剧。多根多处肋骨骨折后，由于局部胸壁失去完整肋骨的支撑而软化，出现反常呼吸运动:吸气时,软化区的胸壁内陷,而不随同整体胸廓向外扩展;呼气时软化区向外鼓出。此类胸廓又称连枷胸。

(2)创伤性气胸:胸膜腔内积气,简称气胸。胸部受外伤后,空气进入胸膜腔,称为创伤性气胸。气胸的发生率仅次于肋骨骨折,分为闭合性气胸、开放性气胸和张力性气胸 3 类。

①闭合性气胸:多由肋骨骨折引起,肋骨断端刺破肺表面,空气进入胸膜腔所致。气胸形成后,因胸膜腔内气体的压力,伤口很快自行闭合,气体不再继续进入。

②开放性气胸:多为刀刃锐器或火器等所致的胸壁损伤引起,创口持续开放,患侧胸膜腔和外界直接相通,空气可随呼吸自由进出胸膜腔。由于患侧胸膜腔负压消失,患侧肺完全萎陷;两侧胸膜腔压力不等使纵隔向健侧移位,同时吸气时,健侧胸膜腔负压程度增大,与伤侧压力差增大,纵隔向健侧进一步移位;呼气时,两侧胸膜腔压力差减小,纵隔移回伤侧,导致纵隔随呼吸运动而周期性左右摆动,称为纵隔摆动。

③张力性气胸:又称高压性气胸,常见于较大、较深的肺裂伤或支气管破裂,其裂口与胸膜腔相通,形成活瓣,吸气时空气从裂口进入胸膜腔,呼气时活瓣关闭,空气只能进入不能排出,使胸膜腔内积气越来越多,压力不断增大,导致呼吸循环障碍及气肿形成。

(3)创伤性血胸:胸部外伤后引起胸膜腔积血,称为创伤性血胸。胸膜腔积血来自:①肺组织裂伤出血,出血量少,常自行止血。②肋间血管或胸廓内血管破裂出血,出血量多且持续,不易自行止血。③心脏和大血管受损破裂出血,出血量多而急,多在短时间内来不及抢救而死亡。血胸发生时因血容量丢失影响循环功能,还可压迫肺,减少呼吸面积。血胸推移纵隔,使健侧肺也受压,并影响静脉血回流。血胸与气胸同时存在,称为血气胸。

3. 辅助检查

(1)血常规:发生血胸时,红细胞计数、血红蛋白浓度、血细胞比容降低。

(2)胸部 X 线检查:可显示肋骨骨折的部位、范围,肋骨有无移位,有无合并气胸、血胸等;可显示肺萎陷程度和胸膜腔内积气、积液量,气管、纵隔移位情况。少量血胸者显示肋膈角消失,大量血胸者可见胸膜腔有大片积液阴影。血气胸者可显示出气液平面。

(3)胸膜腔穿刺:发生气胸时能抽出气体,发生血胸时能抽出血液。

(二)护理诊断

1. 焦虑或恐惧 与突然、强烈的意外创伤有关。

2. 疼痛 与组织损伤有关。

3. 低效性呼吸型态 与胸部创伤所致胸痛、胸廓运动受限、肺萎陷等有关。

4. 清理呼吸道无效 与局部胸痛、患者不敢咳嗽等有关。

5. 心排血量减少 与大出血、纵隔摆动、心力衰竭等有关。

6. 潜在并发症 肺炎、肺不张、呼吸功能衰竭等。

(三)护理措施

1. 紧急救护 处理胸部损伤,以抢救生命为首要原则。

(1)连枷胸:现场救护时用厚敷料覆盖胸壁软化区,然后加压包扎固定,以控制反常呼吸运动,恢复呼吸功能。

(2)开放性气胸:应立即封闭胸壁伤口,使开放性气胸变成闭合性气胸,并迅速转送至医院。急救时用现场最清洁的厚敷料或无菌敷料,如凡士林纱布加棉垫,在呼气末迅速封闭伤口。

(3)张力性气胸:可迅速危及生命,需紧急抢救。急救时,迅速使用粗针头穿刺胸膜腔减压,可用一个粗针头在患侧锁骨中线第 2 肋间处刺入胸膜腔,有气体喷出,能起到排气减压的效果。在患者转送过程中,于插入针栓处缚扎一橡胶手指套,将指套顶端剪一个 1 cm 长开口,可起活瓣作用,即在呼气时能张开裂口排气,吸气时闭合裂口,防止空气进入。

2. 一般护理

(1)体位:休克者取平卧位或中凹卧位;病情稳定者取半坐卧位,有利于呼吸、咳嗽排痰及胸腔引流。

(2)给氧:常规给予鼻导管吸氧。

(3)保持呼吸道通畅:鼓励和协助患者有效咳嗽排痰;及时清除口腔和呼吸道内的血液、痰液及呕吐物。

3. 病情观察 胸腔脏器损伤后,病情变化快,必须严密监测生命体征及意识改变;注意有无胸痛、气促、发绀、呼吸困难、胸壁饱满、气管移位、皮下气肿征象;注意观察意识、瞳孔的变化。

4. 对症治疗

(1)减轻疼痛与不适:疼痛使患者不敢深呼吸及有效咳痰,应采取有效的镇痛措施。

(2)维持循环功能:如有低血容量性休克,迅速建立静脉通道,补液、输血,保证充足的血容量,维持正常的生命体征。

(3)预防感染:胸部损伤易导致胸腔内感染。故应密切观察患者体温的变化和胸部表现,严格执行无菌操作;鼓励患者深呼吸,有效咳嗽排痰,保持胸膜腔引流管通畅;遵医嘱给予抗生素治疗。

(4)胸腔闭式引流的护理:胸腔闭式引流(图8-1)是胸外伤治疗的重要环节,是治疗气胸、血胸、脓胸等的重要措施。其目的是引流胸膜腔内积气、血液和渗液;重建胸膜腔负压,保持纵隔的正常位置;促进肺复张。

胸腔闭式引流的护理注意事项:①保持管道密闭,妥善固定于床旁;②严格执行无菌操作,防止逆行感染;③保持引流通畅,防止引流管打折、受压、扭曲、阻塞;④观察引流液体的量、颜色、性质,并准确记录。若每小时引出血性液体超过200 mL,持续2 h以上,应考虑有胸膜腔内活动性出血,并立即通知医生。

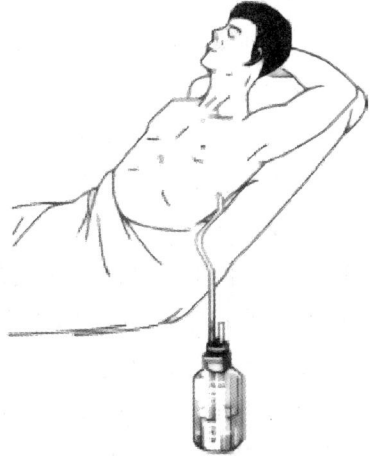

图 8-1 胸腔闭式引流

5. 心理护理 护理人员应亲切关怀患者,了解和掌握患者的心理活动,因势利导,选择恰当的语言对患者进行安慰,耐心解释有关病情,稳定患者情绪并及时满足患者的合理要求,使患者心情舒畅。

(四)健康教育

(1)告诉患者及家属胸膜腔穿刺或胸腔闭式引流的目的、意义及注意事项,以取得配合。

(2)向患者说明深呼吸、咳嗽排痰的重要性,指导患者练习腹式呼吸和有效咳嗽排痰的方法。

(3)胸部损伤后可出现肺功能下降,活动后可能有气短等症状,应嘱咐患者戒烟,少食刺激性食物。

(4)指导肋骨骨折患者适当休息,加强营养和体育锻炼,3个月后复查X线片。

→ **任务小结**

```
                                  健康史     肋骨骨折:最为常见,最易发生在第4~7肋骨
                                  临床表现   创伤性气胸:闭合性气胸、开放性气胸、张力性气胸
                        病情评估              创伤性血胸
                                  辅助检查    血常规、胸部X线检查、胸膜腔穿刺

                                             连枷胸      立即用厚敷料覆盖胸壁软化区,然后加压包扎固定,
                                                        控制反常呼吸运动,恢复呼吸功能
  胸部损伤患者的救护                          开放性气胸   立即封闭胸壁伤口,使开放性气胸变成闭合性
                                  紧急救护               气胸,并迅速转送至医院
                                             张力性气胸   迅速使用粗针头在患侧锁骨中线第2肋间处刺入胸
                                                        膜腔,有气体喷出,能起到排气减压的效果

                                  一般护理:体位、给氧、保持呼吸道通畅
                        护理措施    病情观察:严密监测生命体征及意识改变等
                                  对症治疗:减轻疼痛与不适;维持循环功能;预防感染;胸腔闭式引流的护理
                                  心理护理
```

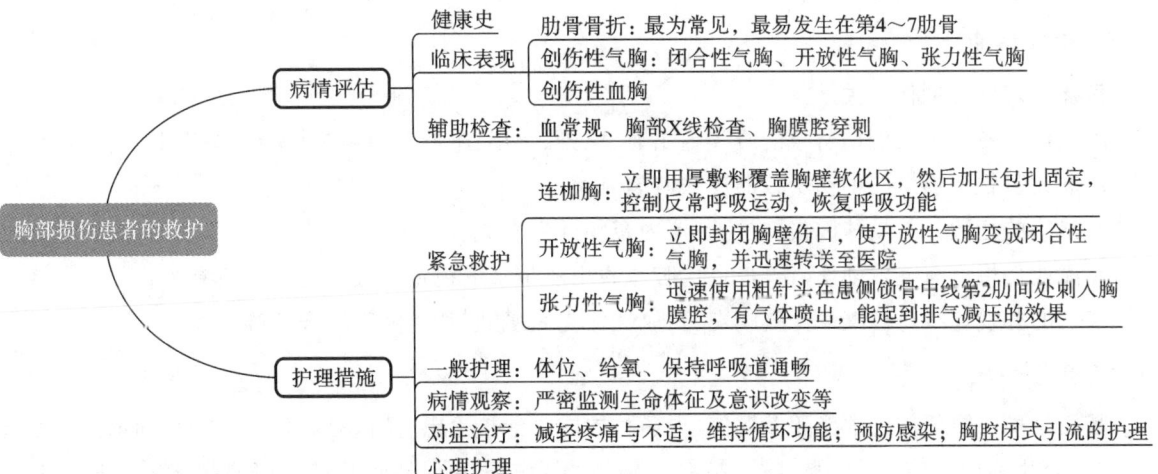

三、腹部创伤患者的救护

腹部创伤较为常见,患者可因大出血或腹部感染而危及生命。腹部创伤依据创伤的具体范围分为单纯性腹壁创伤和腹腔脏器损伤。

（一）病情评估

1. 健康史 评估患者的受伤经过,仔细询问暴力种类、作用方式、强度、速度、方向、作用部位等;询问受伤的时间、受伤时的姿势和体位;受伤时空腔脏器是否充盈;受伤前腹腔脏器有无病变;受伤后有无意识变化、有无器官脱出、有无合并其他异常情况。评估患者受伤后现场救治情况,采用何种方式搬运,途中救治情况,救治效果。

2. 临床表现

（1）单纯性腹壁创伤:表现为腹壁受伤局部疼痛、压痛、瘀斑或局限性腹壁肿胀;若为开放伤,可见伤口和出血。患者屈曲侧卧、腹肌松弛时疼痛可减轻,腹肌紧张时疼痛加剧。一般无恶心、发热等表现。

（2）实质性脏器损伤:单纯挫伤时无明显的不良表现。若为撕裂伤,主要表现为腹腔内出血、严重者可致休克;腹痛呈持续性,但不剧烈;腹膜刺激征不如空腔脏器损伤严重;内出血量大时可出现移动性浊音,但早期诊断意义不大。

（3）空腔脏器损伤:只有在撕裂伤时才出现典型的弥漫性腹膜炎。患者出现恶心、呕吐、剧烈腹痛,腹部压痛、反跳痛、腹肌紧张,甚至呈"板状腹",胃、肠破裂者还可有"气腹征"的表现（肝脏浊音界缩小或消失）,严重者可出现感染性休克。

（4）腹腔开放伤:腹壁伤口内可溢出血液及空腔脏器的内容物,如胆汁、肠液、粪便、尿液等,有时可有部分肠管或者大网膜自伤口脱出。

3. 辅助检查

（1）血、尿常规:红细胞计数、血红蛋白浓度、血细胞比容下降,提示有大量失血;白细胞计数及中性粒细胞比例升高不仅见于腹腔脏器损伤,同时也是机体对创伤的一种应激反应。尿常规检查发现血尿,提示泌尿系统有损伤。

（2）X线检查:胃、肠破裂后腹部X线片可见"气腹征",膈肌破裂后胸部X线片可见"膈疝"影像。

（3）B超检查:常用于肝、脾、胰、肾等实质性脏器损伤程度的诊断,准确率高达80%以上。还可用来探测腹腔内积液、积血的部位和量。

（4）诊断性腹腔穿刺:疑有腹腔脏器破裂者,可依据穿刺物的特性大致判断出损伤的脏器。若抽出酸臭的食物残渣,提示胃、小肠破裂;若抽出粪臭味的粪便残渣,提示结肠破裂;若抽出淡红液体且有尿腥味,提示膀胱破裂（腹膜内型）;若抽出不凝固血液,提示腹腔内大出血,进而提示有实质性脏器或者大血管的破裂。准确率高达90%以上。

（二）护理诊断

1. 疼痛 与腹部创伤有关。

2. 组织灌注不足 与创伤所致的腹腔内出血、感染、渗出、呕吐等所致的体液丢失有关。

3. 皮肤完整性受损 与创伤所致的皮肤破裂有关。

4. 有感染的危险 与皮肤破损、空腔脏器内容物外溢有关。

5. 焦虑或恐惧 与突发创伤,伤口出血、脏器脱出所带来的视觉刺激及手术预后有关。

6. 潜在的并发症 急性继发性腹膜炎、失血性休克、多器官功能障碍综合征等。

（三）护理措施

1. 紧急救护 腹部创伤常伴随多发伤,现场救护或急诊接诊患者时,应对患者进行全面而迅速的评估,首先处理危及生命的创伤。①心肺复苏:持续的胸外心脏按压和保持呼吸道通畅是关键;②处理张力性气胸:配合医生行胸腔穿刺抽气;③止血:迅速采取止血措施;④补液:迅速建立2条以上静脉通道,遵医嘱及时补液,必要时输血;⑤腹部伤口处理:腹腔开放伤患者,妥善处理伤口,如腹腔内脏器或组织自腹壁伤口少量突出,可用消毒碗覆盖保护,切勿强行现场还纳。

思政园地

腹部损伤肠管脱出的处理

　　烈日当空,阳光洒在繁忙的工地上,李师傅正专心致志地操纵机器。突然,一阵眩晕袭来,他失去了平衡,从高高的平台上跌落。刹那间,整个工地陷入了混乱,工友纷纷围了上来,只见李师傅痛苦地捂着腹部,鲜血从指缝间渗出。他的腹部有一处明显的伤口,肠管竟从伤口中脱出,悬挂在体外。

　　工友立即拨打了急救电话,并小心翼翼地将李师傅抬上担架。并把肠管用清洁毛巾包裹起来,救护车将李师傅紧急送往了附近的医院。医生迅速评估了李师傅的伤情,决定立即进行手术。手术过程中,医生不仅处理了伤口,还将脱出的肠管清洁并还纳。李师傅转危为安。医生也为工友的现场帮助点赞。

2. 一般护理

(1) 体位:绝对卧床休息,不要随意搬动患者,病情允许时可取半坐卧位。

(2) 饮食:腹部创伤的病情未完全诊断明确前,应该禁饮禁食。

(3) 给予吸氧。

(4) 搬动:患者若需移动,例如做X线、CT等检查时,必须由主管护士或相应的医护人员护送。

(5) 其他:加强口腔护理、皮肤护理以及其他生活护理。

3. 病情观察

有腹腔脏器损伤的患者,不论是闭合伤还是开放伤,不论是否合并其他部位的创伤,均应仔细观察病情。

(1) 每15～30 min监测并记录生命体征1次。

(2) 每30 min监测并记录腹部的症状和体征变化趋势。

(3) 适时监测血常规,了解红细胞计数、血红蛋白浓度、血细胞比容、白细胞计数等的变化趋势。

(4) 必要时进行其他辅助检查项目的复检:如X线、B超检查等,便于前后对照。

有下列情况之一者,应考虑有腹腔脏器损伤:①休克发生早且难以纠正。②腹痛呈持续性或进行性加重,并伴恶心、呕吐。③腹胀进行性加重,肠鸣音逐渐消失。④腹膜刺激征呈扩散趋势。⑤短时间内出现移动性浊音、肝浊音界缩小或者消失。⑥出现呕血、便血、尿血或胃肠减压管抽出血样液体。⑦直肠指检、腹腔穿刺等有阳性发现。

4. 对症治疗 ①胃肠减压。②及时纠正各类体液失衡,加强营养支持。③防止感染。④难以排除结肠破裂者,禁忌灌肠。⑤在诊断未明确前,或者治疗方案未完善前,禁止使用镇痛剂,尤其是强效镇痛剂,以免掩盖病情。⑥难以排除胃肠严重挫伤或破裂者,禁用泻药,以免加重胃肠道缺血,甚至出现绞窄坏死。⑦积极术前准备,尤其注意术前备血、纠正休克。

5. 心理护理 主动关心、安慰患者,及时发现患者不良的心理变化,给予有针对性的解释。对需要手术的患者,适当解释手术方式、意义、预后等,消除其对手术的恐惧感;注意和患者家属、朋友的沟通,鼓励他们给予患者心理和精神上的支持。

(四) 健康教育

(1) 加强安全教育:宣传并力行劳动保护、安全生产、安全行车和遵守交通规则,尽量避免意外的发生。

(2) 普及急救知识:在发生意外创伤时,能够做到初步而及时的自救。

→ 任务小结

```
                                    ┌─健康史
                                    │
                                    │         ┌─单纯性腹壁创伤：腹壁受伤局部疼痛、压痛、瘀斑或局限性腹壁肿胀
                                    │         ├─实质性脏器损伤：腹腔内出血，休克表现
                          ┌─病情评估─┤临床表现─┤
                          │         │         ├─空腔脏器损伤：弥漫性腹膜炎表现
                          │         │         └─腹腔开放伤：溢出血液及空腔脏器的内容物
                          │         │
                          │         │         ┌─血、尿常规：大量失血；腹腔脏器损伤；应激反应；泌尿系统有损伤
                          │         │         ├─X线检查：胃、肠破裂后腹部X线片可见"气腹征"
                          │         └─辅助检查─┤
                          │                   ├─B超检查：B超可诊断80%以上实质性脏器损伤
腹部创伤患者的救护─┤                   └─诊断性腹腔穿刺：可依据穿刺物的特征大致判断出损伤的脏器
                          │
                          │         ┌─紧急救护─┬─首先处理危及生命的创伤
                          │         │          ├─心肺复苏；处理张力性气胸；止血；补液
                          │         │          └─开放性腹部创伤者，如腹腔脏器或组织自腹壁伤口少量突出，切勿强行现场还纳
                          │         │
                          └─护理措施─┤─一般护理：绝对卧床休息；未完全诊断明确前，禁食禁饮；给予吸氧
                                    ├─病情观察：严密监测生命体征
                                    ├─对症治疗：胃肠减压，纠正各类体液失衡，防止感染等
                                    └─心理护理
```

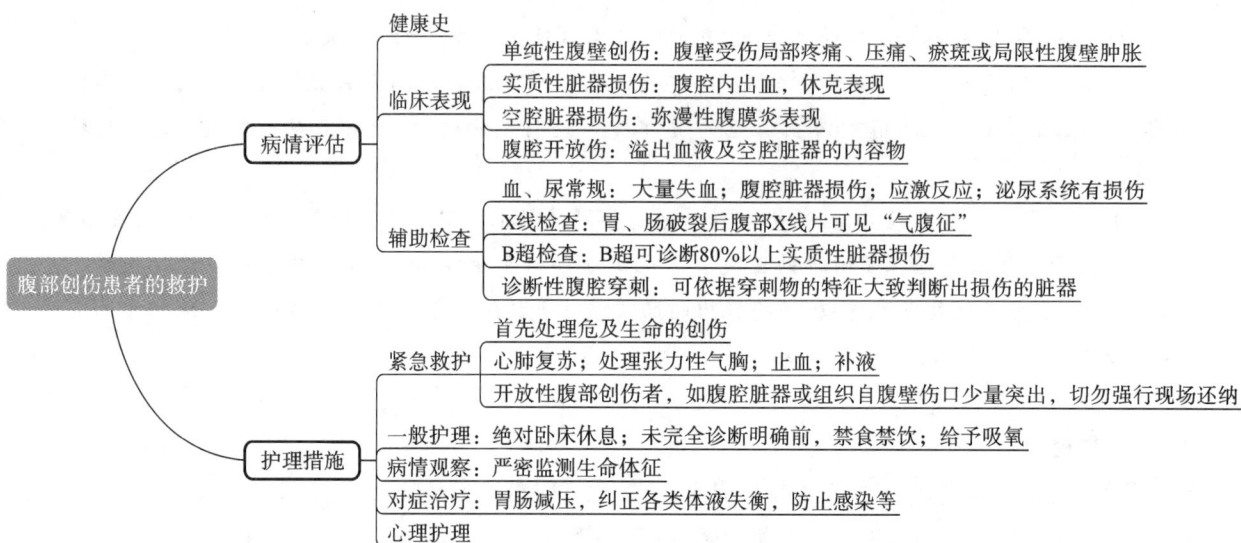

任务四　骨关节损伤患者的救护

学习要点

- **重点**：骨关节损伤患者的病情评估、急救处理。
- **难点**：骨关节损伤患者的观察识别、急救处理。

任务导入

　　患者，男，65岁。骑电动车时被撞，重摔在地，致左小腿疼痛，局部皮肤瘀斑，无法行走。急诊就医，初步诊断：胫腓骨干双骨折。

　　请思考：

　　1. 入院时，急诊护士应首先观察患者哪些方面？

　　2. 患者小腿石膏固定后，护理注意事项有哪些？

　　骨的完整性和连续性中断称为骨折。骨折可由创伤和骨骼疾病所致。创伤性骨折较多见，如交通事故、坠落或跌倒等。

一、病情评估

（一）健康史

　　了解患者的受伤史，评估患者的受伤情况，受伤的部位、姿势，暴力的大小、性质，伤后的急救处理经过；询问并记录患者的年龄、性别，有无结核病、骨髓炎、骨质疏松等骨骼疾病史，有无心血管疾病、糖尿病、甲状旁腺功能亢进等病史。

（二）临床表现

1. 一般表现 ①疼痛与压痛：所有骨折处均感明显疼痛或剧痛。②肿胀及瘀斑：骨折后2～3天患处明显肿胀，皮肤发亮。③功能障碍：骨折后，肢体部分或全部丧失活动功能，活动受限。

2. 专有体征 ①畸形：骨折断端移位可使患肢外形改变，出现缩短、成角、旋转等畸形。②反常活动：骨折后在肢体非关节部位出现类似于关节部位的活动。③骨擦音或骨擦感：骨折断端互相摩擦时，可产生骨擦音或骨擦感。

具有以上专有体征表现之一，即可诊断为骨折。

3. 骨折早期并发症

（1）休克：多发性骨折、骨盆骨折、股骨干骨折及有严重合并伤的患者，常合并失血性休克或神经源性休克。

（2）脂肪栓塞综合征：多见于成人，多发生于粗大的骨干骨折，如股骨干骨折。

（3）重要脏器损伤：如肋骨骨折可导致肺损伤，肝、脾破裂；骨盆骨折可导致膀胱、尿道、直肠损伤。

（4）重要周围组织损伤：骨折可导致重要血管、周围神经和脊髓等损伤，如脊柱骨折和脱位伴发脊髓损伤。

（5）骨-筋膜室综合征：引起骨-筋膜室内压力增加的因素包括骨折的血肿和组织水肿使骨筋膜室内内容物体积增加，或包扎过紧、局部压迫使骨筋膜室内容积减小，好发于前臂掌侧和小腿。

4. 骨折晚期并发症 坠积性肺炎、压疮、下肢深静脉血栓形成、感染、关节僵硬等。

（三）辅助检查

1. X线检查 可确定骨折类型和移位情况，为骨折诊断提供依据。

2. CT和MRI检查 可发现结构复杂的骨折或常规X线检查难以发现的骨折。例如脊柱骨折可以明确骨块移位、脊髓损伤情况。

二、急救处理

1. 抢救生命 全面检查患者情况，优先处理心搏骤停、窒息、大出血、休克及开放性气胸等可能危及患者生命的紧急情况。

2. 包扎止血 绝大多数伤口出血可用加压包扎止血，大血管出血时可用止血带止血。

3. 妥善固定 妥善的固定可以防止骨折断端活动，从而避免其对周围血管、神经或内脏等重要组织的损伤，减轻疼痛，并便于搬运。若有专用固定器材，最为妥善。否则需要就地取材，如木棍、树枝、木板等。如无材料可取用时，上肢骨折可将患肢固定于胸部，下肢骨折可将患肢固定于健侧下肢。

4. 迅速转运 患者经初步处理后，应迅速平稳地转送到医院接受正规治疗。

三、护理措施

1. 卧床护理 骨科患者常需较长时间卧硬板床。卧床期间要做好相应的生活护理，如协助洗漱、饮食等。做好大、小便护理，保持会阴部及床单位清洁。经常进行皮肤护理，帮助并鼓励患者勤翻身。改善患者的舒适度，防止因长期卧床导致压疮的发生。鼓励患者主动进行四肢活动，指导患者深呼吸，可以预防下肢深静脉血栓形成和坠积性肺炎。

2. 饮食护理 给予患者高蛋白、高能量、高维生素、高纤维素的易消化普食。应多吃水果、蔬菜，以预防便秘。

3. 防止畸形 长期卧床或使用外固定的患者，应注意保持肢体的功能位置。对使用外固定的患者，还应及时观察患肢感觉、运动及血液循环情况，以防血管、神经损伤致肢体畸形或残疾。

4. 心理护理 对患者态度和蔼，尊重患者，急患者之所急，使患者建立信任感和安全感。

→ **任务小结**

```
                                    健康史
                                               一般表现：疼痛与压痛，肿胀与瘀斑，功能障碍
                          病情评估   临床表现    专有体征：畸形，反常活动，骨擦音或骨擦感
                                               骨折早期并发症：休克，脂肪栓塞综合征，重要脏器
                                                             损伤，重要周围组织损伤等
                                    辅助检查   X线检查：可确定骨折类型和移位情况
                                               CT或MRI检查：脊柱骨折

                                    抢救生命
骨关节损伤患者的救护   急救处理   包扎止血
                                    妥善固定
                                    迅速转运

                                    卧床护理
                          护理措施   饮食护理
                                    防止畸形
                                    心理护理
```

→ **任务检测**

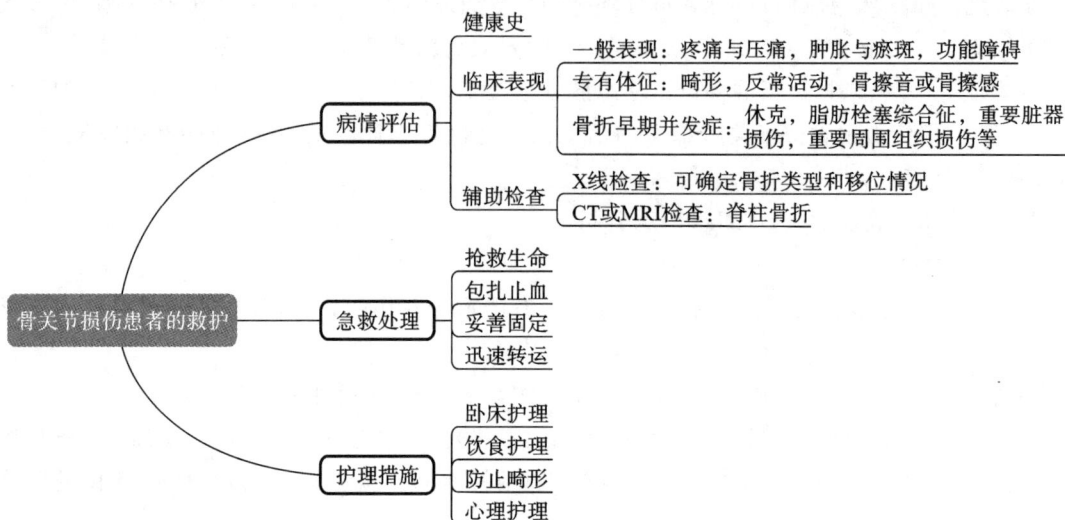

在线答题

任务五　脊柱及骨盆损伤患者的救护

学习要点

● **重点**：脊柱骨折的分类、病情评估、治疗措施和院内救护；骨盆骨折的分类、病情评估、治疗措施和现场救护措施。

● **难点**：识别、处理脊柱损伤和骨盆损伤。

任务导入

　　患者，男，28岁，工人。不慎从3.5 m高处坠落，后颈部、肩部着地，昏迷约5 min后苏醒，主诉头部、颈部疼痛，四肢不能活动，失去知觉。患者入院后，体检：T 38 ℃，枕部及后颈部肿胀、压痛，双肩胛后背部以下、前胸第2肋以下、双上臂肩关节8 cm以下皮肤感觉完全消失，四级肌力0级，腹壁反射、提睾反射、膝反射、跟腱反射均消失，MRI、X线片示第4颈椎椎体前脱位。

　　请思考：

　　1. 同事迅速拦车，将患者送往医院的急诊室，请问这一做法是否妥当？

　　2. 根据护理评估的效果，如何判断该患者脊髓损伤的平面及程度？

一、脊柱损伤

脊柱损伤是临床中一种较严重且复杂的创伤,可出现脊柱骨折和脊髓损伤,甚至可导致截瘫,造成患者终身残疾,还会出现并发症,危及患者生命。

(一)脊柱的解剖特点

成人脊柱由24块椎骨、1块骶骨和1块尾骨借椎间盘、椎间关节及韧带等连接而成。自上而下可分为颈部、胸部、腰部和骶尾部四个部分。椎管由椎孔、骶骨的骶管和椎骨之间的骨连接共同构成,内有脊髓、脊神经根、血管及少量结缔组织等。

脊髓位于椎管内,上连延髓,呈长圆柱状,因颈膨大、腰膨大致其各段粗细略有差异。脊髓下端变细,为脊髓圆锥,成人于第1腰椎(小儿平第3腰椎)椎体下缘水平处续为终丝。一般来说,成人第2腰椎水平以下椎管内无脊髓组织,仅有马尾神经。脊髓亦分颈、胸、腰和骶四段,但影像上各段界限难辨。脊髓节段与同序数的椎骨多不对应。

(二)脊柱骨折的分类

脊柱骨折可分为以下多种类型。

1. 根据暴力作用方向分类 屈曲型骨折、伸直型骨折、屈曲旋转型骨折、垂直压缩型骨折。

2. 根据损伤程度和部位分类 胸腰椎骨折与脱位、颈椎骨折与脱位、附件骨折。

3. 根据骨折的稳定性分类 稳定性骨折、不稳定性骨折。

(三)病情评估

1. 脊柱骨折

(1)有严重外伤史,如高空落下、重物打击头颈或肩背部、塌方事故、交通事故等。

(2)患者感到受伤局部疼痛,颈部活动障碍,腰背部肌肉痉挛,不能翻身起立。骨折局部可扪及局限性后突畸形。

(3)由于腹膜后血肿对自主神经刺激,肠蠕动减慢,常出现腹胀、腹痛等症状,有时需与腹腔脏器损伤相鉴别。

2. 合并脊髓和神经根损伤 脊髓损伤后,在损伤平面以下的运动、感觉、反射及括约肌和自主神经功能受到损害。

(1)感觉障碍:损伤平面以下的痛觉、温度觉、触觉及本体觉减弱或消失。

(2)运动障碍:脊髓休克期,脊髓损伤平面以下表现为软瘫,反射消失。休克期过后若是脊髓横断伤则出现上运动神经元性瘫痪,肌张力增高,腱反射亢进,出现髌阵挛和踝阵挛及病理反射。

(3)括约肌功能障碍:脊髓休克期表现为尿潴留,由膀胱逼尿肌麻痹形成无张力膀胱所致。休克期过后,若脊髓损伤在骶髓平面以上,可形成自动反射膀胱,残余尿少于100 mL,但不能随意排尿。若脊髓损伤平面在圆锥部骶髓或骶神经根损伤,则出现尿失禁,需通过增加腹压(用手挤压腹部)或用导尿管来排空尿液。也可同样出现便秘和大便失禁。

(4)不完全性脊髓损伤:损伤平面以下脊髓运动或感觉仍有部分保留时称为不完全性脊髓损伤。

(四)治疗措施

1. 急救和搬运

(1)急救:脊柱脊髓伤有时合并严重的颅脑损伤、胸部或腹部脏器损伤、四肢血管伤,危及患者生命安全时应首先抢救。

(2)搬运:凡疑有脊柱骨折者,应使患者脊柱保持正常生理曲线。切忌使脊柱过伸、过屈,应使脊柱在无旋转外力的情况下,三人用手同时平抬平放至木板上,人少时可用滚动法。对于颈椎损伤患者,要有专人扶托下颌和枕骨,沿纵轴略加牵引力,使颈部保持中立位,将患者置于木板上后用沙袋或折好的衣物放在头颈的两侧,防止头部转动,并保持呼吸道通畅(图8-2)。

2. 单纯脊柱骨折的治疗

(1)胸腰段骨折轻度椎体压缩:属于稳定性骨折。患者可平卧于硬板床,垫高腰部。数日后即可进行背伸肌锻炼。经功能疗法可使压缩椎体自行复位,恢复原状。3~4周即可在胸背支架保护下下床活动。

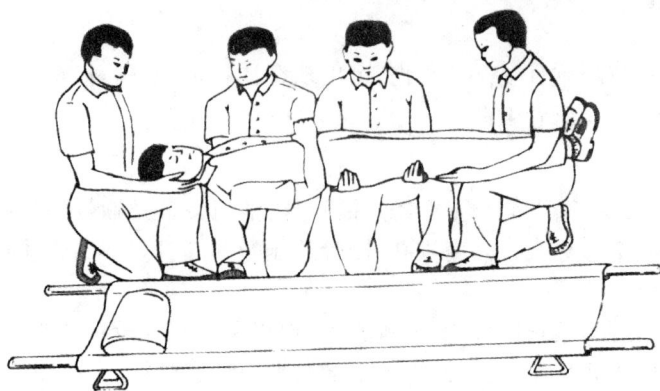

图 8-2　颈椎损伤患者的搬运

（2）胸腰段重度压缩超过 1/3：应予以闭合复位，可用两桌法过伸复位。用两张高度相差 30 cm 左右的桌子，桌上各放一软枕，患者俯卧，头部置于高桌上，两手把住桌边，两大腿放于低桌上，要使胸骨柄和耻骨联合部悬空，利用悬垂的体重逐渐复位。复位后在此位置上用石膏背心固定。固定时间为 3 个月。

（3）胸腰段不稳定性骨折：椎体压缩超过 1/3、畸形角大于 20°，或伴有脱位可考虑开放复位内固定。

（4）颈椎骨折或脱位：压缩移位轻者，用颌枕带牵引复位，牵引重量为 3～5 kg。复位后用头胸石膏固定 3 个月。压缩移位重者，可持续颅骨牵引复位。牵引重量可增加到 6～10 kg。复查 X 线片，复位后用头胸石膏或头胸支架固定 3 个月，牵引复位失败者需切开复位内固定。

3. 脊柱骨折合并脊髓损伤　手术目的是恢复脊柱正常生理曲线，恢复椎管内径，直接或间接解除骨折块或脱位对脊髓神经根的压迫，稳定脊柱（通过内固定加植骨融合）。其手术方法：颈椎前路减压植骨融合术、颈椎后路手术、胸腰段骨折前路手术、胸腰段骨折后路手术等。

4. 综合疗法

（1）脱水疗法：应用 20% 甘露醇 250 mL 静脉滴注；2 次/日，目的是减轻脊髓水肿。

（2）激素治疗：应用地塞米松 10～20 mg 静脉滴注，1 次/日。对缓解脊髓的创伤性反应有一定意义。

（3）促进神经功能恢复的药物：如三磷酸胞苷二钠、维生素 B_1、维生素 B_6、维生素 B_{12} 等。

（4）其他药物：自由基清除剂（如维生素 E、维生素 C 及辅酶 Q 等），钙通道阻滞剂，利多卡因等的应用被认为对防止脊髓损伤后的继发损害有一定好处。

（五）院内救护

患者入院后应选择健肢大静脉用 16～18 号静脉留置针迅速建立静脉输液通道，维持有效循环血量；有口腔异物时及时清除，给予吸痰、给氧，必要时行气管插管，保持呼吸道通畅；密切观察患者意识、瞳孔、血压情况，动态监测生命体征变化；对有并发症的患者按先重后轻、先急后缓的原则给予处置。合并颅脑损伤时要严密观察患者意识、瞳孔的变化，及时遵医嘱给予脱水药物以降低颅内压，严格掌握合适的补液量、补液速度及补液时机，兼顾抗休克与脱水治疗之间的矛盾。合并胸部损伤患者要密切观察有无反常呼吸、血氧饱和度的变化，协助医生安置胸腔闭式引流装置，密切观察引流液的性状、颜色和量。合并腹部损伤患者要观察腹痛和腹部体征的变化及患者意识、面色、皮肤黏膜、尿量、生命体征变化，及时发现病情变化，并及时给予处理，以免延误病情。合并四肢骨折患者仔细观察肢体的肿胀程度，肢端温度，皮肤及甲床的颜色，足背动脉搏动情况，及早发现骨-筋膜综合征，及时给予处理。

（六）心理护理

脊柱损伤患者病发突然，创伤所致的后遗症使患者备受打击，因此，在进行抢救的同时积极给予患者心理支持，用温和的语言、热情的态度与患者进行交谈，进行心理疏导，安抚其激动的情绪，及时提供必要的救治信息。引导患者保持良好的心态，鼓励患者树立战胜疾病的信心，使其积极配合治疗与护理。

二、骨盆损伤

骨盆损伤多见于交通事故、压砸伤及从高处跌落伤等，多由高能量损伤所致。低能量引起的骨盆损伤多为稳定性骨折，临床处理较容易，患者一般均能顺利康复。高能量所致的骨盆损伤情况复杂而严重，半数以上伴有合并症或多发伤,最严重的是创伤性失血性休克及盆腔脏器复合伤,临床处理困难,救治不当死亡率很高。

(一) 骨盆的解剖特点

骨盆环是一个骨性环,它是由髂、耻、坐骨组成的髋骨连同骶、尾骨构成的坚固骨环,两侧髂骨与骶骨构成骶髂关节,并借腰骶关节与脊柱相连。两侧髋臼与股骨头构成髋关节,与下肢相接。因此,骨盆是脊柱与下肢间的桥梁,具有将躯干重量传达到下肢,将下肢的震荡传达到脊柱的承上启下作用。

骨盆两侧的耻骨在前方借纤维软骨连接构成耻骨联合,后方通过双侧骶髂关节与骶骨相连,形成一个完整的骨性环状结构。其前半部(耻骨、坐骨支)称为前环,后半部(骶骨、髂骨、髋臼和坐骨结节)称为后环,骨盆的负重支持作用在后环,后环骨折较前环骨折更为严重。但前环是骨盆结构最薄弱处,骨折较后环多见。

(二) 骨盆骨折的分类

骨盆骨折可依据部位、损伤暴力的方向及骨盆环的稳定性进行分类。目前较为常用的分类方法有以下三种。

1. 按骨折部位与数量分类

(1)骨盆边缘撕脱骨折:发生于肌肉猛烈收缩而造成骨盆边缘肌附着点撕脱骨折,骨盆环不受影响,如髂前上棘撕脱骨折、髂前下棘撕脱骨折、坐骨结节撕脱骨折等。

(2)骶尾骨骨折:通常于跌倒坐地时发生,一般移位不明显。

2. 按损伤暴力的方向分类(Young-Burgess 分型) 可分为暴力来自侧方的 LC 骨折、暴力来自前方的 APC 骨折、暴力来自垂直方向剪力的 VS 骨折、暴力来自混合方向的 CM 骨折。骨盆骨折通常为混合性骨折,如 LC/VS 骨折,或 LC/APC 骨折。各类骨折中以 LC/APCⅢ骨折与 VS 骨折最为严重(图 8-3)。

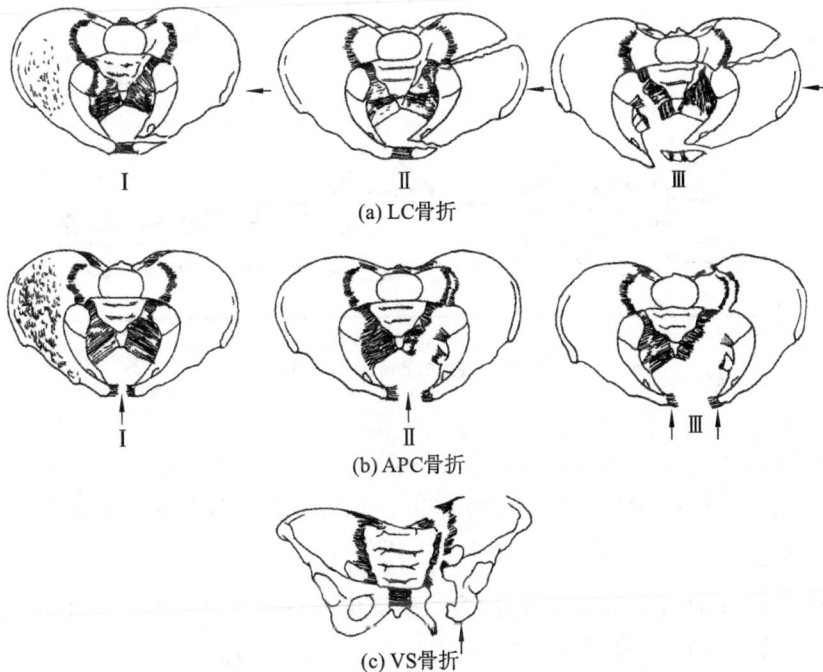

图 8-3 骨盆骨折的分类(Young-Burgess 分型)

注:箭头指代暴力来源及方向。

3. 按骨盆环的稳定性分类(Tile 分型) 可分为 A、B、C 三型,A 型(稳定)、B 型(旋转不稳定但垂直稳定)、C 型(旋转、垂直均不稳定)。每型又分为若干亚型,这一分型系统应用较广泛。

(三) 病情评估

(1)血压下降或休克。

（2）局部疼痛、肿胀、会阴部瘀斑、畸形、骨盆反常活动。

（3）骨盆挤压试验与骨盆分离试验阳性。

（4）肢体长度不对称。

（5）会阴部瘀斑是耻骨和坐骨骨折的特有体征。

（6）并发症。①腹膜后血肿：骨盆各骨主要为松质骨，盆壁肌肉多，邻近又有许多动脉和静脉丛，血液供应丰富，因此骨折后可引起广泛出血。巨大血肿可沿腹膜后疏松结缔组织间隙蔓延到肾区、膈下或肠系膜根部。患者常有休克，并可有腹痛、腹胀及腹肌紧张等腹膜刺激表现。②尿道或膀胱损伤：对骨盆骨折的患者应经常考虑尿道损伤的可能性，尿道损伤远较膀胱损伤多见。当有双侧耻骨支骨折以及耻骨联合分离时，尿道损伤发生率较高。③直肠损伤：除骨盆骨折伴有会阴部开放伤外，其他情况下直肠损伤并不是常见的并发症。直肠破裂若发生在腹膜返折以上，可引起弥漫性腹膜炎；若发生在腹膜返折以下，则可发生直肠周围感染，常为厌氧菌感染。④神经损伤：多在骶骨骨折时发生，组成腰骶神经干的 S_1 及 S_2 最易受伤，可出现臀肌、腘绳肌和腓肠肌肌群的肌力减弱，小腿后方及足外侧部感觉丧失。

（四）治疗措施

1. 非手术治疗

（1）卧床休息：骨盆边缘撕脱骨折、骶尾骨骨折应根据损伤程度卧硬板床休息 3～4 周，以保持骨盆的稳定。

（2）复位与固定：不稳定性骨折可用骨盆兜带悬吊牵引（图8-4）、髋人字石膏、骨牵引等方法达到复位与固定的目的。

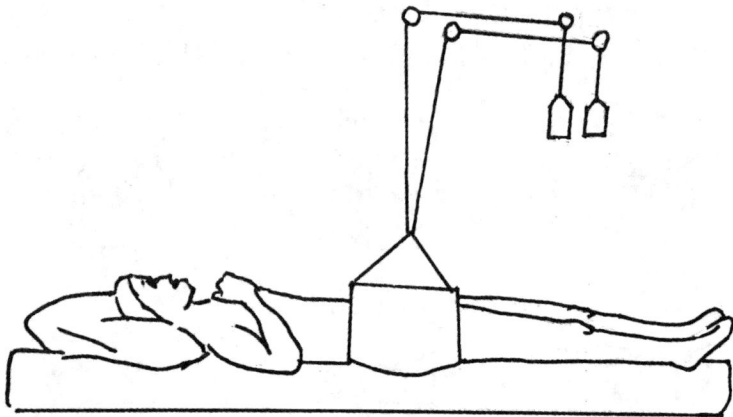

图 8-4　骨盆兜带悬吊牵引

2. 手术治疗

（1）骨外固定架固定术：适用于骨盆环两处骨折患者。

（2）切开复位钢板内固定术：适用于骨盆环两处以上骨折患者，以保持骨盆稳定。

（五）现场救护措施

1. 保护现场安全　在处理骨盆骨折患者时，首先要确保现场的安全。如果发生在道路上，应立即设置警示标志或引导交通，避免二次损伤的发生。

2. 判断伤情　骨盆骨折可能伴随其他脏器及血管和神经损伤，因此需要迅速判断伤情的严重程度。观察患者是否有强烈的疼痛、不能移动、有明显畸形或短缩等症状，这些都是骨盆骨折的典型表现。

3. 启动 EMSS　在现场处理骨盆骨折患者时，应尽快启动 EMSS。院内专家会根据伤情提供进一步的处理指导。

4. 体位　骨盆骨折患者需要保持平躺的姿势，尽量不要移动。这样可以减少对骨盆的二次损伤，并且减轻患者的疼痛。

5. 控制出血　骨盆骨折常伴随着出血，为了控制出血，可以使用压迫止血法。用干净的布或纱布直接压迫伤口,力度适中,以止血为主,但不要过度压迫。

6.固定骨盆 在现场处理骨盆骨折患者时,必须固定骨盆,以减少进一步的移位和疼痛。可以使用折叠的衣物、垫子或其他坚硬物体,放置在骨盆两侧,然后用带子或绷带将其固定。

7.缓解疼痛 骨盆骨折患者通常会感到剧痛,可以给予疼痛缓解。在急救箱中,常备有镇痛药,可以根据患者的情况给予合适的剂量,但应遵循医生或急救人员的指导。

8.保暖 骨盆骨折患者往往会出现休克的症状,因此需要保持患者的体温。可以用毛毯或衣物覆盖患者,避免受凉,保持体温稳定。

9.密切观察病情 在现场处理骨盆骨折患者的过程中,应不断观察患者的状况。注意患者的呼吸、意识和血压等指标的变化,及时调整处理方法。

➡ 任务小结

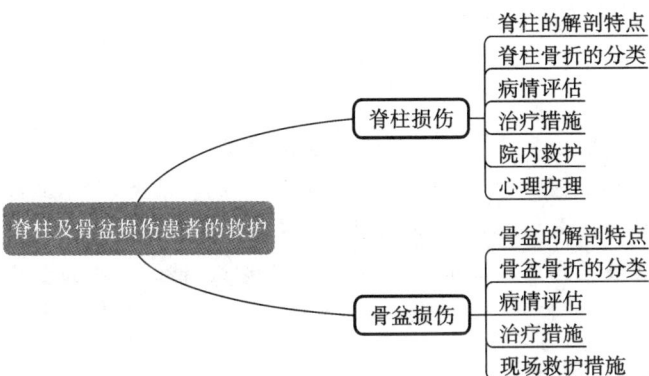

➡ 任务检测

在线答题

任务六 外伤止血、包扎、固定、搬运

学习要点

- **重点**:止血、包扎、固定、搬运的操作方法。
- **难点**:根据情况有效运用止血、包扎、固定、搬运方法抢救患者。

任务导入

李某,男,32岁,不慎被锐器划破前臂30 min,入院,查体:前臂掌侧可见3 cm长的伤口,伤口内有红色液体流出,医生看过患者后,口头医嘱予以止血带止血。

请思考：
1. 如果你在现场，应该怎样配合其他医护人员为患者止血？
2. 在止血过程中应注意哪些方面？

在现实生活中，创伤很常见，为了防止创口继续出血、污染、二次损伤，让患者迅速脱离险区，需立即进行现场救护。创伤救护的四大基本步骤包括止血、包扎、固定、搬运。救护的一般原则是先复苏后固定，先止血后包扎，然后迅速转运。

一、止血

（一）目的

防止伤口继续出血，防止急性大出血引发休克。

知识链接

外伤出血的分类

动脉出血：血液呈鲜红色，以喷射状流出，失血量多，危害性大，若不立即止血，会危及生命。

静脉出血：血液呈暗红色，以非喷射状流出，若不及时止血，时间长，失血量大，也会危及生命。

毛细血管出血：血液呈水珠状渗出，颜色从鲜红色变为暗红色，失血量少，多能自动凝固止血。

（二）适应证

各种类型的外出血。

（三）止血材料

在现场救护中可用绷带、三角巾、消毒敷料，也可用干净的毛巾、布料。若条件允许，可采用橡胶止血带、气压止血带。

（四）常用止血方法

1. 加压包扎止血法　适用于小创口、中小静脉或毛细血管出血。局部可先用生理盐水冲洗，然后将无菌敷料覆盖在伤口上，再用绷带或三角巾以一定的压力加压包扎，其松紧度以能达到止血为宜。

2. 指压止血法　适用于中动脉或大动脉出血，是一种临时的止血方法。用手指、手掌或拳头压迫伤口近心端的动脉，将其压迫向深部的骨骼上，阻断血液流通，达到临时止血的目的。

（1）头顶部出血：在伤侧耳前，对准耳屏上前方 1.5 cm 处，拇指压迫颞浅动脉（图 8-5）。

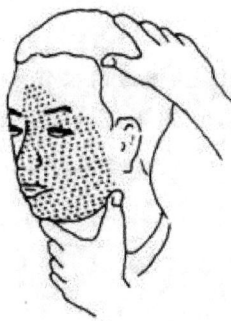

（2）颜面部出血：拇指压迫伤侧下颌骨下缘与咬肌前缘交界处的面动脉止血（图 8-6）。

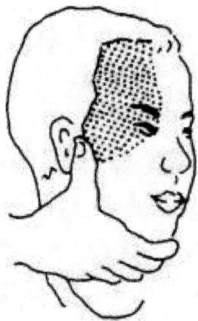

图 8-5　压迫颞浅动脉　　　　图 8-6　压迫面动脉

（3）头面部、颈部出血：拇指或其他四指压迫颈部胸锁乳突肌中段内侧的颈总动脉，将其用力向后压向颈椎横突上止血。注意禁止同时压迫双侧颈总动脉,以免造成大脑缺血(图8-7)。

(4)肩部、腋部、上臂出血:拇指或四指并拢压迫伤侧锁骨上窝中部锁骨下动脉,将锁骨下动脉压向第1肋骨(图8-8)。

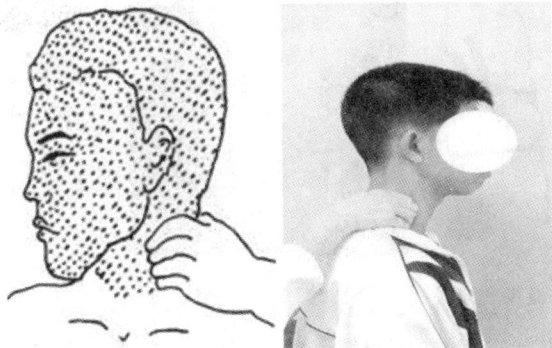

图 8-7 压迫颈总动脉

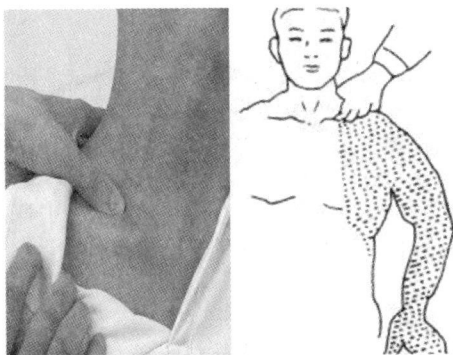

图 8-8 压迫锁骨下动脉

(5)前臂出血:一手抬高患肢,另一手四个手指压迫肘窝处肱动脉末端(图8-9)。

(6)手掌、手背出血:抬高患肢,压迫伤侧手腕横纹稍上方内、外侧搏动点(尺、桡动脉)止血(图8-10)。

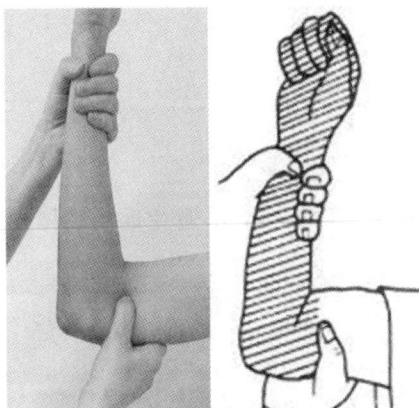

图 8-9 压迫肱动脉末端

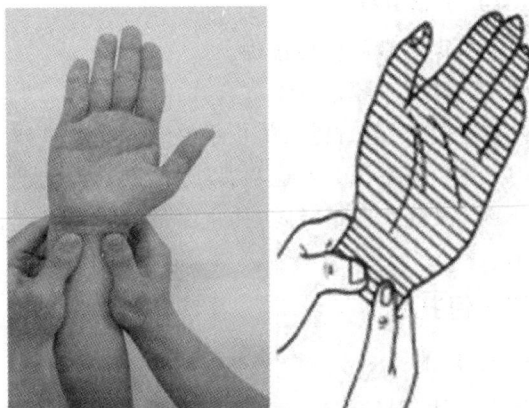

图 8-10 压迫尺、桡动脉

(7)下肢出血:双手拇指重叠或拳头用力压迫伤侧大腿根部腹股沟韧带中点稍下方的股动脉(图8-11)。

(8)足部出血:两手拇指分别压迫伤侧足背中部近脚腕处的搏动点(胫前动脉)和足跟与内踝之间的搏动点(胫后动脉)止血(图8-12)。

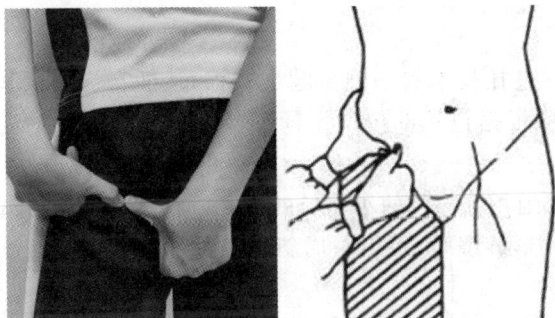

图 8-11 压迫股动脉

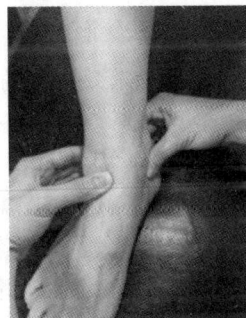

图 8-12 压迫胫前与胫后动脉

3. 止血带止血法 适用于四肢较大动脉出血或采用加压包扎止血法后不能有效控制的严重出血。

(1)橡胶止血带止血法:取长50～60 cm的橡胶止血带一根,在肢体伤口的近心端适当部位(上肢出血在手臂的上1/3处,下肢出血在大腿的中部),以左手的拇指、食指和中指持橡胶止血带的头端,右手持橡胶止血带的尾端绕肢体一周后压住头端,再绕肢体一周,然后用左手食指和中指夹住尾端,将尾端从橡胶止血带下拉出,使之成为一个活结(图 8-13)。

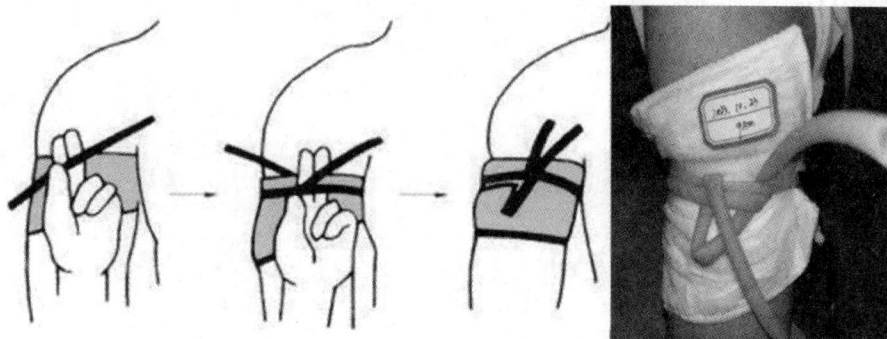

橡胶带止血法
操作视频

图 8-13 橡胶止血带止血法

(2)勒紧止血法:在伤口上部用绷带或三角巾叠成带状或用布条等勒紧止血,第一道绕扎在伤口处皮肤的衬垫上,第二道压在第一道上,并适当勒紧。

(3)绞紧止血法:用三角巾叠成带状或用布条、手帕绕肢体一圈,打一活结,取一根小木棒、笔杆、筷子等作为绞棒,穿进活结下绞紧,再将小木棒一端插入活结套内,拉紧固定小木棒即可。

(五)注意事项

(1)扎止血带部位要正确。

(2)前臂与小腿出血不适合扎止血带。

(3)止血带下加衬垫,禁止用绳索、电线、铁丝止血。

(4)扎止血带用力要适当,以远端动脉搏动消失、出血停止为宜。

(5)记录扎止血带时间,扎止血带时间不宜过长,每隔 1 h 放松止血带 2～3 min,避免远端肢体发生缺血性坏死。

二、包扎

(一)目的

固定肢体,保护伤口,减少污染,固定敷料,减轻疼痛,压迫止血,利于伤口早期愈合。

(二)适应证

体表各部位的伤口。

(三)包扎材料

绷带、纱布、三角巾,救护现场可用干净的毛巾、衣服、被单、布带等代替。

(四)操作方法

1. 绷带包扎法 最实用的、传统的方法,是各种包扎技术的基础。绷带有棉布、纱布、弹力绷带和石膏绷带等多种类型,宽窄、长短也有多种规格,包扎时应根据包扎部位的不同形状而采用合适的方法,包扎时应由肢体远端到近端,用力均匀、松紧适度。

(1)环形包扎法:适用于四肢、额部、胸腹部等粗细相等部位的小伤口的包扎。将绷带做环形缠绕,后一周完全覆盖前一周。第一周应斜形缠绕,第二周做环形缠绕时,将第一周斜出圈外的绷带角折回圈内压住,再重复缠绕,可防止绷带松动滑脱(图 8-14)。

(2)蛇形包扎法:适用于临时固定敷料或夹板。将绷带环形缠绕数周后,斜形环绕肢体包扎,每周互不遮盖,尾端固定同环形包扎法(图 8-15)。

(3)螺旋形包扎法:适用于上臂、大腿、躯干、手指等径围相近的部位的包扎。先环形缠绕数周,后螺旋形缠绕(图 8-16)。

(4)螺旋反折包扎法:适用于周径不相同的部位,如前臂、小腿等处。在螺旋形包扎法的基础上每周反折成等腰三角形(图 8-17)。

（5）"8"字形包扎法：适用于关节处的包扎。将绷带从伤口的远心端开始做环形缠绕两周后，由下而上，再由上而下，重复做"8"字形旋转缠绕（图8-18）。

（6）回返形包扎法：适用于头部、指端或截肢残端伤口的包扎。头部包扎时自眉弓至枕后先环形缠绕两周，后自头顶正中开始，呈"V"形来回向两侧回返，直至包没头顶，再沿眉弓至枕后两周，最后固定（图8-19）。

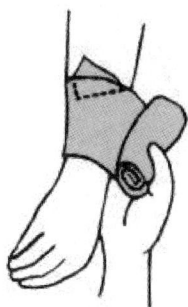

图 8-14　环形包扎法　　　　图 8-15　蛇形包扎法　　　　图 8-16　螺旋形包扎法

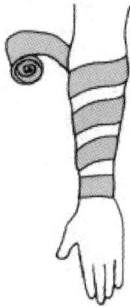

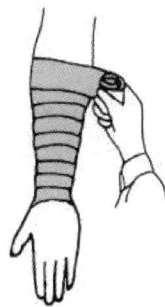

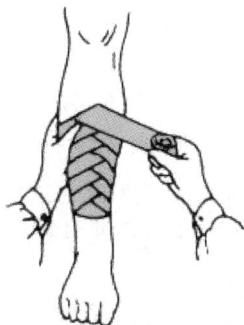

图 8-17　螺旋反折包扎法　　　　图 8-18　"8"字形包扎法

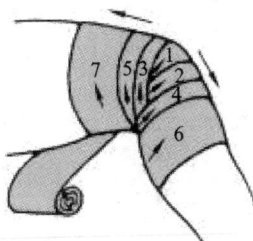

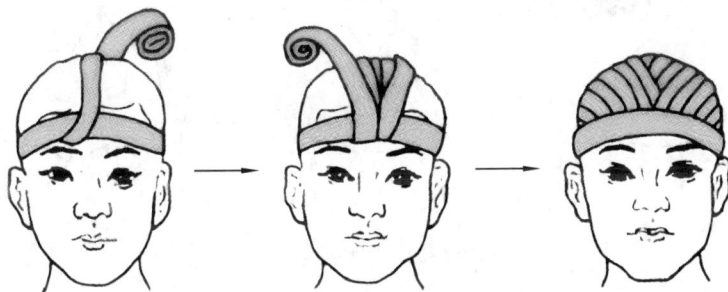

图 8-19　回返形包扎法

2. 三角巾包扎法　三角巾制作简单，应用方便、快捷，操作方法容易掌握，包扎部位广泛，适用于身体各部位。

（1）头部包扎法。

①头顶部包扎法：将三角巾底边向上反折约3 cm，正中部位放于患者的前额，与眉平齐，顶角置于脑后，拉紧三角巾底边经耳后于枕部交叉，交叉时将顶角压住与底边一端一起绕到前额，打结固定（图8-20）。

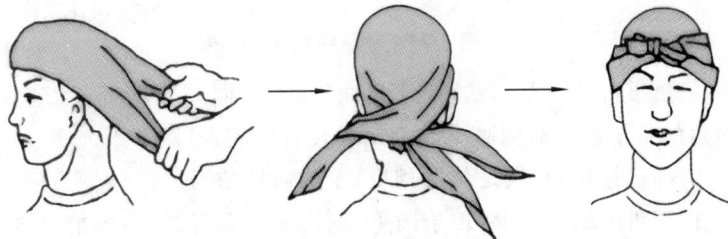

图 8-20　头顶部包扎法

②风帽式包扎法:将三角巾顶角和底边的中央各打一结,成风帽状,将顶角置于前额,底边结置于枕后下方,包住头部,两角向面部拉紧,包绕下颌后于枕后打结固定(图8-21)。

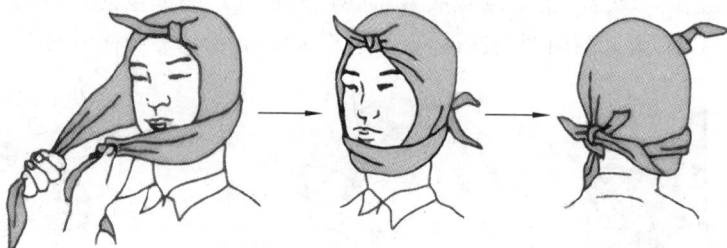

图 8-21　风帽式包扎法

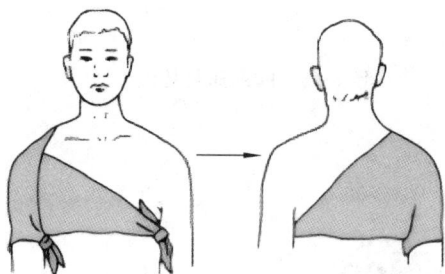

图 8-22　单肩包扎法

向背部,与底角结共同打结固定(图8-24)。

（2）单肩包扎法。将三角巾折叠成燕尾状,尾角向上放在受伤肩侧,大片在上覆盖住肩部及上臂上部,顶角绕上臂与燕尾底边打结,两燕尾角分别经胸、背部拉至对侧腋下打结固定(图8-22)。

（3）双肩包扎法。将三角巾折叠成等大燕尾角的燕尾巾,夹角向上对准颈部,燕尾披在双肩上,两燕尾角分别经左、右两肩拉紧至腋下与燕尾底角打结固定(图8-23)。

（4）单胸包扎法。将三角巾底边横放在胸部,底边中央对准伤侧胸部,两底角绕至背部打结,顶角越过伤侧胸部垂

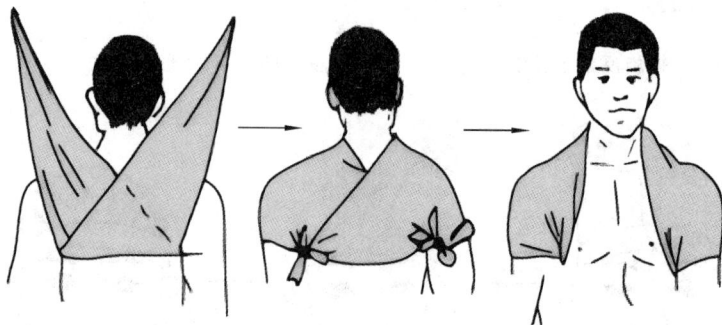

图 8-23　双肩包扎法

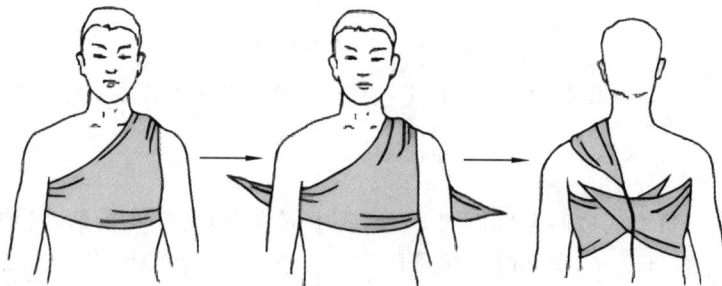

图 8-24　单胸包扎法

（5）双胸包扎法。将三角巾折叠成燕尾状,两尾角向上,底边向下并反折一道边横放于胸部,先将两尾角拉至颈后打结,再用顶角的带子绕至对侧腋下与燕尾底角打结固定(图8-25)。

（6）背部包扎法。与胸部包扎相同,只是位置相反,于胸前打结固定。

（7）下腹部包扎法。将三角巾底边向上,顶角向下,底边横放于脐部,两底角拉紧至腰部打结,顶角经会阴拉至臀上方与底角余头打结固定(图8-26)。

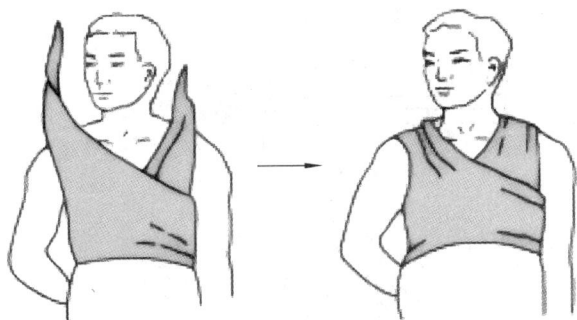

图 8-25　双胸包扎法

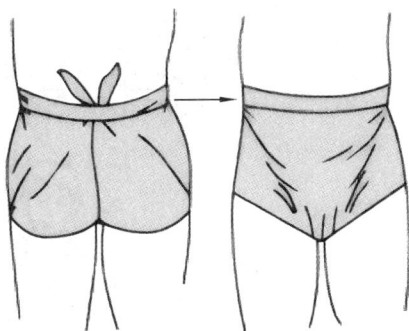

图 8-26　下腹部包扎法

（8）双臀包扎法。将两块三角巾的顶角打结在一起，放在腰部，提起上面两角围绕腰部并打结固定，下面两角各绕至大腿内侧与各自相对的底边打结固定（图 8-27）。

（9）上肢包扎法。将三角巾一底角打结并套在伤侧手上，另一底角沿伤侧手臂后侧拉至对侧肩上，顶角缠绕伤肢包裹，将伤侧手臂屈曲于前胸，拉紧两底角打结固定（图 8-28）。

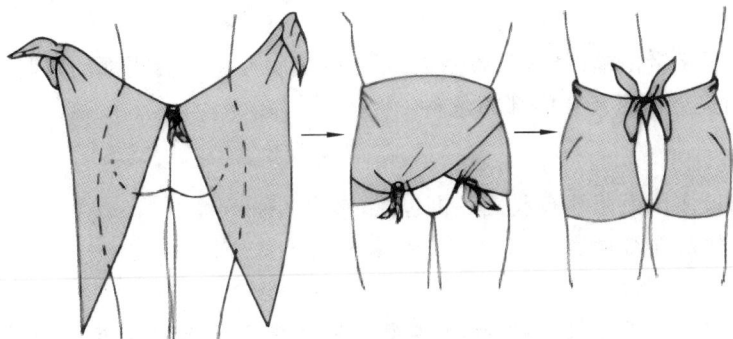

图 8-27　双臀包扎法

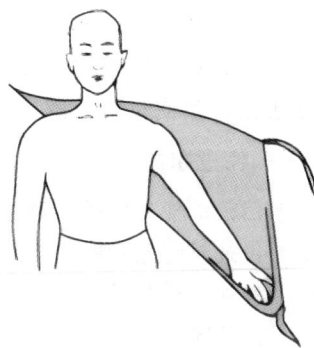

图 8-28　上肢包扎法

（10）手、足部包扎法。将伤侧手掌掌面朝下平放于三角巾的中央，底边位于腕部，手指朝向顶角，将顶角反折覆盖手背，然后拉紧两底角在手背部交叉并压住顶角，缠绕腕部于手背部打结固定。足部的包扎手法与手部相同（图 8-29）。

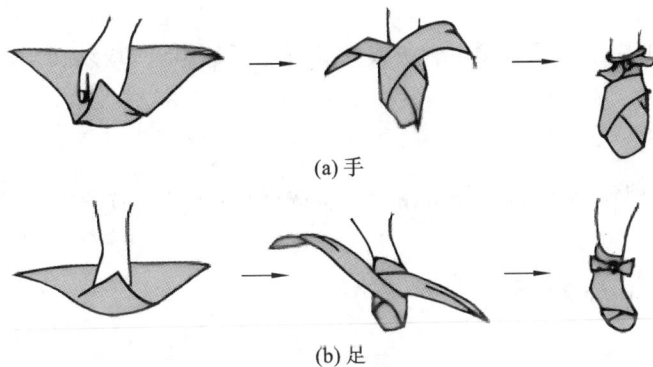

(a) 手

(b) 足

图 8-29　手、足部包扎法

3. 多头带包扎法　多头带又称多尾带，用于不易包扎或面积大的部位。

（1）腹带：用于腹部的包扎。腹带中央带身部分为双层，两侧各有包膜布和 5 条互相重叠约一半的带脚。方法：先将包膜布紧贴腹部包好，再将左右带脚依次交叉重叠包扎。创口在上腹部时应由上向下包扎，创口在下腹部时应由下向上包扎，最后均在中腹部用别针固定（图 8-30(a)）。

（2）胸带：常用于胸部手术后或肋骨骨折后的包扎固定，比腹带多两根竖带。方法：先将两竖带从颈旁两侧拉下置于胸前，再依次交叉包扎带脚，压住竖带，最后在胸前固定（图 8-30(b)）。

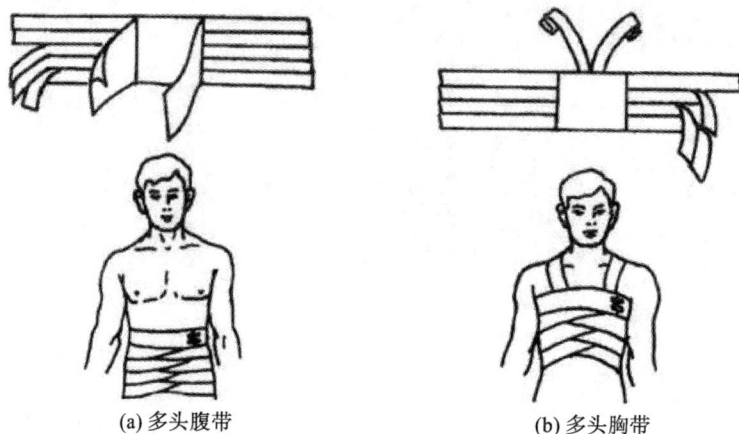

(a) 多头腹带　　　　　　　　　(b) 多头胸带

图 8-30　多头腹带与多头胸带

（3）四头带：常用于下颌、枕、额等处的包扎。长方形布 1 块，大小依实际需要而定，将长的两端剪成 4 条带。方法：将中间末端剪开部分置于伤口处，将上端两条带往下左右交叉打结，将下端两条带往上左右交叉打结。

（4）丁字带：用于固定会阴部的敷料。单丁字带由横、竖两条布制成，用于固定女性患者会阴部的敷料；双丁字带由 1 条横布和 2 条竖布制成，用于固定男性患者会阴部的敷料。

（五）注意事项

（1）包扎前应先做简单清创处理，出血伤口多用无菌纱布覆盖后再包扎。

（2）包扎时嘱患者取舒适体位，被包扎肢体应保持功能位。

（3）包扎时根据受伤部位选择合适的绷带或三角巾。

（4）包扎四肢应由远心端向近心端包扎，尽量暴露指（趾）端，便于观察末梢血液循环，包扎后抬高患肢以促进静脉血液回流。

（5）包扎时松紧适宜，动作轻、快，并密切观察患者面色、生命体征的变化。

（6）绷带包扎后一周压住前一周 1/3～1/2，最后用胶布将尾带固定或将尾带从中间剪开分成两头，分别缠绕打结固定，记录包扎时间。

三、固定

固定是针对骨折的救护措施。凡是发生骨折或怀疑有骨折的患者，均须在现场立即采取骨折的临时固定措施。

（一）目的

避免骨折断端对血管、神经、肌肉及皮肤等组织的二次损伤，减轻患者的痛苦，便于搬运与转运患者。

（二）适应证

所有四肢骨折、脊柱骨折、骨盆骨折。

（三）固定材料

固定材料中最理想的是夹板，有木质夹板或金属夹板，可塑性夹板或充气性塑料夹板。现场可就地取材，选用竹板、木棒、树枝、书本、枪托等代替；也可直接借助患者的健侧肢体或躯干进行临时固定。另需准备纱布或毛巾、绷带、三角巾等。

（四）操作方法

1. 锁骨骨折固定法　用毛巾或厚敷料垫于两腋前上方，将三角巾折叠成带状，两端分别绕两肩呈"8"字形，使两肩向后、外方扩张，拉紧三角巾两端在背后打结固定（图 8-31）。

2. 肱骨骨折固定法　准备一长一短两块夹板，将长夹板置于上臂后外侧，短夹板置于上臂前内侧，在骨

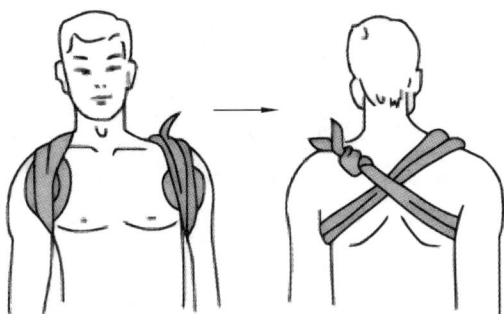

图 8-31 锁骨骨折固定法

折部位上下两端固定。固定后患侧肘关节屈曲 90°,前臂呈中立位,用三角巾将上肢悬吊,固定于前胸(图8-32)。

3. 前臂骨折固定法 先将患侧屈肘 90°,拇指向上,再将两块夹板(长度超过肘关节至腕关节)分别置于前臂的掌、背侧,用绷带固定。最后用三角巾将前臂呈功能位悬吊于前胸(图 8-33)。

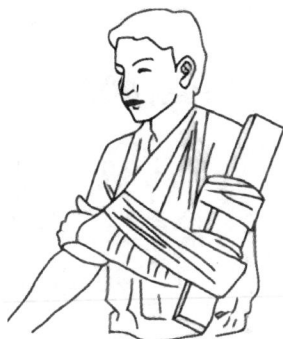

图 8-32 肱骨骨折固定法

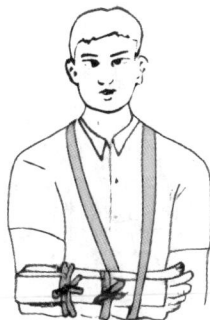

图 8-33 前臂骨折固定法

4. 股骨干骨折固定法 将患侧大腿伸直,取一长夹板(自足跟至腰部或腋下的长度)置于患侧大腿外侧,另一夹板(自足跟至大腿根部的长度)置于患侧大腿内侧,用绷带或三角巾固定(图 8-34)。

5. 小腿骨折固定法 将两块夹板(自足跟至大腿的长度)分别置于患侧小腿的内、外侧,用绷带分段固定(图 8-35)。

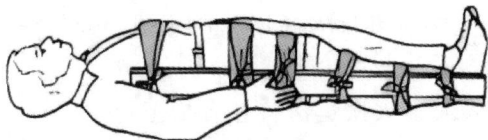

图 8-34 股骨干骨折固定法

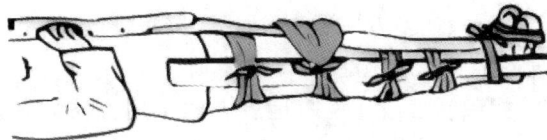

图 8-35 小腿骨折固定法

6. 脊柱骨折固定法 使患者仰卧或俯卧于硬板上,避免移位。必要时,用绷带将患者固定于硬板上,使脊柱保持中立位(图 8-36)。

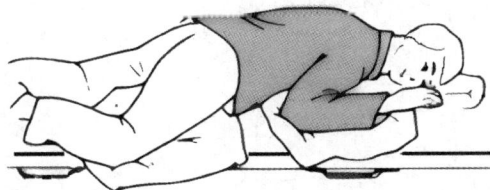

图 8-36 脊柱骨折固定法

(五)注意事项

(1)固定前如有伤口和出血,应先止血、包扎;如有休克,应先进行抗休克处理。

（2）开放性骨折,原则上现场不复位,以免发生感染。

（3）夹板长度和宽度要适宜,其长度必须超过骨折上下两个关节。

（4）固定时患肢应保持功能位。

（5）夹板不应与皮肤直接接触,中间应加衬垫敷料。

（6）绑扎绷带或三角巾时,松紧要适宜,以绑扎结上下活动 1 cm 为宜,并随时观察末梢血液循环情况。

（7）固定中患者避免进行不必要的活动,不可强制其进行各种活动。

四、搬运

使用正确的搬运方法是救护成功的重要环节。现场搬运多采用徒手搬运法,有条件也用担架搬运。

（一）目的

现场救护后,在可能的情况下应尽快将患者转送到医院,使其接受专科治疗和护理,以降低患者的病死率和致残率。

（二）搬运方法

1. 徒手搬运法 救护人员不使用工具,只运用技巧徒手搬运患者。

（1）单人搬运法:适用于病情较轻、路程较近的患者。单人搬运法包括扶持法、抱持法、背驮法(图 8-37)。

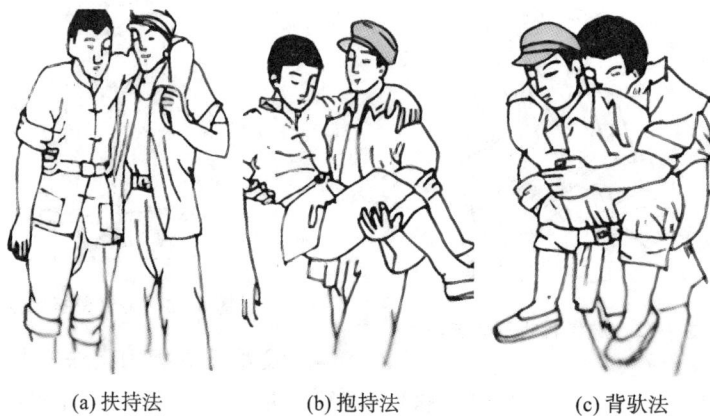

| (a)扶持法 | (b)抱持法 | (c)背驮法 |

图 8-37　单人搬运法

（2）双人搬运法:适用于病情较轻、路程较近但体重较重的患者。双人搬运法包括椅托法(图 8-38)、轿杠法(图 8-39)、拉车法(图 8-40)。

（3）三人或多人搬运法:适用于路程较近、体重较重的患者。三人并排将患者抱起,步调一致前行,也可六人面对面将患者抱起,步调一致前行。

2. 担架搬运法 是搬运患者的常用方法之一。利用三人或多人搬运法将患者抬至担架上前行(图8-41)。

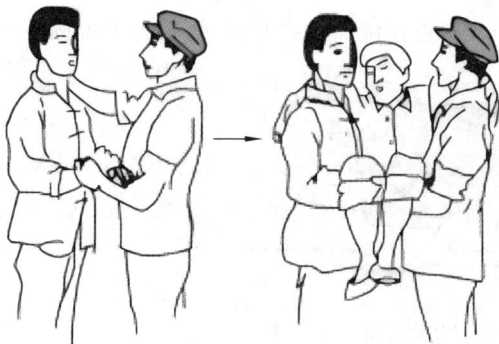

图 8-38　椅托法

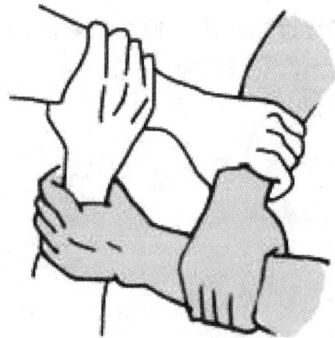

图 8-39　轿杠法

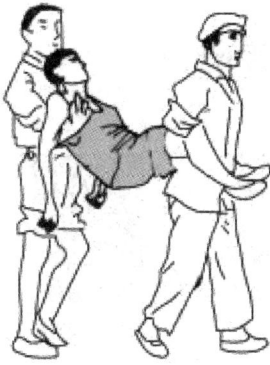

图 8-40 拉车式

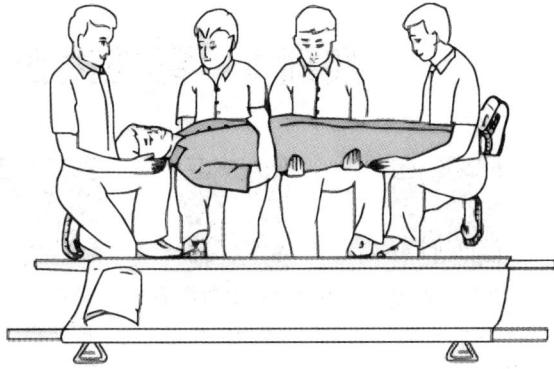

图 8-41 担架搬运法

(三) 注意事项

(1) 不同的患者采用不同的搬运方法。

(2) 固定牢固可靠,防止二次损伤。

(3) 密切观察患者的病情并记录,做好基础护理。

(4) 随时做好抢救准备。

任务小结

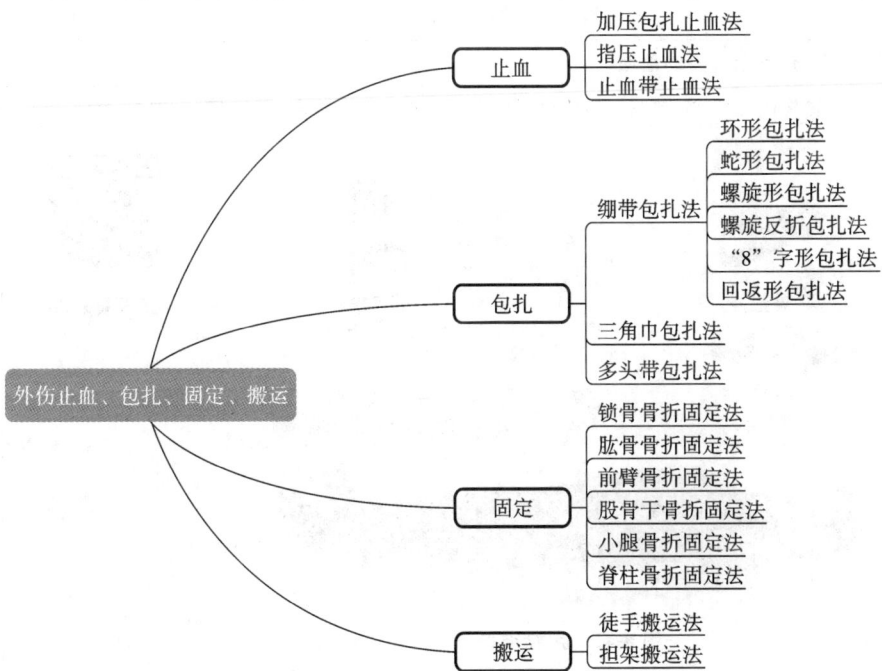

任务检测

在线答题

实训 6　脊柱损伤患者的搬运

评估环境及患者 操作视频	双锁交换及轴性翻身 操作视频	颈托固定 操作视频	检查脊柱及固定躯干 操作视频	担架搬运 操作视频

【情境案例】

李先生,男,40岁,不慎从 4 m 高处坠落,腰背部疼痛,双下肢感觉及运动功能障碍,急需送医院治疗。请(护士)将患者(模拟人)搬运并固定至担架上。

【实训目标】

(1)学会准确评估患者病情。

(2)熟悉脊柱损伤患者的搬运流程。

(3)掌握本项技术的操作方法及注意事项。

【实训条件】

脊柱损伤患者的搬运实训条件见表 8-1。

表 8-1　脊柱损伤患者的搬运实训条件

项　　目	条　　件	要　　求
操作环境	模拟现场、安全平整的地面	安静整洁
用物准备	颈托、脊柱固定板、头部固定器(或沙袋、头枕)、软垫、三角巾、固定带、模拟人(图 8-42) 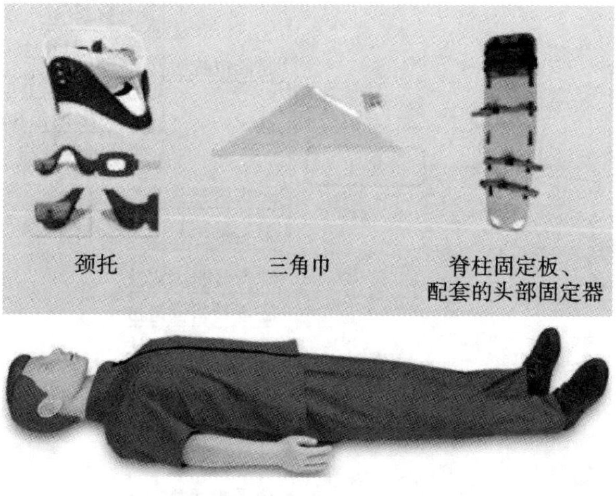 扫码看彩图 颈托　　　三角巾　　　脊柱固定板、 配套的头部固定器 图 8-42　用物准备	设备完好、配件齐全
人员准备	护士仪表符合职业要求,熟悉操作步骤	学生至少 4人 1 组,如实训场地没有足够模拟人可增加 1人扮演患者,共5 人

【操作流程】

脊柱损伤患者的搬运操作流程见表 8-2。

表 8-2 脊柱损伤患者的搬运操作流程

操作步骤	项目内容	操作流程	注意事项
准备	评估	4 名护士共同参与,指定 1 人担任指挥员	
		指挥员首先观察周围环境是否安全,确定现场安全后,方可下令上前救护	让无关人员离场
		评估患者是否有脊柱损伤,护士固定站位:第一助手跪于患者的头顶部,指挥员跪于患者右侧、与肩部平齐,第二助手跪于指挥员右侧,第三助手跪于患者左侧	
	沟通	指挥员表明身份、安慰患者、询问伤势	交代患者保持整个身体静止不动
实施	摆正体位	(1) 由第三助手将患者双手和肘部置于患者胸腹前。 (2) 第一助手用"头锁"手法固定患者头部(图 8-43)。 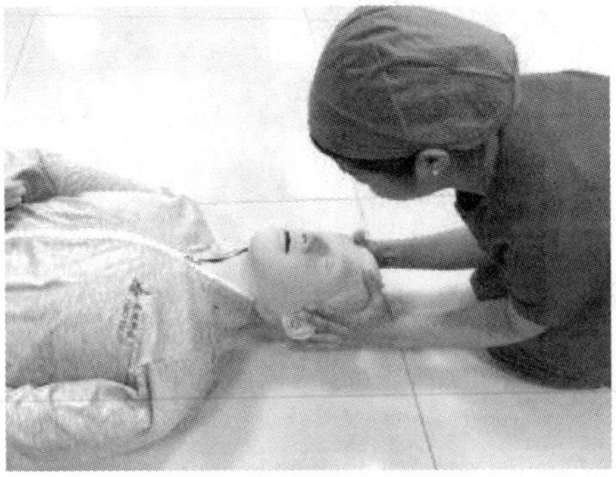 扫码看彩图 图 8-43 头锁法 (3) 理顺躯干和四肢:指挥员小心理顺患者躯干和上肢;第二助手协助理顺患者下肢;摆正仰卧位、保持整个身体平直无扭曲。 (4) 指挥员将右手食指放在患者胸骨上;以胸骨正中线作为定位瞄准标志。 (5) 第一助手采用"头锁"手法调整患者头部位置:先沿着颈轴向轻柔旋转做小心调整;后顺着举颏向轻柔仰头做小心调整。使者鼻尖、胸骨正中线与脚趾在一条直线上	操作规范、到位,双肘部首先依托可靠支撑、无悬空迹象,动作须充分体现出"从稳定到不稳定"。 保持头往后仰、双眼平视呈自然解剖体位
	颈托固定	(1) 第一助手始终用"头锁"手法固定患者头部;患者头部固定保持牢固稳定、无晃动。 (2) 测量颈托:指挥员用手指正确丈量患者颈部长短;选择并调节合适高度的颈托;颈托高度"宁低勿高",确保尺码适当。 (3) 安放颈托:指挥员对颈托进行适当弯曲塑形;小心将颈托圈穿过患者的颈后部,居中,妥善固定好颈托,避免压住耳朵或衣物。 (4) 检查颈托固定情况:颈托的位置正确,中央点居中正对下巴。 (5) 第一助手检查患者的神志和呼吸;指挥员检查患者颈动脉搏动;第二助手检查躯干四肢有无其他损伤	颈托的松紧适度,患者感觉舒适
	轴性翻身	(1) 交换固定手法:指挥员使用"头胸锁"手法过渡(口述稳定);第一助手换用"头肩锁"手法固定头颈部(口述稳定);长手为右手,肘部依托于自身膝盖上。(图 8-44、图 8-45)	后锁未稳定前,前锁不得松开,避免患者身体扭曲

续表

操作步骤	项目内容	操作流程	注意事项
实施	轴性翻身	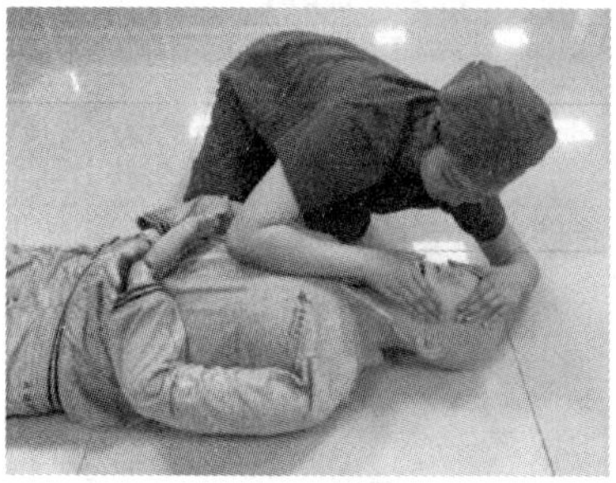 扫码看彩图 **图8-44 头胸锁手法** 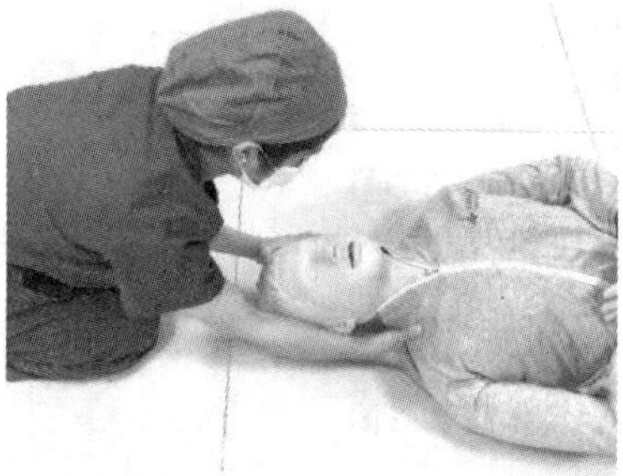 扫码看彩图 **图8-45 头肩锁手法** （2）准备翻身：指挥员与第二助手均跪在患者右侧；分别扶持患者上肢胸部、髋部和双下肢；手相互交叉，准备翻身（图8-46）。 （3）指挥员先清楚讲明翻身方向、发出口令；3名护士协调一致将患者往右翻身。患者头、颈、躯干和四肢为一个整体；沿同一轴线整体翻身90°、摆放侧卧位并稳定患者身体（图8-47） 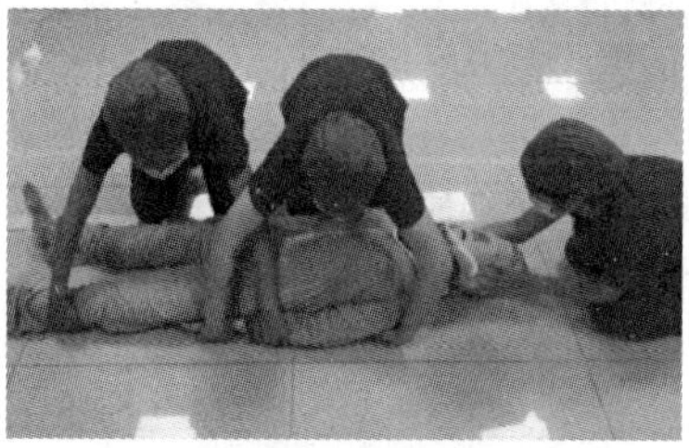 扫码看彩图 **图8-46 准备翻身** 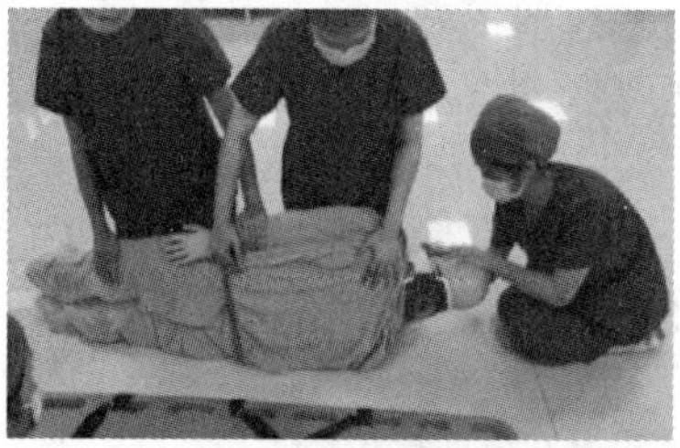 扫码看彩图 **图8-47 侧卧稳定**	
	检查脊柱	（1）指挥员负责触诊检查患者脊柱伤情，自上而下沿着整个脊柱触诊至骶尾部。检查每一个椎体是否有局部压痛或畸形，做出疑似脊椎骨折的初步定位诊断。口述检查结果（图8-48）。	

续表

操作步骤	项目内容	操作流程	注意事项
实施	检查脊柱	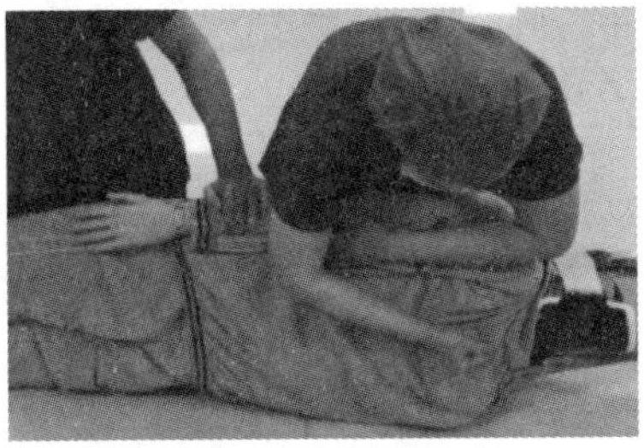 图 8-48 脊柱检查 （2）其余 2 人平稳固定患者身体，保持侧卧位，保持头、颈、躯干在一条直线上	
	安置脊柱固定板	（1）第三助手迅速将脊柱固定板推至患者背下，固定脊柱固定板位置（头部固定器的锁止基座正对患者耳部；确认脊柱固定板的高低位置摆放合适）。 （2）翻滚法至患者于脊柱固定板：指挥员发出统一数数口令；协调地将患者整体翻滚到脊柱固定板上（图8-49）。 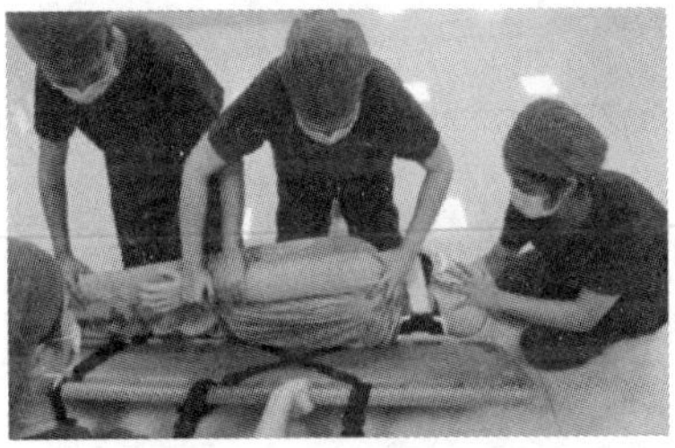 图 8-49 上脊柱固定板 （3）交换固定法：指挥员使用"头胸锁"手法过渡；第一助手改用"双肩锁"手法固定患者，并使用双前臂牢牢夹持固定住头颈部（图8-50、图8-51）。 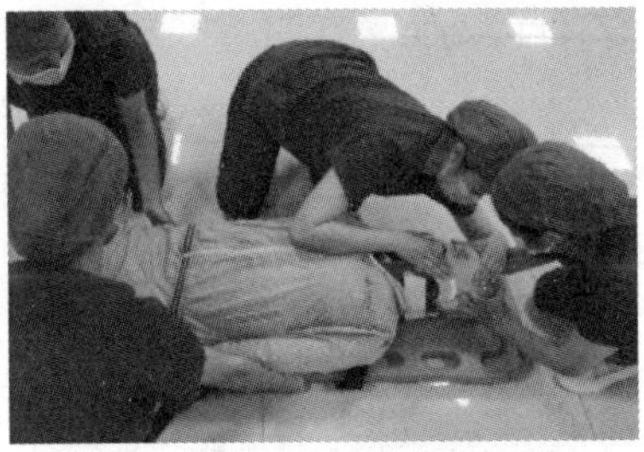 图 8-50 交换固定法 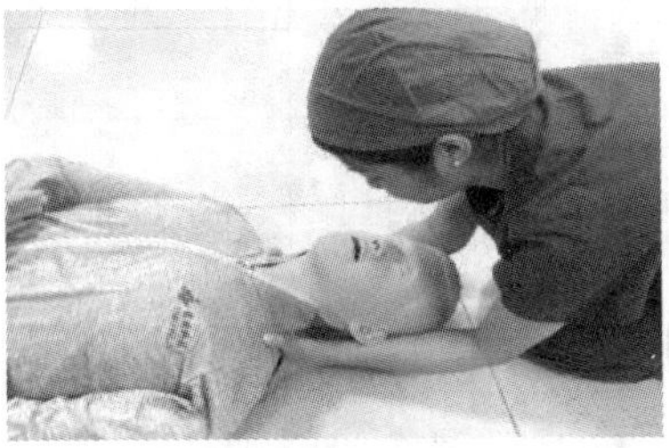 图 8-51 双肩锁手法	摆放脊柱固定板一次到位、避免重新翻身。 滚动过程中患者身体不得有扭曲或出现操作失误。 患者整个身体成一条直线；平推过程中不得有扭曲或出现操作失误

操作步骤	项目内容	操作流程	注意事项
实施	安置脊柱板	（4）将患者平推至脊柱固定板正中间：指挥员及第二助手同时使用"交叉手"；指挥员发出统一数数口令。将患者平推至脊柱固定板的正中间	
	固定躯干	（1）交换固定法：由指挥员采用"头胸锁"手法或第一助手用"头锁"手法固定头部。 （2）安装头部固定器：第一助手安装头部固定器，分别紧贴在患者耳部的左、右两侧；头部固定器安装在脊柱固定板的锁止基座上，固定带粘贴，先下巴后前额，松紧适度；稳妥固定好患者头部，确认无法移动（无头部固定器可用沙袋或头枕代替）（图 8-52）。 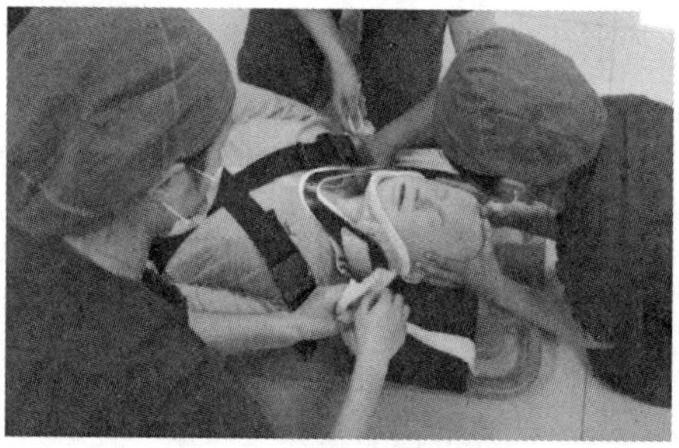 扫码看彩图 **图 8-52　安装头部固定器** （3）固定躯干：3 条专用固定带绕过患者的上、下半身；分别用"斜十字"交叉法各捆绑一次；将患者躯干与脊柱固定板牢固捆在一起。 （4）固定手足：捆绑患者手足，分别使用 2 条三角巾，捆绑松紧适度；将患者双手腕与双足踝呈"8"字形交叉固定（图 8-53） 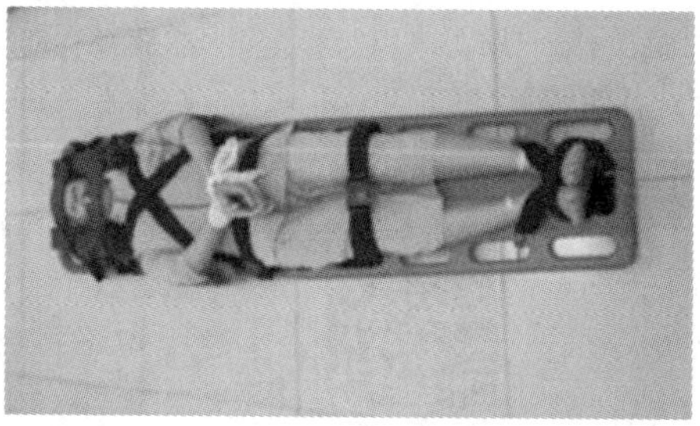 扫码看彩图 **图 8-53　手足固定**	头部固定器的锁止位置正确、露出耳朵
	再次评估	（1）指挥员重新检查患者重要的生命体征，口述报告；神志和瞳孔（口述）；呼吸（数值描述）；脉搏（数值描述）；血压（数值描述）。 （2）第二、三助手整理患者躯干的固定带	数值平稳才能实施搬运
	担架搬运	（1）4 人内侧手握持脊柱固定板的手位对称；外侧腿单膝着地、挺身蹲在担架四个角（图 8-54）。 （2）前进：由指挥员发出统一数数口令；4 人协调一致地抬起脊柱固定板；保持脊柱固定板的平衡、稳定。 （3）行进方向正确：患者应脚朝前、头朝后的方向行进（图 8-55）	步调一致地前进，无左右晃动

操作步骤	项目内容	操作流程	注意事项
实施	担架搬运	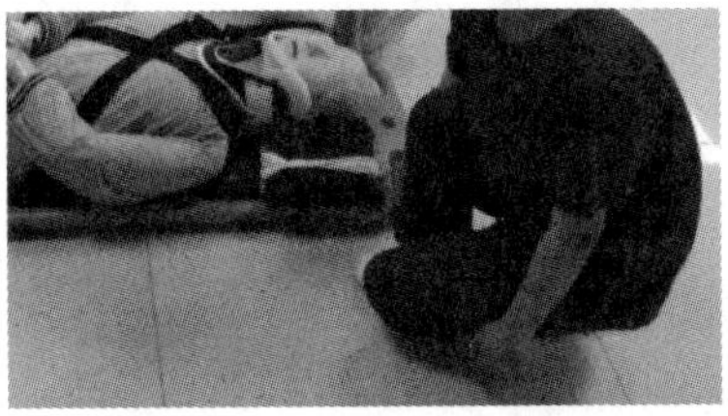 扫码看彩图 图 8-54　抬担架蹲姿 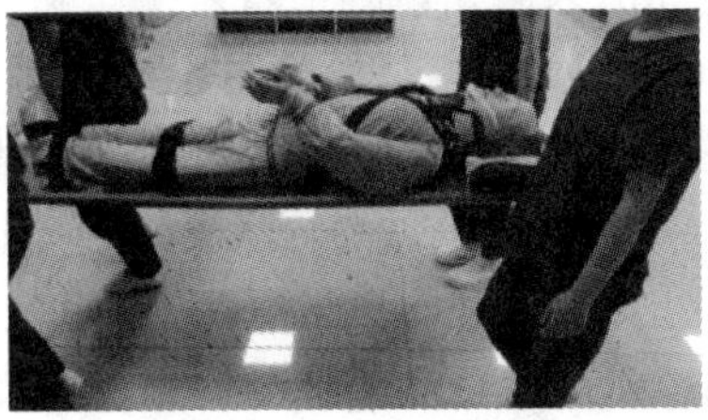 扫码看彩图 图 8-55　担架行进方向	
评价		(1) 患者头颈部尽量避免不必要的移动。 (2) 在整个移动过程中,头、颈、躯干始终保持在一条直线上。 (3) 固定手法正确。 (4) 操作规范、熟练,体现人文关怀。 (5) 限时 5 min 内完成	

【实训评价】

　　学生按上述操作流程练习后,按操作评分标准(见附录 E)进行自我考核、小组考核及教师考核,将实训情况填于表 8-3。

表 8-3　实训评价表

实训名称				实训时间			
操作时长		技能之星	是□否□	评价等级	优□良□达标□未达标□		
实训步骤	存在问题		学生评分 30%	小组评分 30%	教师评分 40%	综合评分	
操作前准备							
操作中实施							
操作后评价							
人文关怀							
本次实训心得体会							
备注	综合成绩满分 100 分,优≥90 分,良 80~89 分,达标 60~79 分,未达标<60 分						

实训 7　止血、包扎技术

| 环形包扎法 | 螺旋形包扎法 | 螺旋反折包扎法 | "8"字形包扎法 | 回返形包扎法 |
| 操作视频 | 操作视频 | 操作视频 | 操作视频 | 操作视频 |

【情境案例】

李某,男,32 岁,不慎被锐器划伤,前臂及头部受伤 30 min,入院,查体:前臂掌侧可见 3 cm 长伤口,伤口内广泛渗血,中央有喷射性出血;头顶偏右有约 4.0 cm 长的头皮裂伤伤口,伤口中有金属异物刺入颅内,外露约 2.0 cm。患者现意识清醒,生命体征平稳,请在现场进行快速有效的止血、包扎救护处理。

【实训目标】

(1)学会准确评估患者病情。

(2)熟练掌握止血带止血法、加压包扎止血法、有异物存留的伤口的包扎的操作方法及注意事项。

(3)职业素养:操作中关爱患者,尊重患者。

【实训条件】

止血、包扎技术实训条件见表 8-4。

表 8-4　止血、包扎技术实训条件

项　目	条　件	要　求
操作环境	模拟现场、安全平整的地面	安静整洁,光线充足
用物准备	手套、止血带、棉垫、绷带、胶布、三角巾、无菌敷料、夹板、快速手消毒剂、标记卡、笔、治疗车等	物品完好、齐全、在使用期限内
护士准备	仪表符合职业要求,预习常用止血法、绷带包扎法的视频讲解,提前熟悉分解操作步骤	学生分组,相互进行练习

【操作流程】

止血、包扎技术操作流程见表 8-5。

表 8-5　止血、包扎技术操作流程

操作步骤	项目内容	操作流程	注意事项
准备	环境	室温适宜,光线充足,环境安全	
	护士	仪表端庄整洁,修剪指甲,洗手,戴口罩	七步洗手法
	患者	了解操作目的、注意事项及配合要点	
	物品	检查物品完好、齐全(口述)	物品摆放科学、美观
实施	评估现场	(1)环顾四周,评估环境安全并报告。 (2)表明救护身份。 (3)给予患者心理安慰	

续表

操作步骤	项目内容	操作流程	注意事项
实施	止血带止血法	（1）认真检查患者伤情及出血情况。 （2）立即用指压止血法处理大动脉、静脉出血或创面出血，方法选择正确（图8-56）。 （3）使用止血带之前，指导患者用健肢继续协助指压止血，并抬高伤肢2 min。 （4）使用止血带止血，先在需扎止血带部位，加垫棉垫。 （5）方法：用左手拇指、食指和中指拿好止血带的头端，另一手紧拉止血带尾端围绕肢体缠绕一周，压住止血带的头端，缠绕肢体第二周，并将止血带的尾端用左手食指、中指夹紧，向下拉出固定即可（图8-57）。 （6）检查止血效果（触摸桡动脉搏动见图8-58）。 （7）在明显位置标记扎止血带的部位及时间（图8-59）。 （8）观察使用止血带肢体的血供情况（图8-60） 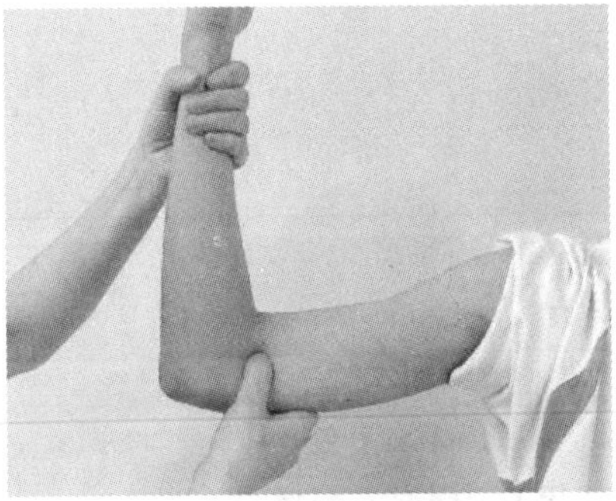 扫码看彩图 **图 8-56 前臂肱动脉指压止血法** 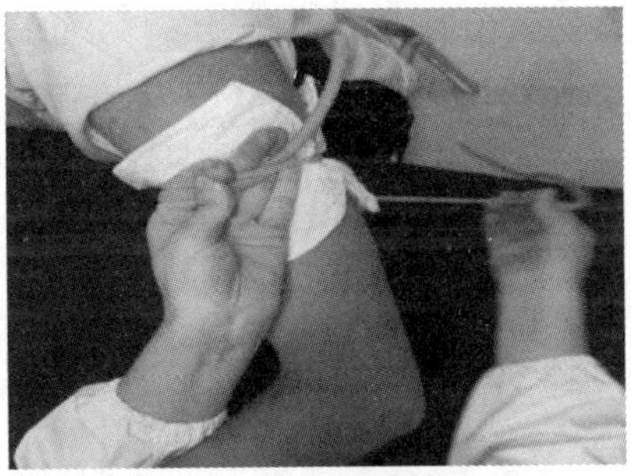 扫码看彩图 **图 8-57 止血带止血法** 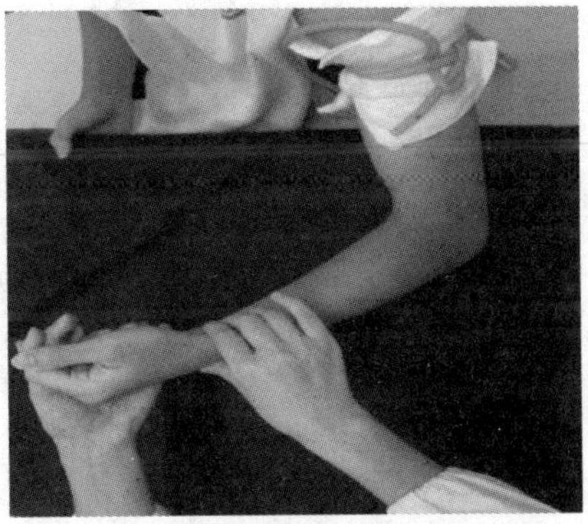 扫码看彩图 **图 8-58 触摸桡动脉搏动**	（1）止血带缚扎部位的选择：上肢出血在手臂的上1/3段，下肢出血在大腿的中部。 （2）扎止血带的压力要均匀、适度，以刚好阻止动脉血液流动为度，手法正确。 （3）使用止血带时间不宜过长，容易引起肢体发生缺血性坏死，每隔1 h放松1次，放松时间为2～3 min，总时间不超过4 h

续表

操作步骤	项目内容	操作流程	注意事项
	止血带止血法	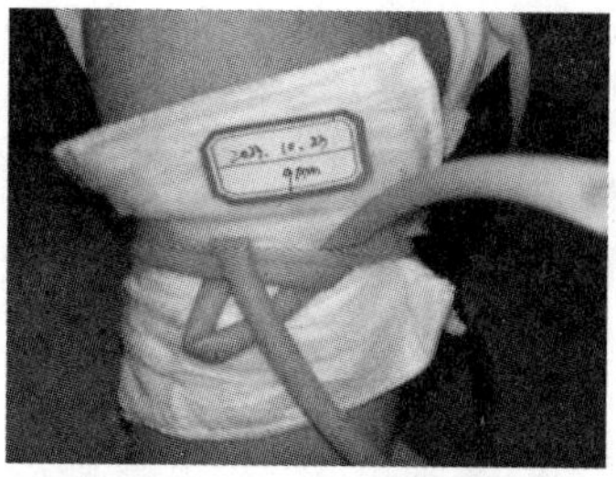 扫码看彩图 图 8-59　止血带标记 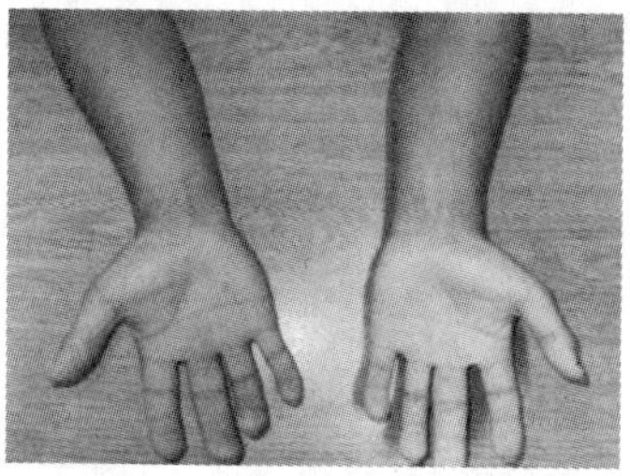 扫码看彩图 图 8-60　止血带双手血供对比	
实施	加压包扎止血法	(1) 检查伤口,排除异物和骨折情况。 (2) 选择合适的无菌敷料做好准备。 (3) 用无菌敷料覆盖在创面上,胶布简单固定。 (4) 在肢体远端先用环形包扎法固定绷带两圈,然后用螺旋形包扎法或螺旋反折包扎法向上包扎,下一圈适度加压压住上一圈的 2/3,使绷带卷边缘保持间隔整齐,最后用环形包扎法绕肢体两圈在伤肢外侧结束,绷带打结或胶布固定(图 8-61)。 (5) 检查止血效果 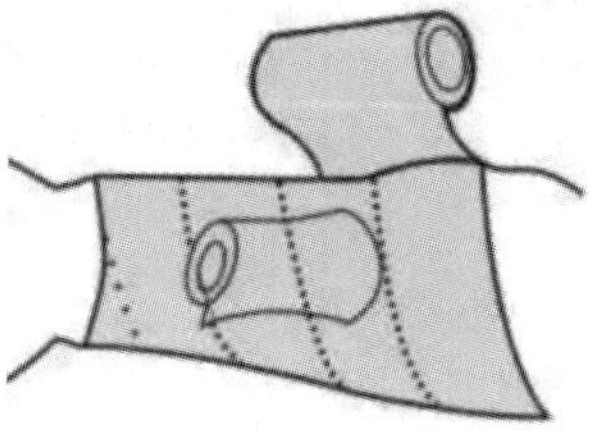 扫码看彩图 图 8-61　加压包扎止血法	(1) 注意遵循无菌操作原则,无菌敷料面积应大于创面。 (2) 绷带包扎法操作正确,加压适度、均匀,无菌敷料无外露,包扎平整、美观
	有异物存留的伤口的包扎	(1) 检查头部伤口及异物情况并口述伤情。 (2) 用适当的敷料覆盖异物周围,将三角巾或绷带制作成保护圈,垫高伤口周围,固定异物(图 8-62)。 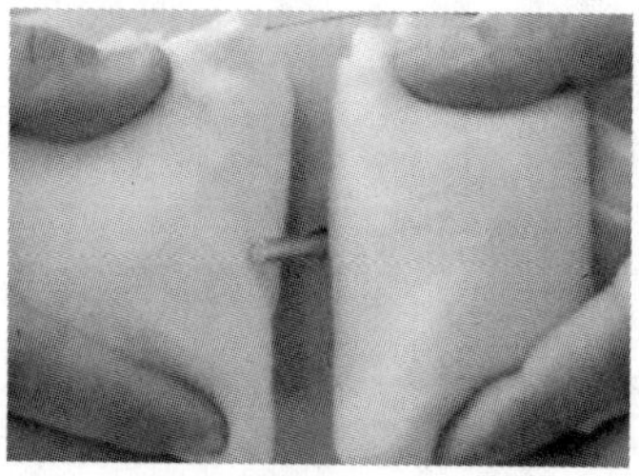 扫码看彩图 图 8-62　伤口垫高法	(1) 有异物的伤口:不能拔除异物,先固定异物,再进行包扎。 (2) 三角巾或绷带保护圈要求高度超过异物,并有一定的硬度。 (3) 采用风帽式包扎法包扎头部松紧适度,避免包压耳廓,不能压迫异物

操作步骤	项目内容	操 作 流 程	注 意 事 项
实施	有异物存留的伤口的包扎	（3）进行风帽式包扎：先用敷料覆盖伤口，除去眼镜及头饰，再将三角巾底边向内折起数厘米，置于眉弓上方和头顶，然后将三角巾两端经耳上方往后收，在枕下交叉，接着绕回前额中央打结，将结尾折入带内，最后将三角巾顶角轻轻拉紧固定折入带内	
	观察记录	（1）再次检查，所有止血、包扎伤口已全部处理，无遗漏。 （2）观察患者生命体征，及时处理。 （3）准确记录所有包扎伤口的包扎时间，注意观察伤口周围循环情况。 （4）做好患者的下一步转运和交接工作，清理用物。 （5）洗手、记录	
评价	操作方法	止血、包扎方法选择正确有效，创面覆盖完整，敷料无外露，加压均匀、适度，包扎平整美观	做到"快、准、轻、牢"
	操作效果	（1）评估病情准确迅速，关爱患者。 （2）程序正确，操作熟练规范，无菌观念强。 （3）终末处理正确	

【实训评价】

学生按上述操作流程练习后，按操作评分标准（见附录 F）进行自我考核、小组考核及教师考核，将实训情况填于下表 8-6。

表 8-6 实训评价表

实训名称				实训时间		
操作时长		技能之星	是□否□	评价等级	优□良□达标□未达标□	
实训步骤	存在问题	学生评分 30％	小组评分 30％	教师评分 40％	综合评分	
操作前准备						
操作中实施						
操作后评价						
人文关怀						
本次实训心得体会						
备注	综合评分满分 100 分，优≥90 分，良 76～89 分，达标 60～75 分，未达标＜60 分					

（陈　炜　刘美鹏）

常见急危重症患者的救护

扫码学课件

学习目标

【知识目标】

1. 掌握临床常见急危重症患者的护理诊断及护理措施。

2. 熟悉临床常见急危重症的病因、症状和健康教育。

【技能目标】

1. 能对临床常见急危重症患者进行正确护理评估，配合医生救治。

2. 能运用护理程序为临床常见急危重症患者制订护理计划，实施合理的护理措施。

【素养目标】

1. 具有良好的临床急危重症护理的职业道德修养和素质。

2. 具有良好的护患沟通能力和临床急危重症护理团队合作精神。

任务一　神经系统疾病患者的救护

学习要点

- **重点**：昏迷、癫痫持续状态患者的护理措施。
- **难点**：昏迷患者的护理评估。

任务导入

　　李先生，男，65岁，晨起时被家人发现呼之不应，周围有呕吐物。紧急拨打120送至医院。查体：T 36.8 ℃，P 88次/分，R 22次/分，BP 160/100 mmHg，轻度昏迷状态，双侧瞳孔等大等圆，直径约3 mm，对光反射灵敏，双肺呼吸音粗，可闻及少量湿啰音，心率100次/分，律齐，未闻及杂音。右侧肢体坠落试验阳性，疼痛刺激见左侧肢体活动。右侧巴氏征（＋）。

　　请思考：

　　1. 如何对该患者实施救护？

　　2. 请对该患者进行护理评估并提出护理诊断。

一、昏迷患者的护理

昏迷是指脑功能极度抑制的病理状态,患者主要表现为意识丧失、对外界刺激无反应,并引起运动、感觉和反射功能障碍等。临床上按昏迷程度,昏迷一般分为浅昏迷、中度昏迷和深昏迷三大类。

(一)病因

引起昏迷的病因很多,一般将其分为感染性疾病和非感染性疾病两类。

1. 感染性疾病

(1)细菌感染:流行性脑脊髓膜炎、结核性脑膜炎、中毒性菌痢、败血症等。

(2)病毒感染:流行性乙型脑炎、流行性出血热等。

(3)其他感染:脑型疟、斑疹伤寒、钩端螺旋体病等。

2. 非感染性疾病

(1)颅脑疾病:脑血管疾病、颅脑内外伤、颅内占位性病变、癫痫持续状态等。

(2)理化因素损伤:触电、中暑、溺水、冻僵、药物中毒、化学药品中毒及一氧化碳中毒等。

(3)心血管疾病:严重心律失常、心肌梗死和高血压脑病等。

(4)内分泌及代谢障碍性疾病:低血糖昏迷、甲状腺危象、肝昏迷、糖尿病酮症酸中毒等。

(二)护理评估

1. 病史及症状 询问病史时应注意询问昏迷发生的急缓和患者的既往史、外伤史、酗酒史等。突然昏迷者应考虑脑出血、脑栓塞或高血压脑病;昏迷者如有剧烈头痛、呕吐,可能有颅内压升高,应考虑脑肿瘤、脑脓肿、脑出血、脑膜炎等。

2. 判断意识障碍程度 目前常用格拉斯哥昏迷评分(GCS)法进行评估。

3. 生命体征的观察

(1)体温:急性昏迷高热达 39 ℃以上多见于脑干、脑室出血及颅内感染等。

(2)呼吸:呼吸障碍的性质有时取决于昏迷发生的病因。陈-施呼吸多见于中枢神经系统疾病,间歇式呼吸患者多预后不良。

(3)脉搏:伴有脉搏强弱不等、快慢不均的昏迷,很可能是由心房颤动导致的脑栓塞引起的。

(4)血压:血压升高见于颅内压升高、脑出血、高血压脑病、尿毒症等;血压降低见于感染性休克、糖尿病昏迷、镇静安眠药和成瘾性药物中毒等。

4. 辅助检查

(1)进行血常规、尿常规、血糖、血尿素氮、血肌酐、血气分析、血氨、血电解质等检查。

(2)脑脊液检查:对了解颅内压改变、有无颅内感染及出血有非常重要的意义。

(3)根据病情及病史行相关检查:包括脑 CT(电子计算机断层扫描)、脑 MRI(磁共振成像)、DSA(数字减影血管造影)等检查。

(三)护理措施

救护原则:迅速采取措施,积极挽救生命,尽快针对病因治疗。

1. 维持呼吸功能,保持呼吸道通畅和充分的氧合

(1)密切监测呼吸频率、呼吸型态的改变。

(2)监测呼吸音的改变,判断是否出现肺不张或肺部感染的体征,如湿啰音、哮鸣音、发热等现象。

(3)给予吸氧(应注意湿化),及时拍背、吸痰以促进痰液排出。

(4)维持呼吸道通畅,必要时行气管内插管或气管切开,根据血气分析报告调节氧气浓度。

(5)协助患者取半坐卧位以利于胸廓的扩张。

(6)密切监测呼吸机的使用情况,维持其正常功能。

2. 维持并促进神经功能的改善

(1)密切监测意识状态、瞳孔大小、对光反射、眼球活动等变化;并注意是否出现不安、躁动、头痛等情况。

（2）监测颅内压的变化,避免增加颅内压的活动,如弯曲颈部、疼痛刺激等。保护患者,避免其受到意外伤害,使用床栏。减少诱发抽搐的因素,如高热、缺氧、电解质及酸碱平衡紊乱等。

（3）保持血流动力学稳定及电解质平衡:①密切注意是否出现血容量不足的体征,如皮肤、黏膜干燥和尿量减少等。②建立静脉通道,遵医嘱给药,监测是否出现体液不足或过多的体征,如有异常立即通知医生。③保留导尿管,记录每小时尿量,将其作为体液补充是否足够的指标。④准确记录摄入量和体重,以评估液体补充的情况。⑤密切监测电解质的变化,遵医嘱用药。

（4）维持皮肤完整性,避免造成皮肤破损。①每 2 h 翻身一次,按摩背部。②当患者出现大小便失禁时,及时更换床单,以保持清洁。③密切观察受压部位皮肤,若出现发红或皮肤干燥破裂等情况,增加翻身次数。④鼻饲或静脉补充足够的营养,保证能量供给。⑤保证每天对眼睛的护理,遵医嘱滴入人工泪液以维持眼睛的湿润,并用纱布覆盖,预防由于无法眨眼造成过度干燥而引起角膜损伤。

（5）维持体温稳定:①每 4 h 测量体温一次,出现异常立即报告医生;②体温过高时,采取物理降温;③体温过低时,采取保温措施。

3. 对症治疗 对于颅内高压者,及早用 20％甘露醇 250 mL 快速静滴,或选用呋塞米等。对于循环衰竭者,应补充血容量,酌情选用升压药,纠正酸中毒。

4. 病因治疗 积极消除病因,治疗原发病。抢救昏迷患者,应尽可能明确病因,及时治疗。感染所致者,及时抗感染;化学药物中毒者,迅速清除毒物并给予相应解毒剂;低血糖昏迷者,需补糖治疗;糖尿病昏迷者,应给予胰岛素等。

5. 心理护理 了解昏迷患者家庭成员组成、家庭环境、经济状况和家属对患者的关心、支持程度。

二、癫痫持续状态患者的护理

癫痫持续状态(SE)是指癫痫一次大发作持续 30 min 以上,或短期内频繁发作,发作间歇期意识持续昏迷或不能完全恢复的病理状态。癫痫持续状态是常见神经系统急症之一,致残率和死亡率均很高,任何类型的癫痫均可出现癫痫持续状态,其中全面强直-阵挛性发作癫痫最为常见。

（一）护理评估

1. 病史 癫痫持续状态主要由感染引起,尤其是颅内感染,其次为脑血管疾病、脑外伤、脑肿瘤及寄生虫等。中毒、酗酒、疲劳、睡眠不足、抗癫痫药治疗中断均为诱发因素。

2. 主要临床类型

（1）强直-阵挛性发作状态:又称大发作状态,为临床常见的一种,表现为反复频繁大发作,间歇期意识不能完全恢复,发作可持续数小时至数天。多伴有高热、心律失常、心力衰竭、急性肺水肿、呼吸性酸中毒、脑水肿等症。

（2）强直性发作状态:多见于儿童及少年,表现为每小时可多次抽搐性强直发作,可持续数天,伴有皮肤发红、苍白、出汗等自主神经症状及轻度意识障碍。

（3）失神性发作状态:或称小发作状态,多见于儿童,表现为意识模糊、反应迟钝、嗜睡等意识障碍达 30 min 以上,甚至持续数小时、数天或数月。

（4）复杂部分性发作状态:又称颞叶癫痫持续状态,表现为持续 30 min 或数天的自动症、奔跑性或急性精神病状态。发作可突然终止,但患者对发作情况无任何记忆。

3. 心理-社会状况 了解患者对癫痫反复发作和发作的不确定性产生的焦虑、恐惧、自卑等心理反应。了解患者家庭成员组成、家庭环境、经济状况和家属对患者的关心、支持程度等。

4. 辅助检查 根据病情选择脑电图、脑 CT、脑 MRI、DSA 检查和脑脊液、血液检查等。

（二）护理诊断

1. 有窒息的危险 与喉头肌肉痉挛、气道分泌物增多有关。

2. 有外伤的危险 与突然意识丧失,抽搐、惊厥有关。

3. 生活自理缺陷 与癫痫持续状态有关。

4. 知识缺乏 与缺乏有关癫痫病的预防、治疗、饮食、运动等知识有关。

（三）护理措施

1. 安全护理 保持呼吸道通畅，经常给予吸痰，给予高流量吸氧，必要时行气管内插管或气管切开；保持病室安静，避免刺激，做好安全护理，避免患者受伤。

2. 控制发作 迅速建立静脉通道，遵医嘱缓慢静脉注射地西泮，若 15 min 后再发作可重复给药，或于 12 h 内缓慢静脉泵入地西泮。如出现呼吸浅慢、昏迷加深、血压下降，立即报告医生，遵医嘱停药。

3. 病情监测 严密监测患者生命体征、意识状态及瞳孔等变化，做好患者呼吸、血压、心电、脑电的监测；观察癫痫发作持续的时间与频率；定时进行动脉血气分析及血液生化检查，及时发现病情变化，配合医生做好相应处理。

4. 心理护理 帮助患者正确认识自己的疾病，同情和理解患者，鼓励患者说出自己内心的感受，做好自我调节，维持良好的心理状态；同时鼓励家属要关爱、理解和帮助患者，解除患者的精神负担，给予患者全身心的支持。

→ 任务小结

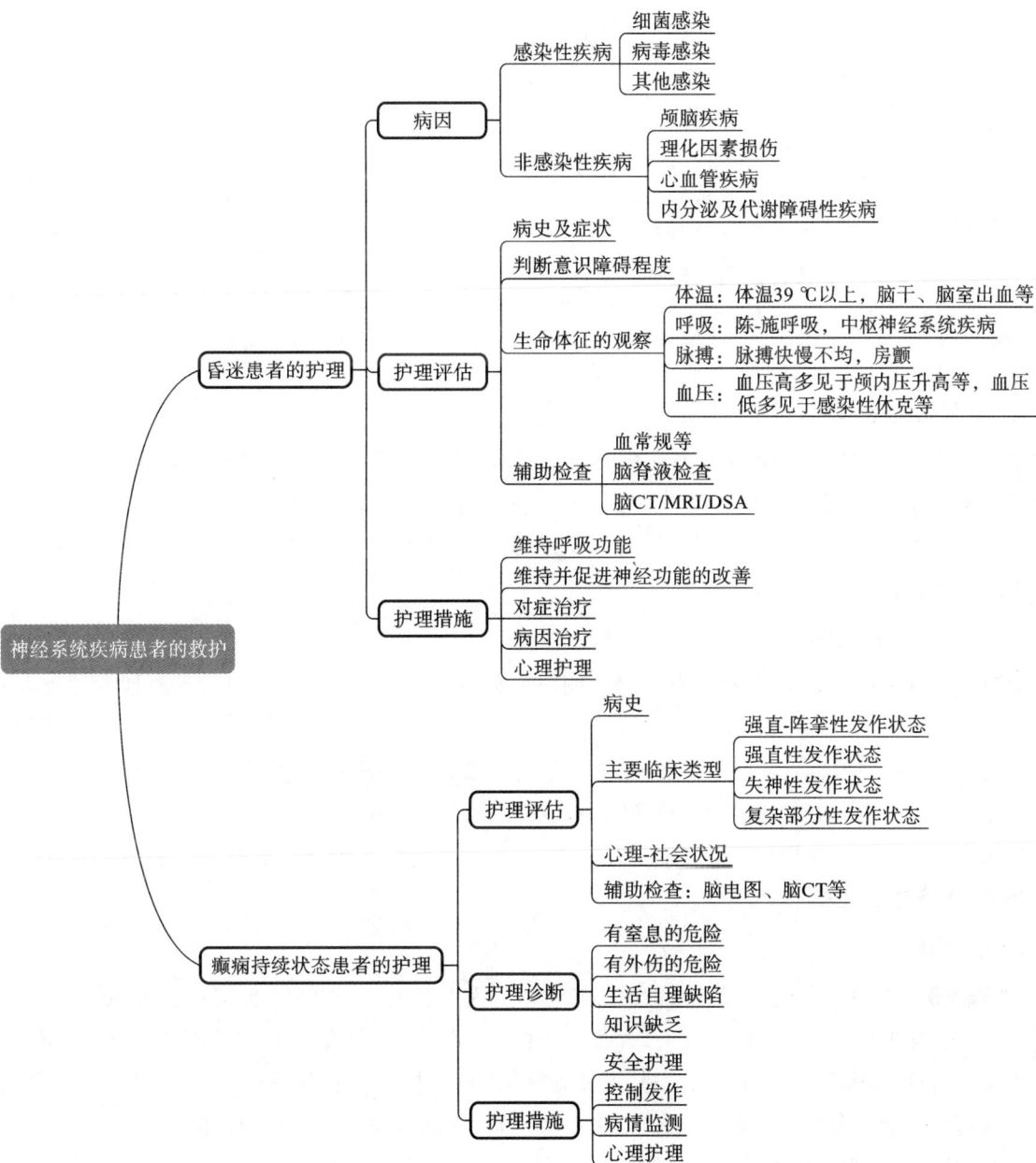

神经系统疾病患者的救护

- 昏迷患者的护理
  - 病因
    - 感染性疾病
      - 细菌感染
      - 病毒感染
      - 其他感染
    - 非感染性疾病
      - 颅脑疾病
      - 理化因素损伤
      - 心血管疾病
      - 内分泌及代谢障碍性疾病
  - 护理评估
    - 病史及症状
    - 判断意识障碍程度
    - 生命体征的观察
      - 体温：体温39 ℃以上，脑干、脑室出血等
      - 呼吸：陈-施呼吸，中枢神经系统疾病
      - 脉搏：脉搏快慢不均，房颤
      - 血压：血压高多见于颅内压升高等，血压低多见于感染性休克等
    - 辅助检查
      - 血常规等
      - 脑脊液检查
      - 脑CT/MRI/DSA
  - 护理措施
    - 维持呼吸功能
    - 维持并促进神经功能的改善
    - 对症治疗
    - 病因治疗
    - 心理护理
- 癫痫持续状态患者的护理
  - 护理评估
    - 病史
    - 主要临床类型
      - 强直-阵挛性发作状态
      - 强直性发作状态
      - 失神性发作状态
      - 复杂部分性发作状态
    - 心理-社会状况
    - 辅助检查：脑电图、脑CT等
  - 护理诊断
    - 有窒息的危险
    - 有外伤的危险
    - 生活自理缺陷
    - 知识缺乏
  - 护理措施
    - 安全护理
    - 控制发作
    - 病情监测
    - 心理护理

任务二　循环系统疾病患者的救护

学习要点

- **重点**:急性心力衰竭和高血压危象患者的护理措施。
- **难点**:急性心力衰竭和高血压危象患者的护理评估。

任务导入

方先生,65 岁,既往有冠心病、高血压史,上呼吸道感染后在社区门诊输液过程中突感严重呼吸困难,端坐呼吸,频繁咳嗽,咳粉红色泡沫样痰,烦躁不安,面色苍白,口唇发绀,大汗淋漓,皮肤湿冷。体检:T 37 ℃,P 135 次/分,R 32 次/分,BP 150/80 mmHg,SpO_2 56%,双肺满布湿啰音,心尖部可闻及奔马律。实验室检查:X 线片可见肺门有蝴蝶翼样渗出影。

请思考:

1. 该患者最可能的诊断是什么?
2. 需要立即采取哪些救治措施?
3. 需要向患者及其家属做哪些宣教?

一、急性心力衰竭患者的护理

急性心力衰竭(AHF)是指由于短时间内心肌收缩功能障碍和(或)舒张功能障碍,使心脏泵血功能降低而导致心排血量减少,不能满足机体组织代谢需要的一种病理过程或临床综合征。急性心力衰竭可分为急性左心衰竭和急性右心衰竭,其中以急性左心衰竭最为常见,它是以急性肺水肿(图 9-1)或心源性休克为主要表现的急危重症。

(一) 病因及发病机制

心脏解剖或功能的突发异常,使心排血量急剧降低和肺静脉压突然升高均可发生急性左心衰竭。常见病因如下。

(1) 与冠心病有关的急性前壁心肌梗死、乳头肌梗死或断裂、室间隔破裂穿孔等。

(2) 感染性心内膜炎引起的瓣膜穿孔、腱索断裂所致的急性瓣膜反流。

(3) 其他:高血压、心脏病患者血压急剧升高,在原有心脏病的基础上出现快速性心律失常或严重缓慢性心律失常,输液过多过快等。

(二) 病情评估

1. 临床表现　急性左心衰竭以肺水肿或心源性休克为主要表现。突发严重呼吸困难,呼吸频率常达每分钟 30～40 次,强迫坐位、端坐呼吸(图 9-2)、面色灰白、发绀、大汗、烦躁,同时伴有频繁咳嗽,咳粉红色泡沫样痰。极重者可因脑缺氧而意识模糊。发病开始血压可有一过性升高,如不及时纠正,血压可持续下降直至休克。听诊时两肺满布湿啰音和哮鸣音,心尖部第一心音减弱,频率快,同时有舒张早期第三心音而构成奔马律,肺动脉瓣第二心音亢进。

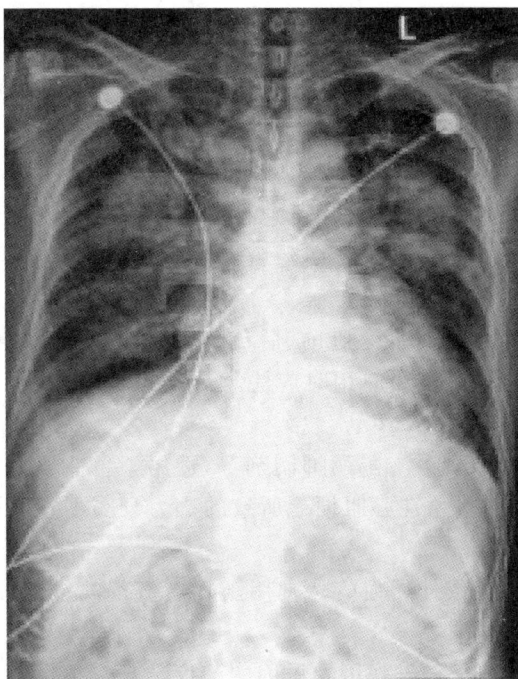

图 9-1 急性肺水肿胸片

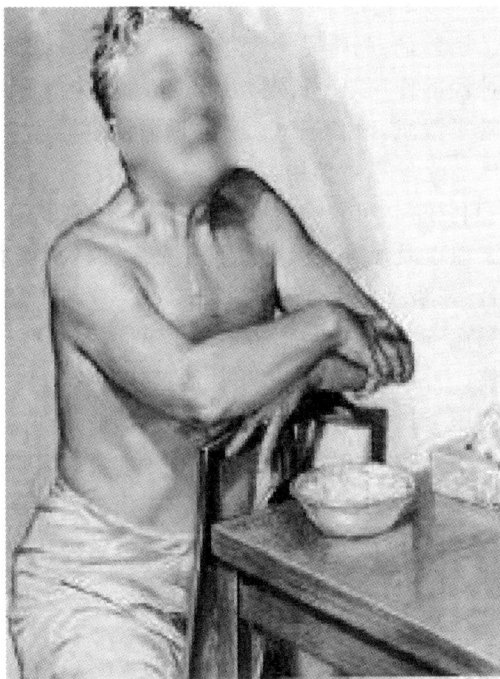

图 9-2 端坐呼吸

2. 辅助检查

（1）B 型尿钠肽（BNP）：增高程度与心力衰竭的严重程度成正比，可作为评定心力衰竭的进程和判断预后的指标。

（2）心电图：可帮助了解有无心律失常、急性心肌缺血的表现。

（3）X 线检查：可确定心影大小及外形，观察肺淤血、肺动脉高压及肺部病变情况，并可大致判断心力衰竭的程度。

（4）超声心动图：可显示左心房、左心室肥大，心脏室壁运动幅度明显减低，左心室射血分数降低及基础心脏病的表现等。

（5）动脉血气分析：可显示 PaO_2 呈不同程度降低。急性肺水肿早期，因过度换气可导致 $PaCO_2$ 降低，出现呼吸性碱中毒，因组织缺氧产生无氧代谢，致代谢性酸中毒。

（三）护理诊断

1. 心输出量不足 由急性心脏功能衰竭所致。

2. 气体交换受损 与急性肺水肿有关。

3. 恐惧 与窒息感、呼吸困难有关。

4. 活动无耐力 与搏出量减少、呼吸困难有关。

5. 清理呼吸道无效 与大量泡沫样痰有关。

6. 潜在并发症 心源性休克、猝死、恶性心律失常、洋地黄中毒等。

（四）护理措施

1. 救治原则 迅速改善组织供氧，减轻心脏负荷，增加心排血量，纠正诱因、治疗病因，尽快改善症状和稳定血流动力学状态，同时减少或避免心肌损害。

2. 护理措施

（1）即刻护理措施：①将患者置于端坐位或半坐卧位，双腿下垂，以减少静脉血回流；②立即给予鼻导管或面罩高流量吸氧，并做好随时进行气管内插管、机械通气的准备；③进行心电、血压、血氧饱和度监测；④开放静脉通道，遵医嘱给药；⑤遵医嘱描记心电图，留取动脉血气、BNP、心肌损伤标记物、电解质、血糖和血常规等各种血液样本；⑥协助患者接受胸部 X 线、超声心动图等检查。

133

（2）药物治疗。

①镇静剂：吗啡是治疗急性肺水肿的有效药物。可给予 2.5～5 mg 静脉缓慢注射。吗啡具有抑制中枢交感神经的作用，使外周血管扩张，以减少静脉回心血量，减轻心脏负荷，缓解焦虑、烦躁不安的情绪，松弛支气管平滑肌，改善通气。用药后需注意监测患者呼吸及血压情况。伴有昏迷、慢性肺部疾病、颅内出血、低血压休克等患者禁用。

②利尿剂：可快速利尿，减少循环血容量，降低心脏前负荷。利尿剂适用于急性心力衰竭伴肺淤血或体循环淤血以及血容量负荷加重的患者。常用药物为呋塞米、托拉塞米等。用药后需注意监测患者血压、肺部啰音、尿量及电解质情况。

③血管扩张剂：根据药物作用不同，可扩张动、静脉血管，从而降低心脏前、后负荷，改善心功能，减少心肌耗氧。常用的药物有硝酸甘油、硝普钠、酚妥拉明、乌拉地尔等。在应用时应注意评估患者收缩压，通常在收缩压≥110 mmHg 时可安全使用，收缩压≤90 mmHg 时禁用。

④正性肌力药物：常用药物有洋地黄、多巴胺、多巴酚丁胺、磷酸二酯酶抑制剂等，适用于急性心力衰竭同时伴有低血压、组织灌注不足或应用扩血管药物效果不佳时。急性心肌梗死所致的心力衰竭不宜应用洋地黄，在电解质失衡时应谨慎使用洋地黄类药物。

⑤支气管解痉剂：可缓解支气管痉挛，增强心肌收缩力，扩张外周血管。常用药物有氨茶碱、二羟丙茶碱等。

（3）病因及诱因的治疗：在治疗急性左心衰竭的同时，应积极做好病因及诱因的治疗。

（4）病情观察。①保持呼吸道通畅：注意观察呼吸困难程度、咳嗽与咳痰情况以及肺内啰音的变化。必要时可给予机械通气治疗。②监测生命体征：注意观察心率、心律、呼吸、血压情况，警惕心源性休克的发生。③意识变化：及时观察患者有无反应迟钝、嗜睡、烦躁等情况的出现，尤其在使用吗啡时应注意观察患者意识及有无呼吸抑制情况。④记录液体出入量：严格记录液体出入量，评估心脏负荷，注意电解质情况。

（5）心理护理：急性心力衰竭发作时的窒息感、濒死感使患者感到恐惧、焦虑，在抢救过程中应注意陪伴并安慰患者，消除紧张、恐惧情绪，增强患者战胜疾病的信心。

（五）健康教育

（1）指导患者积极治疗原发病，注意避免诱发因素。

（2）低盐低脂饮食，戒烟酒，忌饱餐，多食蔬菜和水果，保持大便通畅，养成定时排便的习惯。

（3）保持生活规律，劳逸结合，避免重体力劳动。可进行散步、打太极拳等运动。

（4）严格遵医嘱服药，不要随意增减或撤换药物，注意药物的不良反应。

（5）定期门诊复查，如出现胸闷、夜间阵发性呼吸困难等情况及时来院就诊。

二、高血压危象患者的护理

高血压危象是指短时期内（数小时或数天）血压重度升高，舒张压＞140 mmHg 和（或）收缩压＞220 mmHg，可发生在高血压发展过程的任何阶段和其他疾病急症时。根据有无心、脑、肾、眼底、大动脉等重要组织脏器损害，高血压危象可分为高血压急症和高血压亚急症。

（一）病因及发病机制

高血压急症可以是自发性发作，也常在某种诱因，如情绪激动、体位突然改变、妊娠分娩、手术探查等刺激下血压骤升，病情急剧恶化，同时伴有进行性心、脑、肾、视网膜等靶器官功能不全的表现。常见类型包括高血压脑病、高血压合并颅内出血、高血压合并急性肾衰竭、高血压合并急性肺水肿、嗜铬细胞瘤、急性主动脉夹层动脉瘤、妊娠高血压综合征等。

（二）病情评估

1. 病史收集　应询问患者既往有无高血压病史，有无寒冷、精神刺激及内分泌功能紊乱，是否服用降压药物或其他药物，详细了解服药情况，此外，还应了解患者有无高血压的家族史。

2. 症状与体征

（1）突然性血压急剧升高：在原有高血压基础上，血压快速、显著升高，舒张压可达 140 mmHg 或更高，收缩压相应上升至 220 mmHg 或更高。

（2）自主神经功能失调征象：发热、多汗、口干、手足震颤、心悸等。

（3）急性靶器官损伤的表现：①视物模糊，视力丧失，眼底检查可见视网膜出血、渗出及视盘水肿；②胸闷、心绞痛、心悸、气急、咳嗽，甚至咳泡沫样痰；③尿频、尿少、血浆肌酐和血尿素氮增高；④一过性感觉障碍，偏瘫、失语，严重者烦躁不安或嗜睡。

3. 辅助检查

（1）脑 CT：对伴有意识障碍者有利于排除脑血管意外的可能及对脑水肿的程度进行判定。

（2）心电图：可协助判断有无急性心肌缺血或损害。

（3）血尿素氮、血肌酐：了解肾脏功能的情况，有利于药物的选择。

（4）血糖及血儿茶酚胺的测定：去甲肾上腺素或肾上腺素增高，有助于原发或继发性高血压的判断。

（5）尿常规、血常规：可了解高血压的程度及对肾脏的损害。

（三）护理诊断

1. 头痛 与血压升高有关。

2. 有受伤的危险 与头晕、肢体活动不灵、视力模糊及意识改变有关。

3. 焦虑 与血压控制不佳，发生并发症有关。

4. 有便秘的危险 与急性期需要绝对卧床有关。

5. 潜在并发症 眼底病变、脑血管意外、心力衰竭、肾衰竭等。

6. 知识缺乏 与缺乏高血压危象的治疗及自我保健的相关知识有关。

（四）护理措施

（1）立即让患者取半坐卧位，避免一切不良刺激和不必要的活动，给予吸氧，保持安静。

（2）尽快降血压，一般将收缩压控制在 160～180 mmHg，舒张压控制在 100～110 mmHg，不必急于将血压完全降至正常。

（3）药物降压。

①药物治疗：高血压急症时选择降压药要求起效迅速，短时间内达到最大作用，作用持续时间短，停药后作用消失快，不良反应小。另外，最好在降压过程中不显著影响心率、心排血量和脑血流量，硝普钠是首选药物。

②对症治疗：a. 高血压脑病：脱水剂，如甘露醇、呋塞米等。b. 制止抽搐：镇静剂，如安定、苯巴比妥等。c. 控制心力衰竭：给予强心剂、利尿剂及扩张血管治疗。d. 嗜铬细胞瘤：应选用 α 受体阻滞剂——酚妥拉明降低血压。

（4）临床观察：①严密监测血压并记录，最好进行 24 h 动态血压监测，并进行心电监护，观察心率、心律变化，发现异常及时处理。②注意患者的症状，观察头痛、烦躁、呕吐、视力模糊等症状经治疗后有无好转，精神状态有无由兴奋转为安静。③记录 24 h 液体出入量，昏迷患者予以留置导尿管，维持水、电解质和酸碱平衡。

（5）心理护理：该病起病急，病情重，在抢救室的特殊环境中，多数患者会出现孤单、沮丧、焦虑、恐惧心理。应主动与患者沟通，讲明该病的有关知识、病程及转归，进行健康宣教，同时也应尊重患者的知情同意权，每项护理均应告知患者，取得其同意或理解，使患者积极主动地配合治疗，增强患者战胜疾病的信心。

（五）健康教育

（1）告知患者应通过调整生活方式来控制血压，如减肥、戒烟、限酒、低盐低脂饮食、控制情绪、消除紧张心理，保持机体内环境稳定。

（2）根据病情选择合适的运动，如散步、慢跑、打太极拳、骑车等，运动量应循序渐进，以不引起疲劳为度。

（3）告知药物的名称、剂量、用法、不良反应，嘱患者按时服药。

（4）积极管理血压，定期监测，定期复查，如出现头晕、胸闷、血压控制不理想等情况应及时就医。

→ 任务小结

循环系统疾病患者的救护

急性心力衰竭患者的护理

- 病因及发病机制
  - 冠心病
  - 感染性心内膜炎
  - 其他：高血压、心脏病等

- 病情评估
  - 临床表现：端坐呼吸、发绀、咳粉红色泡沫痰等
  - 辅助检查：BNP、心电图、X线、超声心动图、动脉血气分析

- 护理诊断
  - 心输出量不足
  - 气体交换受损
  - 恐惧
  - 活动无耐力
  - 清理呼吸道无效
  - 潜在并发症

- 护理措施
  - 救治原则：镇静、强心、利尿、扩血管
  - 即刻护理：坐位、高流量吸氧、血氧饱和度监测、开放静脉通道等
  - 药物治疗：吗啡镇静、呋塞米利尿、硝普钠血管扩张、洋地黄类强心、氨茶碱解痉等
  - 病因及诱因治疗
  - 病情观察
  - 心理护理

- 健康教育：避免诱发因素、低盐低脂饮食、生活规律等

高血压危象患者的护理

- 病因及发病机制：高血压脑病、高血压合并颅内出血、高血压合并急性肾功能衰竭

- 病情评估
  - 病史收集
  - 症状与体征
    - 突然性血压急剧升高
    - 自主神经功能失调征象
    - 急性靶器官损伤
  - 辅助检查：脑CT、心电图等

- 护理诊断
  - 头痛
  - 有受伤的危险
  - 焦虑
  - 有便秘的危险
  - 潜在并发症
  - 知识缺乏

- 护理措施
  - 减轻刺激，安静
  - 尽快降压
  - 药物降压
  - 临床观察
  - 心理护理

- 健康教育
  - 调整生活方式
  - 选择合适运动
  - 正确服药
  - 积极管理血压

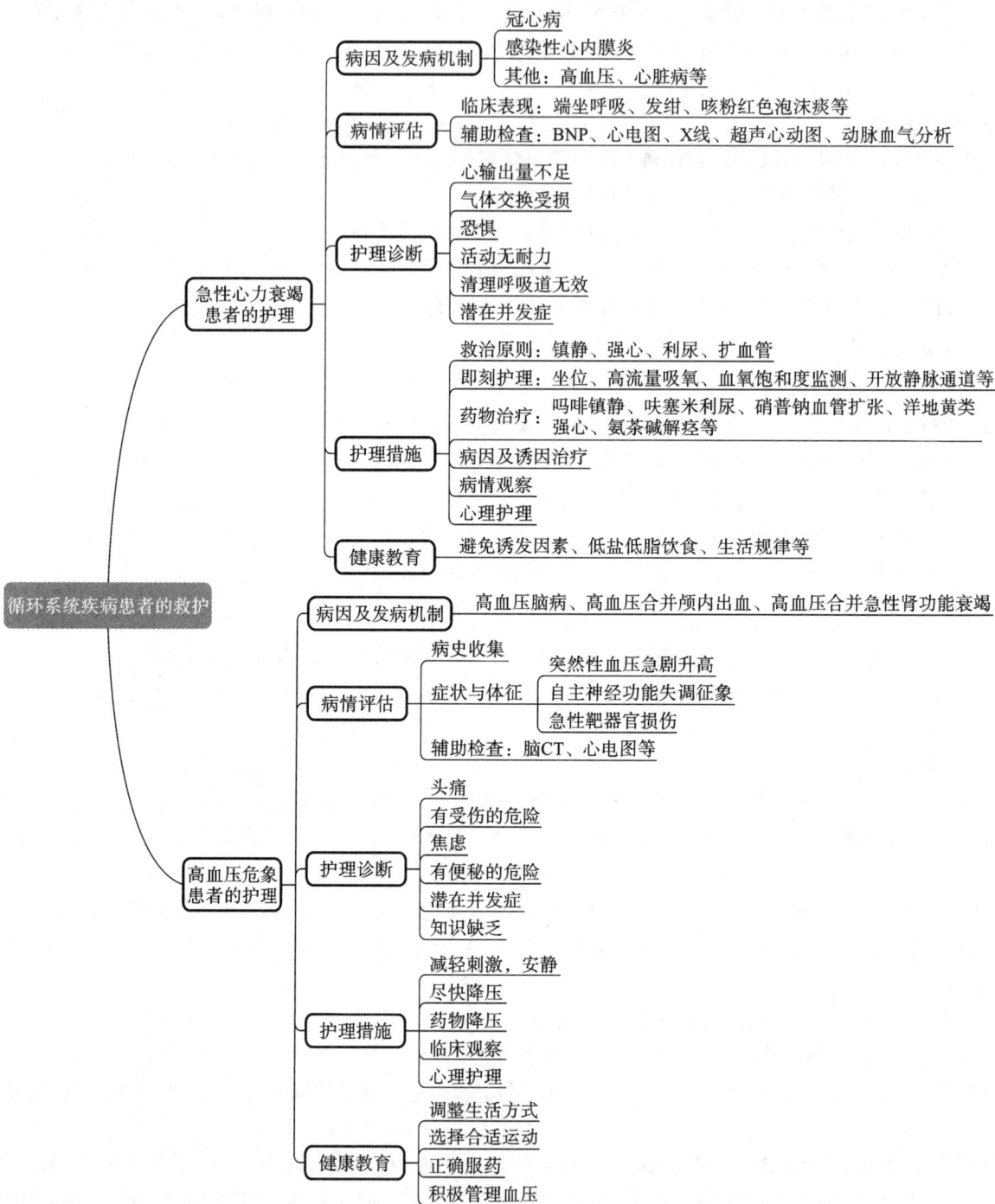

任务三　呼吸系统疾病患者的救护

学习要点

- **重点**：大量咯血患者的护理措施。
- **难点**：大量咯血患者的护理评估。

任务导入

患者,男,69岁,咳喘、咳白色泡沫样痰1个月,无胸痛、血痰。既往有慢性支气管炎、肺气肿病史20年,初步诊断为慢性支气管炎急性发作,慢性阻塞性肺气肿,给予抗炎、止咳化痰、平喘等对症治疗。患者病情无明显好转,且逐渐加重,出现右侧胸痛、呼吸困难,X线胸片结果显示右侧肺部可见一毛刺状阴影。

请思考:

1. 该患者最可能的诊断是什么?
2. 结合治疗应采取哪些护理措施?
3. 该患者目前可能出现的最大心理反应是什么?

咯血是指喉及喉部以下的呼吸器官(即气管、支气管或肺组织)出血,并经咳嗽动作从口腔排出的过程。咯血的同时多伴有喉头瘙痒感。血色一般呈鲜红色,并有泡沫,常混有痰液。

呼吸系统解剖图如图9-3所示。

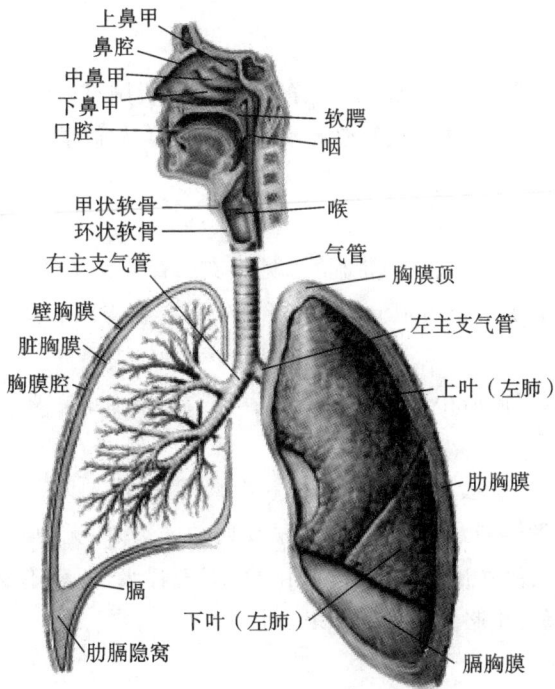

图9-3 呼吸系统解剖图

(一)病因及发病机制

咯血的原因非常多,按位置可分为以下几类。

(1)支气管疾病:如慢性支气管炎、支气管扩张等,此类患者多在咯血的同时伴有咳嗽、发热等。

(2)肺部疾病:如肺炎、肺结核、肺癌、肺栓塞等。此类患者多在咯血的同时伴有咳嗽,或者伴发热、胸痛。

(3)心血管疾病:如风湿性心脏病二尖瓣狭窄、先天性心脏病等。

(4)其他疾病:如流行性出血热、钩端螺旋体病、血液病等。

（二）病情评估

1. 确定是否为咯血

（1）除鼻、咽和口腔部出血外：此类患者尤其是后鼻腔或咽及牙龈出血可自口腔吐出，易误诊为咯血，但患者多有鼻咽部和口腔部患病史，口腔和鼻咽镜检查可见局部破损。另外，鼻咽部出血患者多有后吸和吞咽动作。

（2）咯血与呕血相区别：咯血与呕血的区别要点见表9-1。

表 9-1　咯血与呕血的鉴别要点

区 别 要 点	咯 　 血	呕 　 血
出血途径	经气管咳出	经食管呕出
颜色和性状	色鲜红，泡沫状	暗红或咖啡色，无泡沫
伴随物	常混有痰	混杂食物或胃液
pH 值	碱性	酸性
前驱症状	咯血前常有喉部瘙痒	呕血前常有上腹不适或恶心
出血后表现	血痰	黑便
病史	肺或心脏病史	胃或肝病史

2. 判断严重程度

（1）咯血前兆：喉痒，患者恐惧不安；突然胸闷，挣扎坐起；呼吸困难，面色青紫，继而发生窒息，昏迷。

（2）年龄：青壮年咯血多见于肺结核、支气管扩张症、二尖瓣狭窄等。40 岁以上特别是有长期吸烟史者，要高度警惕支气管肺癌。

（3）咯血量。

①小量咯血：24 h 咯血量＜100 mL（痰中带血）。见于支气管肺炎、支气管肺癌的患者。

②中等量咯血：24 h 咯血量为 100～500 mL。见于支气管异物、外伤、急性肺水肿、支气管扩张、肺结核的患者。

③大量咯血：多见于肺结核空洞内小动脉破裂等患者。大量咯血的主要表现：一次咯血量＞300 mL 或 24 h 咯血量＞500 mL。

3. 判断是否发生窒息　咯血窒息是咯血致死的主要原因，需严加防范，并积极准备抢救。常见原因：①大量咯血阻塞呼吸道。②患者体弱，咳嗽无力或咳嗽反射功能下降，无力将血液咳出。③患者极度紧张，诱发喉头痉挛。④若患者咯血后突然出现胸闷、呼吸困难、端坐呼吸、烦躁不安或张口瞪目、面色苍白、唇甲发绀、大汗淋漓等表现时需警惕发生咯血窒息，应积极处理。

（三）护理诊断

1. 有窒息的危险　与大量咯血患者极度紧张或无力咳嗽，可能导致血液阻塞气道有关。

2. 有感染的危险　与血液潴留在支气管有关。

3. 焦虑与恐惧　咯血或担心再次咯血，对进一步检查及结果感到不安或害怕。

4. 潜在并发症　失血性休克。

（四）护理措施

1. 一般治疗　①大量咯血患者应绝对卧床休息，保持安静；②保持呼吸道通畅，减少翻动，取患侧卧位，以利于健侧通气，有缺氧表现时给予吸氧；③同时指导患者呼吸与咳嗽，减少再出血及窒息的发生；④大量咯血时应暂时禁食，咯血停止或减少后可给予易消化食物，注意保持大便通畅；⑤做好口腔护理。

2. 药物应用

（1）病因治疗。肺结核患者要进行正规的抗结核治疗，支气管扩张患者给予适当抗生素治疗，风湿性心脏病左心衰竭患者可给予西地兰、呋塞米等药物治疗。

(2) 止血药。①垂体后叶素：可直接作用于血管平滑肌，具有强烈的血管收缩作用。用药过程中，若患者出现头痛、面色苍白、出汗、心悸、胸闷、腹痛、便意及血压升高等不良反应时，应注意减慢静注或静滴速度。患有高血压、冠心病、动脉硬化、肺源性心脏病、心力衰竭以及妊娠患者，均应慎用或不用。②一般止血药：主要通过改善凝血机制，加强毛细血管及血小板功能而起作用，如氨基己酸、酚磺乙胺；此外尚有减少毛细血管渗漏的卡巴克洛(安络血)，参与凝血酶原合成的维生素 K，对抗肝素的鱼精蛋白、各种止血粉等。鉴于临床大量咯血多由支气管或肺血管破裂所致，故上述药物一般只作为大量咯血的辅助治疗药物。

(3) 镇静剂。对烦躁不安患者常用镇静剂，如地西泮 5～10 mg 肌内注射。注意忌用吗啡，吗啡可抑制呼吸中枢，减少咳嗽反射，易引起窒息。

(4) 镇咳剂。大量咯血伴剧烈咳嗽时可用可待因口服或皮下注射，年老体弱、肺功能不全者慎用。

(5) 其他。失血量过多时可少量多次输新鲜血。若内科治疗无效，可考虑外科手术治疗。

3. 严密观察病情

(1) 密切观察患者生命体征及意识情况。对大量咯血伴休克的患者应注意保暖。对伴有高热的患者，胸部或头部可置冰袋，有利于降温止血。

(2) 监测患者咯血情况：记录咯血的次数、量、颜色和性状。

(3) 观察止血效果：通过咯血情况、周围循环体征及辅助检查结果综合判断出血是否停止。

(4) 观察治疗效果：特别是药物的不良反应，根据病情及时调整药液滴速。

(5) 观察有无并发症。

4. 窒息的预防及抢救 大量咯血患者的主要危险在于窒息，这是导致患者死亡的最主要原因。因此，在大量咯血的救治过程中，应时刻警惕窒息的发生。一旦发现患者有明显胸闷、烦躁、呼吸浅而快、大汗淋漓、一侧(或双侧)呼吸音消失，甚至意识模糊等窒息的临床表现时，应立即采取以下措施，全力以赴地进行抢救。

(1) 尽快清除堵塞气道的积血，保持气道通畅。迅速将患者抱起，使其头朝下，上身与床沿成 $45°～90°$ 角。助手轻托患者的头部使其向背部屈曲，以减少气道的弯曲。并拍击患者背部，尽可能倒出滞留在气道内的积血。同时将口撬开(注意义齿)，清理口咽部的积血，然后用粗导管(或纤维支气管镜)经鼻插入气管内吸出积血。

(2) 给予吸氧：立即给予高流量吸氧，6～8 L/min。

(3) 迅速建立静脉通道：最好建立 2 条静脉通道，并根据需要给予呼吸兴奋剂、止血药物及补充血容量。

(4) 绝对卧床：待窒息解除后，保持患者于头低足高位，以利于体位引流。

(5) 加强生命体征监测，防止再度发生窒息。注意患者血压、心率、心电、呼吸及血氧饱和度等的监测，准备好气管内插管及呼吸机等设施，以防再发生窒息。

(6) 饮食：大量咯血应暂禁饮食，小量咯血宜进少量温凉流质饮食，避免咖啡、浓茶、酒等刺激性饮品。多饮水，多食富含纤维素的食物，保持大便通畅。

5. 心理护理 患者情绪紧张、恐惧不安会加重出血，增加咯血窒息的风险。因此护士应细心观察患者的情绪，及时向患者做好解释和安慰工作，关心患者的需求，取得患者的信任，使患者保持安静，能够主动配合治疗。

(五) 健康教育

(1) 向患者讲解保持大便通畅的重要性。

(2) 不要过度劳累，避免剧烈咳嗽。

(3) 适当锻炼，避免剧烈运动。

(4) 保持平和愉快的心情，避免忧郁。

(5) 及时治疗原发病。

→ 任务小结

```
                          ┌─ 定义 ──────── 咯出、鲜红色并伴有泡沫、常温有痰液
                          │
                          │                ┌─ 支气管疾病
                          │                ├─ 肺部疾病
                          ├─ 病因及发病机制 ─┤
                          │                ├─ 心血管疾病
                          │                └─ 其他疾病：流行性出血热等
                          │
                          │                ┌─ 确定是否为咯血
                          │                │              ┌─ 咯血前兆
                          │                │              ├─ 年龄     ┌─ 小量咯血：24 h<100 mL
                          ├─ 病情评估 ──────┤ 判断严重程度 ─┤          ├─ 中等量咯血：24 h 100～500 mL
                          │                │              └─ 咯血量 ──┤
                          │                │                          └─ 大量咯血：一次咯血>300 mL或24 h>500 mL
                          │                └─ 判断是否发生窒息
                          │
                          │                ┌─ 有窒息的危险
  呼吸系统疾病患者的救护 ──┤                ├─ 有感染的危险
                          ├─ 护理诊断 ──────┤
                          │                ├─ 焦虑与恐惧
                          │                └─ 潜在并发症
                          │
                          │                ┌─ 一般治疗 ──── 病因治疗
                          │                │              ┌─ 止血药
                          │                │              ├─ 镇静剂
                          │                ├─ 药物应用 ───┤
                          │                │              ├─ 镇咳剂
                          ├─ 护理措施 ──────┤              └─ 其他
                          │                ├─ 严密观察病情
                          │                │                 ┌─ 尽快清除堵塞气道的积血
                          │                │                 ├─ 给予吸氧
                          │                │                 ├─ 迅速建立静脉通道
                          │                └─ 窒息的预防及抢救 ┤ 绝对卧床
                          │                                  ├─ 加强生命体征监测
                          │                                  └─ 饮食
                          │
                          │                ┌─ 保证大便通畅
                          │                ├─ 避免剧烈咳嗽
                          └─ 健康教育 ──────┤ 避免剧烈运动
                                           ├─ 保持平和愉快心情
                                           └─ 及时治疗原发病
```

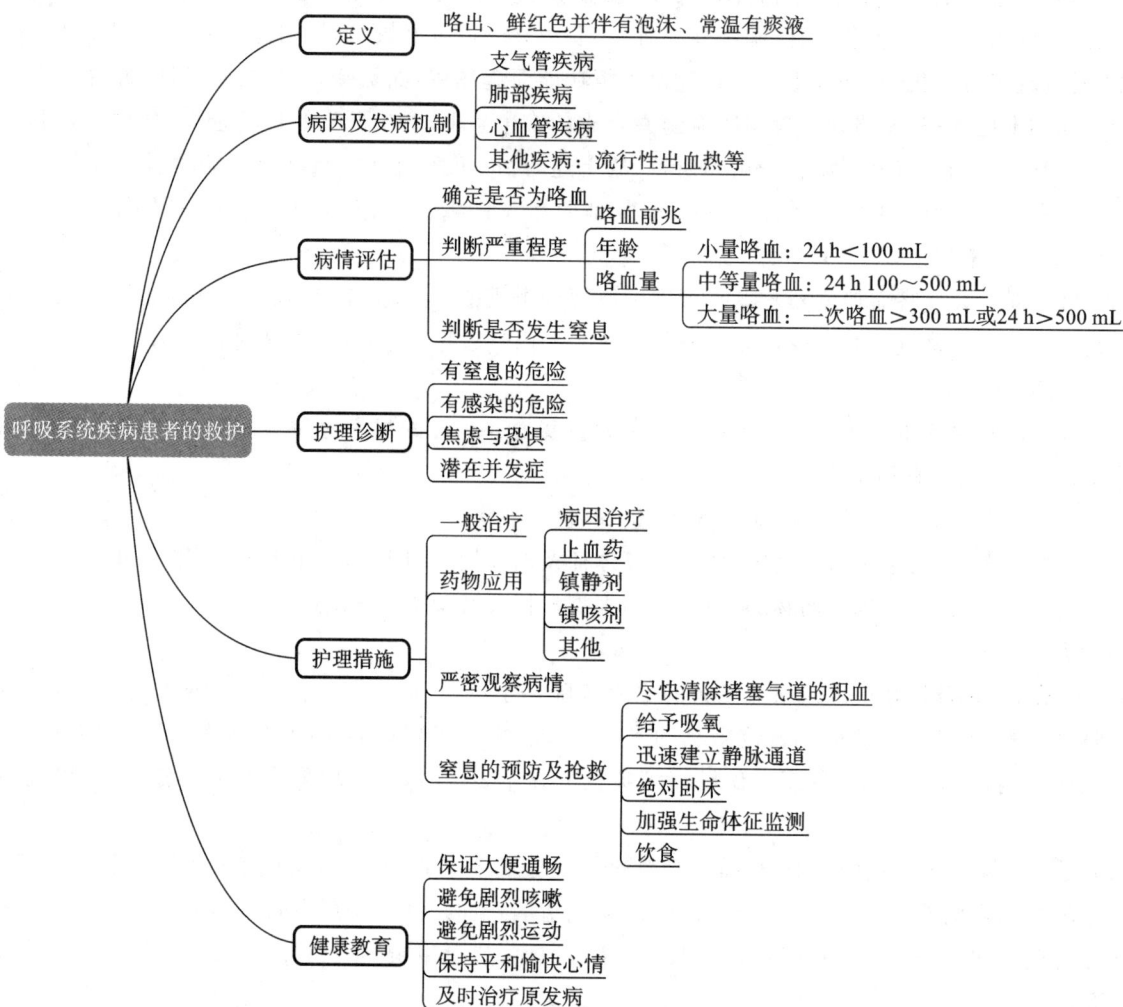

任务四　消化系统疾病患者的救护

学习要点

- **重点**：上消化道出血患者的护理措施。
- **难点**：上消化道出血患者的护理评估。

任务导入

　　患者，男，64岁。呕血、黑便4 h。患者于4 h前呕血400 mL，解黑便约400 g，伴头晕、心慌、冷汗，无黑蒙、晕厥。血红蛋白浓度为110 g/L，白细胞计数为$3×10^9$/L，中性粒细胞占比75%，血小板计数为$12×10^{12}$/L。患者出血前一周由于农忙劳累，饮食不规律而自感上腹部隐痛不适，1年前有过类似发病，曾胃镜诊断为胃溃疡伴出血，经过质子泵抑制剂抑制胃酸分泌及营养对症支持治疗很快

好转,后未再进行规律抗溃疡治疗。近期患者一般情况尚可,无反酸嗳气,食纳欠佳,睡眠一般,体重无明显变化。患者有高血压病史 5 年,自服降压药,血压控制在 140/80 mmHg 左右。T 36.4 ℃,P 95 次/分,R 18 次/分,BP 95/60 mmHg,患者神志清醒,精神萎靡,消瘦,平车入病房,查体合作。

请思考:

1. 该患者最可能的诊断是什么?

2. 结合治疗应采取哪些护理措施?

上消化道出血患者的护理

上消化道出血是指屈氏韧带以上(包括食管、胃、十二指肠、胰腺、胆道和吻合口)病变引起的出血,主要表现为呕血,颜色多为鲜红色或棕褐色,多伴黑便。

消化系统解剖图如图 9-4 所示。

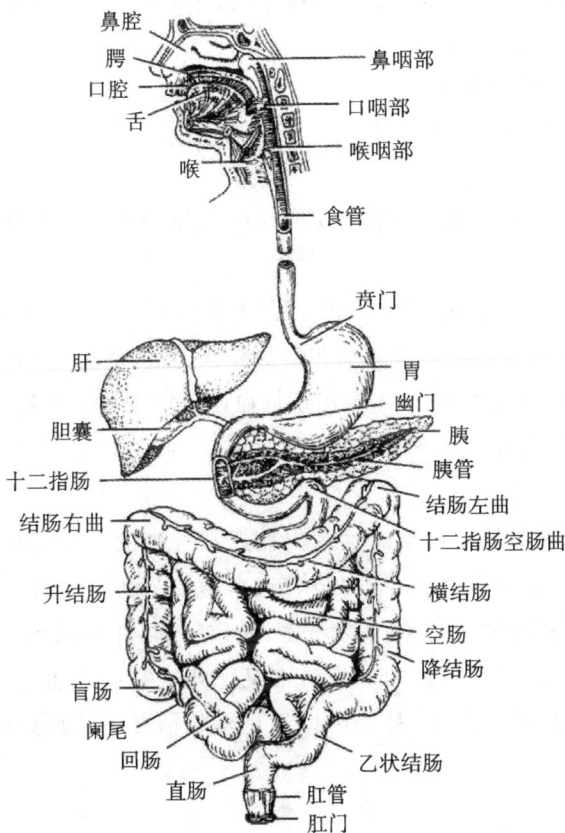

图 9-4　消化系统解剖图

(一) 病因及发病机制

多为消化道疾病,少数为全身性疾病的局部表现。

1. 上消化道疾病　①食管疾病,如食管贲门撕裂,食管炎症、损伤、溃疡、肿瘤;②胃、十二指肠疾病,如胃、十二指肠溃疡,急性胃黏膜病变,胃癌,微血管畸形等;③胃大部分切除术后吻合口溃疡等;④肝硬化所致的食管胃底静脉曲张破裂。

2. 上消化道邻近脏器疾病　如胆道出血、肝癌或肝脓肿破裂、纵隔肿瘤或脓肿破入食管。

3. 全身性疾病　如过敏性紫癜、血液病、尿毒症、急性感染等。

(二) 病情评估

消化道出血的临床表现取决于出血的速度和出血量,出血前的全身情况,有无贫血和心肺功能减弱等。

1. 临床表现

（1）病史。需追问有无易引起消化道出血的病史，如肝硬化、消化性溃疡等；有无摄入易引起出血的食物、药物，如大量饮酒，口服非甾体抗炎药、抗血小板聚集药等；有无体重进行性下降，如肿瘤等。

（2）症状和体征。

①腹痛：出血前多有腹痛，如消化性溃疡出血前，疼痛节律消失，变为持续性疼痛，服用抑酸药物无效。

②呕血：需注意呕血的颜色、量、性状、次数等，应注意与咯血相区别。

③黑便：询问大便的颜色、量、性状、次数等。

④血压：出血量大时可出现血压下降、周围循环衰竭、休克等血容量不足的表现。

⑤其他：注意询问有无黑蒙、意识丧失等，查体时需注意有无黄疸、蜘蛛痣、腹水等。

（3）辅助检查。

①血常规：急性失血早期血红蛋白浓度可在正常范围内，随着时间的延长，血红蛋白浓度可下降。当血红蛋白浓度进行性下降时，多提示仍有活动性出血。

②胃镜：上消化道出血时可行胃镜检查，明确出血原因，亦可进行镜下止血。

③大便隐血试验：明确有无大便隐血。

④钡餐：有活动性出血时禁用该检查。

⑤其他：如肝肾功能、腹部彩超、腹部 CT 等。

2. 判断

（1）是否为消化道出血：需排除咯血、口鼻及咽喉部出血，排除进食动物血、铁剂等引起的黑便。

（2）出血严重程度的评估。

①出血量：出血 5～10 mL，大便隐血试验可呈阳性；出血 50～100 mL，可出现黑便；胃内积血 250～300 mL，可引起呕血；一次出血量＜400 mL，一般不引起全身症状；出血量超过 400 mL 时，可出现头晕、心慌、乏力等全身症状；短时间内出血量超过 1000 mL，可出现低血压等周围循环衰竭，表现为头晕、手足湿冷、昏厥、脉搏加快、血压下降等。出血量超过 1500 mL，可出现面色苍白、四肢湿冷、烦躁不安或意识丧失等休克表现，需进行紧急抢救。

②血压、脉搏和尿量：血压和脉搏是评估急性大出血严重程度的关键指标，其次是尿量，需进行动态观察，并综合其他指标加以判断。血压下降 10 mmHg 伴心率增快 20 次/分，表明出血量＞1000 mL。

（3）出血是否停止。①反复呕血，或黑便次数增多、粪质稀薄，伴有肠鸣音亢进。②周围循环衰竭的表现：经充分补液、输血而未见明显改善，或虽暂时好转而又恶化。③血红蛋白浓度、红细胞计数与血细胞比容继续下降，网织红细胞计数持续增高。④补液与尿量足够的情况下，血尿素氮持续或再次升高。⑤胃管内抽出新鲜血。

（三）护理诊断

1. 有休克、昏迷的危险　与急性失血、肝性脑病有关。

2. 有误吸的风险　与频繁呕血有关。

3. 潜在并发症　消化道穿孔。

4. 知识缺乏　与缺乏防范消化道出血的知识有关。

（四）护理措施

1. 急救原则　正确评估失血程度，充分补液、输血以保证重要脏器的血流灌注，防止休克及脏器功能衰竭，控制活动性出血。明确出血原因及部位，防止并发症。必要时尽早采取手术或介入方式止血治疗。

2. 护理措施

（1）即刻护理措施。卧床休息，头高足低，头偏向一侧，避免误吸，保持呼吸道通畅。

（2）补充血容量。急性大出血患者需迅速建立 2～3 条静脉通道，快速补液，并遵医嘱查血型、配血，快速补充血容量,改善急性失血性周围循环衰竭。但对老年人或原有心肺疾病者,不宜补液过快,以防肺水肿的发生。

知识链接

　　失血性休克者,应加快输液速度,出现下列情况应紧急输血:①改变体位时出现晕厥、血压下降和心率加快;②血红蛋白浓度低于 70 g/L 或血细胞比容低于 25%。

　　(3)非手术止血护理措施。

　　①药物止血:常用药物有血管升压素、生长抑素,对食管胃底静脉曲张破裂出血疗效较好,也可用于其他胃肠道出血。H2 受体阻滞剂或质子泵抑制剂对消化性溃疡和出血性胃炎导致的出血有效。

　　②胃内局部止血:若判断为胃出血,可将凝血酶冻干粉 1000～2000 IU 或去甲肾上腺素 6～8 mg 加至 100 mL 4 ℃的生理盐水中,口服或经胃管注入,可有助于止血。

　　③三腔二囊管压迫止血:药物治疗食管胃底静脉曲张破裂出血无效时,可直接压迫食管中下段曲张的静脉以控制出血。

　　④其他:对于充分补液后血压仍低的患者,可给予血管活性药物治疗。

　　(4)严密观察病情。

　　①密切观察患者生命体征及意识情况。

　　②监测患者出血情况:记录呕血、黑便的次数、量、颜色和性状。

　　③观察止血效果:通过呕血情况、周围循环体征及辅助检查结果综合判断出血是否停止。由于肠道积血需 2～3 天才能排尽,故不能以黑便作为继续出血的指标。

　　(5)饮食护理。上消化道出血患者应注意禁食;仅有黑便而无呕血的上消化道出血者可给予清淡无刺激性的流质饮食;消化性溃疡而无呕血者可给予少食多餐流质饮食,以中和胃酸,促进肠蠕动,缓解疼痛,有利于溃疡愈合;呕血停止 12～24 h 一般可给予流质饮食,后逐渐过渡到半流质饮食,待病情稳定后可由半流质饮食改为软食。

　　(6)心理护理。消化道出血患者常恐惧不安、紧张等,导致出血加重或再出血,因此,应及时清除血迹,向患者及其家属宣教消化道出血相关知识,消除其恐惧和紧张心理。除严重肝病外,必要时可给予适当镇静剂。

　　(7)随时做好抢救和手术准备。对危重患者应做好抢救的各项准备,及时实行抢救措施。止血效果不好考虑手术者,应积极做好术前准备。

(五)健康教育

　　1. 心理指导　指导患者保持安静,配合治疗,有利于止血。紧张、恐惧的心理会使肾上腺素分泌增加,血压增高,可诱发和加重出血。

　　2. 饮食指导　合理饮食是避免上消化道出血诱因的重要环节。

　　3. 活动与休息指导　指导患者生活起居,注意劳逸结合,保持乐观情绪,保证身心休息,应戒烟、戒酒,并在医生指导下用药。避免长期精神紧张和过度劳累。

　　4. 用药指导　①指导患者用药方法,讲解药物作用。②向患者讲解药物的不良反应。

　　5. 提高自我护理能力指导　上消化道出血的临床过程及预后因引起出血的病因而异,帮助患者和家属掌握有关疾病的病因和诱因、预防、治疗知识,以降低再度出血的风险,教会患者及家属早期识别出血征象及应对措施。

思政园地 ⊚

深夜的守护者

深夜的医院走廊里,只有微弱的灯光和偶尔传来的脚步声。在消化科的重症监护室里,杨护士正忙碌地记录着每位患者的病情。突然,她注意到一位上消化道出血患者的血压开始急剧下降,心率也明显加快。杨护士立即走到患者床前,仔细观察他的病情变化。她注意到患者的面色变得苍白,四肢湿冷,这是出血严重的迹象。

杨护士知道,这种情况下必须立即采取措施,否则患者的病情可能会迅速恶化。她迅速通知值班医生,并准备好急救药品和设备。在等待医生到来的过程中,杨护士不断安慰患者,让他保持冷静和信心。同时,她迅速为患者建立了静脉通道,准备给予止血药物和输血。

医生很快赶到现场,她详细汇报了患者的病情变化和所采取的处理措施。医生对杨护士的敏锐观察和果断行动表示赞赏,并立即为患者制订了详细的治疗方案。患者转危为安。

从杨护士的故事中,我们学到了什么?

→ 任务小结

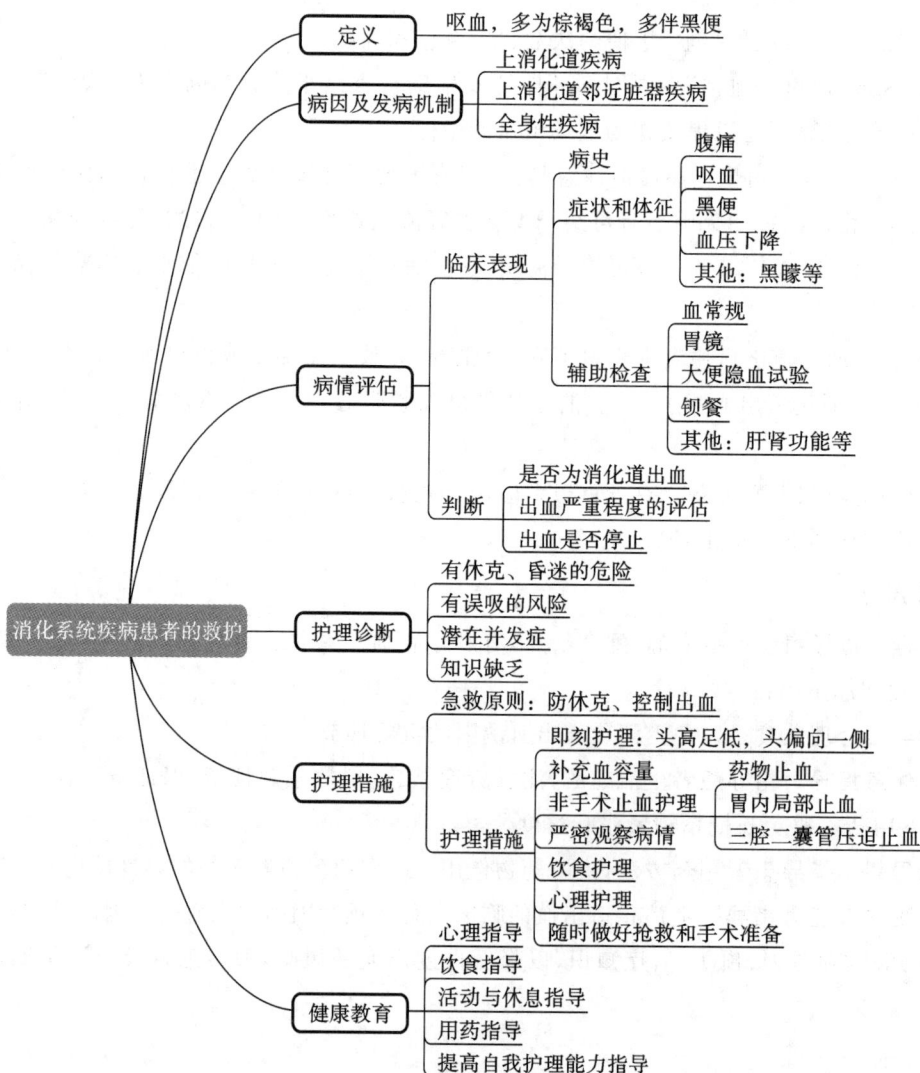

在线答题

实训 8　急性左心衰竭患者的救护

【情境案例】

方先生,65 岁,既往有冠心病、高血压史,上呼吸道感染后在社区门诊输液过程中突感严重呼吸困难,端坐呼吸,频繁咳嗽,咳粉红色泡沫样痰,烦躁不安,面色苍白,口唇发绀,大汗淋漓,皮肤湿冷。体检:T 37 ℃、P 135 次/分、R 32 次/分、BP 150/80 mmHg、SpO$_2$ 56%,双肺满布湿啰音,心尖部可闻及奔马律。实验室检查:X 线片可见肺门有蝴蝶翼样渗出影。

【实训目标】

(1) 学会准确评估患者病情。

(2) 熟悉急性左心衰竭患者的救护操作流程。

(3) 掌握急性左心衰竭患者的救护操作方法及注意事项。

【实训条件】

急性左心衰竭患者的救护实训条件见表 9-2。

表 9-2　急性左心衰竭患者的救护实训条件

项 目	条 件	要 求
操作环境	模拟病房、安全平整的床面	安静整洁
设备设施	多功能急救综合训练模型、吸痰机、心电监护仪、除颤仪	仪器完好、配件齐全
用物准备	吸痰、吸氧用物,30%乙醇,输液用物,止血带及布垫,导尿包,听诊器,急救车内备以下药品:5%葡萄糖注射液 250 mL、生理盐水 250 mL、吗啡、强心剂(西地兰)、血管扩张剂(硝普钠)、利尿剂(呋塞米)、平喘药(氨茶碱)、激素(地塞米松)	用物均在使用期限内
人员准备	学生分小组完成操作,组长模拟医生,组员模拟护士。仪表符合职业要求,熟悉操作步骤	4~5 人为一小组

【操作流程】

急性左心衰竭患者的救护操作流程见表 9-3。

表 9-3　急性左心衰竭患者的救护操作流程

操作步骤	项目内容	操作流程	注意事项
准备	环境	环境安全,安静整洁	
	用物	急救设备处于备用状态,用物准备齐全	
	人员	着装整齐,符合职业要求,做好自身防护	

操作步骤	项目内容	操作流程	注意事项
	病情评估	护士甲: 评估患者病情变化。 有无意识障碍,有无突发严重呼吸困难(口述) 有无大汗淋漓,烦躁不安(口述) 有无强迫体位,端坐呼吸(口述) 有无面色苍白,口唇发绀、皮肤湿冷(口述)	注意保持环境安静,让无关人员离场
		屏风遮挡、呼救、立即通知医生(口述)	记录通知医生的时间
		医生甲到达,评估以下指标: 心率、脉率是否增快(>100 次/分)(口述) 两肺是否满布对称性湿啰音、干啰音(口述) 心尖区是否闻及奔马律(口述) 有无气道阻塞(口述) 有无呼吸,呼吸的频率和程度如何(口述) 有无脉搏,循环是否充分(口述) 神志变化如何(口述) 血压变化如何(口述) 医生乙:记录患者评估指标	口述大声、清晰
实施	治疗配合	护士甲: (1)摆体位:拉床栏,协助患者取半坐位或端坐位,双下肢下垂。 (2)吸氧:连接氧源,给予高流量(6~8 L/min)吸氧,必要时予20%~30%乙醇湿化吸入; (3)心电监护:连接心电监护仪,监测患者生命体征及心电图、血氧饱和度。(口述) (4)安慰患者及家属	若人员充足可安排两名护士共同完成此项工作。 报出详细监护数值
		护士乙:打开急救车,建立静脉通道,遵医嘱用药。 (1)强心剂:西地兰 0.2 mg,静脉注射; (2)平喘药:氨茶碱 0.25 g,静脉滴注; (3)镇静剂:吗啡 3~5 mg,皮下注射; (4)利尿剂:呋塞米 20 mg,静脉注射; (5)血管扩张药:硝普钠 20 μg/min,缓慢避光静脉滴注; (6)激素类药物:地塞米松 5 mg,静脉注射。 医生乙:记录医生甲口头医嘱	医生甲下达口头医嘱,护士乙口头复述一遍,并与护士甲双人核对后再执行,用完后保留空药瓶
		护士甲: (1)进行轮扎四肢; (2)必要时吸痰、留置尿管,记录 24 h 液体出入量(口述)	每侧肢体轮扎时间不超过15 min
	病情观察	急救效果评价: 病情好转:呼吸困难、口唇发绀有好转,心率减慢,肺部湿啰音减轻等(口述)	

续表

操作步骤	项目内容	操作流程	注意事项
实施	整理记录	分类整理抢救用物,做好终末处理; 洗手,护士甲详细记录抢救经过(口述)	准确记录抢救时间及过程
评价	操作方法	流程正确,操作规范,动作娴熟	
		分工明确,配合默契	
	整体效果	用物齐备、用物处理规范	
		沟通有效,宣教得当,体现人文关怀	

【实训评价】

学生按上述操作流程练习后,按操作评分标准(见附录 G)进行自我考核、小组考核及教师考核,将实训情况填于表 9-4。

表 9-4　实训评价表

实训名称			实训时间	
操作时长		技能之星　是□　否□	评价等级	优□　良□　达标□　未达标□
实训步骤	存在问题	学生评分30%	小组评分30%	教师评分40%	综合评分
操作前准备					
操作中实施					
操作后评价					
人文关怀					
本次实训心得体会					
备注	综合成绩满分 100 分,优≥90 分,良 80~89 分,达标 60~79 分,未达标<60 分				

(邹　亮)

急性中毒患者的救护

扫码学课件

【知识目标】

1. 能说出食物中毒、有机磷农药中毒、急性一氧化碳中毒的定义。
2. 掌握食物中毒、有机磷农药中毒、急性一氧化碳中毒、急性酒精中毒的临床表现和护理措施。
3. 熟悉食物中毒、有机磷农药中毒、急性一氧化碳中毒、急性酒精中毒的机制。
4. 了解食物中毒、有机磷农药中毒、急性一氧化碳中毒、急性酒精中毒的病因。

【技能目标】

掌握洗胃机的操作技能,能运用护理程序的方法对有机磷农药中毒的患者实施临床救护。

【素养目标】

1. 具有理解患者病痛,主动关心患者的护理职业素养。
2. 培养学生敬畏生命、珍爱生命的职业素养。

项目导言

　　急性中毒是临床上常见的急症,其病情急骤,变化迅速,必须尽快做出诊断与急救处理。毒物是指在一定条件下以各种形式和剂量作用于人体,产生对人体有害的生物学反应和病理变化,导致机体功能严重受损甚至危及生命的物质,包括化学药品、植物和气体等。毒物进入人体后,在体内与体液、组织相互作用后可引起一系列中毒症状表现,组织代谢和器官功能障碍严重者可导致患者死亡或终身残疾。因摄入毒物而产生的一系列危及生命的病理生理改变和相应症状称为中毒。

任务一　中毒概述

学习要点

- **重点:**中毒的机制及急救原则。
- **难点:**中毒的救护措施。

任务导入

　　患者,女,84岁。被家属发现意识不清2.5 h,呼之不应,周围发现"氯硝西泮"药物减少约100

片,"奥氮平"减少 1 片。入院时神志不清,刺激无反应。查体:T 37.3 ℃、P 78 次/分、R 22 次/分、BP 180/101 mmHg。昏迷状态,血氧饱和度 90% 左右。双侧瞳孔等大等圆,直径为 1.0 mm,对光反射迟钝,双肺未闻及大量细湿啰音。四肢肌力、肌张力无法正确判断。

请思考:

1. 该患者可能出现了何种情况?
2. 该如何正确施救?

中毒是指毒物通过饮食、呼吸、皮肤接触等途径进入人体,达到中毒剂量后而产生全身性损害的过程。引起中毒的物质称为毒物。毒物可以大致分为工业性毒物、药物、农药、有毒动植物。根据病变发生的快慢,中毒可以分为急性中毒和慢性中毒。急性中毒是短时间内突然吸收大量毒物所致,起病急骤,症状严重,病情变化迅速,不及时治疗常危及生命,必须尽快做出诊断,进行急救处理。慢性中毒是小量毒物逐渐进入机体,蓄积到一定程度开始出现中毒症状,一般起病缓慢。

一、病因

1. 职业中毒 生产、保管、使用和运输过程中暴露于有毒原料、中间产物或成品中而发生的中毒。

2. 生活中毒 误食或意外接触毒物、用药过量、自杀或谋害等情况下,大量毒物入体而引起的中毒。

二、中毒过程

1. 毒物进入机体的途径

(1) 消化道:有毒食物、药物(如有机磷农药等)经过消化道进入体内,主要通过胃和小肠吸收进入血液循环。

(2) 呼吸道:毒物以粉尘、烟雾、蒸气或气体状态吸入呼吸道。由于呼吸道毛细血管丰富,经呼吸道吸入后,毒物吸收速度较经消化道吸收快 20 倍,患者迅速发生中毒,症状重且病情进展快。

(3) 皮肤黏膜:健康皮肤表面脂质层能防止水溶性毒物侵入机体,皮肤多汗或有损伤时,可加速毒物吸收。

①少数脂溶性毒物(如苯、苯胺、硝基苯、乙醚、氯仿或有机磷化合物等)易经皮脂腺吸收中毒。

②砷化物、芥子气等毒物能损伤皮肤,后经皮肤吸收中毒。

③有的毒物可经球结膜吸收中毒。

2. 毒物代谢 毒物吸收后通过血液循环分布于全身,主要通过肝脏代谢,经代谢后,毒物毒性大多降低,此为解毒过程。少数毒物代谢后毒性反而增强,如对硫磷被氧化为对氧磷后,毒性更强。

3. 毒物排泄 毒物排泄速度与其溶解度、挥发度、排泄器官和循环系统功能状态有关。体内毒物主要经肾脏排出,气体、挥发性物质(如氯仿、乙醚、酒精和硫化氢等)可以原形经呼吸道排出,某些重金属如铅、汞和砷可由消化道和乳汁排出。

三、发病机制

1. 组织和器官缺氧 氰化物、一氧化碳、硫化氢等毒物可以影响氧气的吸收、转运和利用,导致机体组织和器官缺氧。

2. 抑制酶活性 许多毒物或其代谢产物通过抑制酶的活性而对人体产生毒性作用。

3. 麻醉作用 吸入性麻醉剂和有机溶剂亲脂性强,细胞膜和脑组织脂质含量高,其进入机体后可抑制相关功能,如苯可经血脑屏障进入脑组织而抑制脑功能。

4. 竞争相关受体 阿托品通过竞争性阻断毒蕈碱受体产生毒性作用。

5. 腐蚀作用 强酸、强碱可以吸收组织中的水分,并与脂肪或蛋白质结合,使细胞发生变性、坏死。

四、急救原则

（1）终止与毒物接触：对于中毒患者，尤其是急性中毒患者，首要的是争分夺秒使其脱离中毒环境，终止与毒物的接触。

（2）紧急复苏和对症治疗：维持呼吸、循环通畅并采取有效的复苏措施。昏迷患者注意保持呼吸道通畅，紧急时行气管插管维持呼吸功能。急性中毒者易出现循环衰竭和低血压，应迅速建立静脉通道补液。对心搏骤停者应立即实施心肺复苏术。

（3）清除毒物：清除体内尚未吸收的毒物并正确使用有效解毒药。

（4）减少并发症。

五、救护措施

（一）立即终止继续暴露

急性中毒者应立即撤离中毒现场，终止与毒物接触。经皮肤或呼吸道接触者立即脱去污染衣服，可用温水或肥皂水清洗皮肤和毛发上的毒物，对于眼内毒物，优先用清水彻底冲洗清除。

（二）维持生命体征

检查生命体征，并采取有效的复苏措施，维持呼吸及循环功能。

（三）清除体内尚未吸收的毒物

对于经消化道中毒者，特别是口服液体中毒者尤为重要。

1. 催吐 适用于意识清楚、愿意配合且病情允许者。患者取坐位，嘱患者自饮大量灌洗液后催吐，不易吐出者，可用压舌板刺激舌根部引起呕吐。反复进行，直至吐出的灌洗液澄清无味。

2. 洗胃 清除胃内毒物，避免毒物吸收，还可利用不同灌洗液进行中和解毒，从而减少毒物吸收入血。洗胃应尽早进行，一般服毒物后 6 h 内均有效，如在口服毒物前胃内容物过多、毒物量大，超过 6 h 也可进行洗胃。

3. 导泻 减少肠道内毒物的停留与吸收。常用的导泻剂有硫酸钠、硫酸镁、山梨醇等，一般不用油性导泻剂以免加速脂溶性毒物的吸收。

4. 肠道毒性吸附剂的应用 减少毒物的吸收，常用活性炭。

（四）促进已吸收的毒物排出

1. 强化利尿和改变尿液酸碱度 ①利尿排毒：病情允许时输入 5%～10% 葡萄糖溶液或 5% 糖盐水溶液，速度以 500～1000 mL/h 为宜，同时静脉注射呋塞米 20～80 mg。②碱化尿液：静脉应用碳酸氢钠碱化尿液，以加速酸性物质的排出。③酸化尿液：静脉注射维生素 C，直至尿液 pH<5.0，加速毒物排出。

2. 血液净化 ①血液透析：用于清除血液中分子量较小和非脂溶性的毒物（如苯巴比妥等）。②血液灌流：可吸附脂溶性或与蛋白质结合的化学物，以清除血液中巴比妥类和百草枯等。③血浆置换：清除游离或与蛋白质结合的毒物，特别是生物毒（如蛇毒、毒蕈）及砷化氢等溶血毒物性中毒。

3. 供氧 急性中毒特别是一氧化碳中毒者，吸氧可促使碳氧血红蛋白解离，加速一氧化碳排出。高压氧治疗是一氧化碳中毒的特效疗法。

（五）应用解毒剂

对毒物明确者，应及时采用特效解毒剂，但毒物不明或中毒时间过长者不宜使用。

（六）对症治疗

绝大多数毒物无特效解毒剂，只能通过对症支持救护，为重要器官功能恢复创造条件。

（七）心理护理

帮助患者尤其是服毒自杀患者重建信心，适应社会。

六、健康教育

1. 加强毒物管理 严格遵守相关毒物的防护和管理制度,加强毒物管理。

2. 加强宣传 宣传普及中毒的预防和急救知识,特别是针对特殊职业及有机磷农药的使用人群。食用特殊食物前应先了解其毒性,不可食用有毒、变质或怀疑被毒物污染的食物。

3. 预防食物中毒 加强有毒食物的管理及宣传,预防食物中毒。对可能导致中毒的药物、化学试剂等严格管理。

思政园地

河南洛阳伊川县一馒头店发生气体中毒事件,该事故导致馒头店 1 人抢救无效死亡,多人受伤。事发后,有 4 名医护人员到现场救治,其中 2 人当场晕倒被送医,另有 2 名医护人员在返回医院后晕倒。被送医救治的人员主要症状为不明气体中毒所致的呕吐头晕等。这起事件再次提醒我们,在生产和生活中,必须高度重视安全问题,采取有效措施防止气体中毒等事故的发生。并且,在实施进行救援之前,进行全面的风险评估是非常必要的。通过评估,确定可能存在的风险,制订相应的安全措施和应对措施,掌握中毒相关知识正确施救,对保障救援人员的安全和受困者的生命安全至关重要。

任务小结

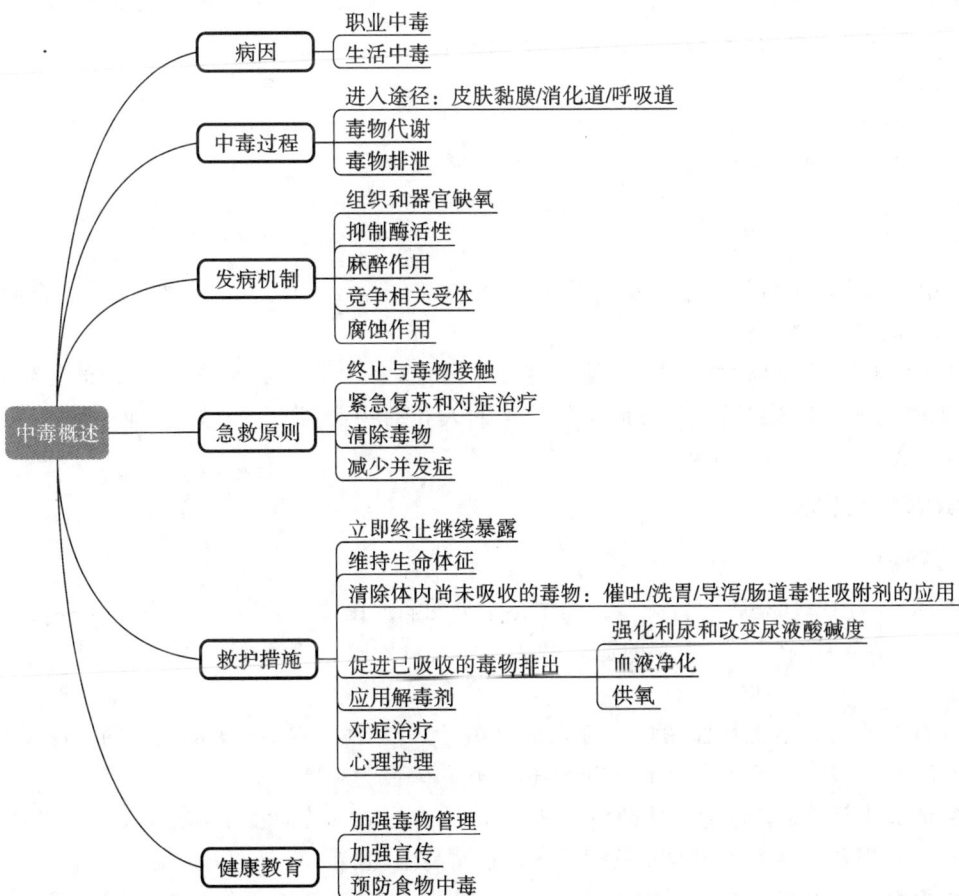

151

任务检测

在线答题

任务二 食物中毒患者的救护

学习要点

- **重点**:食物中毒的原因及机制。
- **难点**:食物中毒的救治原则及救护措施。

任务导入

某日下午4点起,某县中心医院附近居民数人先后因胃肠疾病症状来院就医,患者发病急骤,恶心、呕吐,腹泻呈水样便,无里急后重。T 38 ℃左右。

请思考:

1. 如果你是当班护士,应该如何处理?
2. 该如何正确施救?

食物中毒指经口摄入被致病性细菌及其毒素、真菌毒素、化学毒物污染的食物,或误食含有自然毒素的动植物而引起的非传染性的急性、亚急性疾病。

本节重点介绍急性细菌性食物中毒,其流行存在季节性,多发生于夏秋季,有共同的传染源,发病较集中,以暴发和集体发作的形式出现。传染源是被感染的人和动物,传染途径是通过食用被细菌或其他毒素污染的食物而传播。

一、中毒病因与机制

(一) 中毒病因

1. 沙门菌属 沙门菌属是引起胃肠型食物中毒常见的病原菌之一,其在自然界中生存力较强,可在水、牛奶、蛋、肉类中存活数月,在22~30 ℃的适宜温度下可大量繁殖。该菌不耐热,在56 ℃中煮25~30 min即可灭活。

2. 副溶血性弧菌 副溶血性弧菌广泛存在于海鱼、海虾等海产品、含盐量较高的菜品及腌制食物中。该菌在自然界中生存力较强,可生存一个月以上,但对热和酸极为敏感。

3. 金黄色葡萄球菌 金黄色葡萄球菌以A型最常见。在适宜的温度下,该菌在污染的牛奶、蛋类、淀粉类食物中,可大量繁殖并产生肠毒素而致病。肠毒素耐高温,煮沸30 min仍保留其毒性。

4. 大肠埃希菌 ①产肠毒素大肠埃希菌,是导致婴幼儿、旅游者腹泻的主要原因;②致病性大肠埃希菌,是引起婴儿腹泻、大规模食物中毒的主要原因;③侵袭性大肠埃希菌,可导致类似细菌性痢疾的相关症状;④肠出血性大肠埃希菌,可导致出血性肠炎。

（二）中毒机制

致病菌进入人体，活菌感染引起发热、消化道炎症性反应（充血、水肿、出血、糜烂等）。毒素中毒引起神经等全身中毒反应（如呕吐、腹泻等）。

二、护理评估

（一）病史

发病与某种食物有关，应详细了解有关食物食用量、中毒经过和伴随症状等。

（二）临床表现

细菌性食物中毒一般起病急，潜伏期短，主要表现为腹痛、腹泻、呕吐等消化道症状。先腹部不适，继而出现上腹部或脐周疼痛，呈阵发性或持续性绞痛，上腹部、脐周有轻度压痛，肠鸣音亢进，多伴恶心、呕吐症状。呕吐物为食用的食物，严重者可呕出胆汁，甚至是血液。金黄色葡萄球菌性食物中毒呕吐最严重，腹泻可每日多次，常为黄色稀水样便或黏液样便。

（三）心理状况

由于该病发病急、损伤大，应详细了解患者的心理状况。

（四）辅助检查

（1）毒物分析：对可疑食物、患者呕吐物及排泄物进行检测或细菌培养，查找病原体即可确诊。

（2）血常规检查。

三、护理诊断

1. 有体液不足的危险　与急性呕吐、腹泻有关。

2. 腹泻　与毒素导致胃肠型食物中毒有关。

3. 疼痛：腹痛　与胃肠道炎症和功能紊乱有关。

4. 潜在并发症　酸中毒，水、电解质紊乱，休克。

四、护理目标

（1）维持患者水、电解质、酸碱平衡。

（2）患者腹泻缓解或恢复正常。

（3）患者疼痛减轻或消失。

五、护理措施

（一）休息

急性期卧床休息，减少体力消耗。

（二）病情观察

严密观察记录患者腹泻及呕吐的性质、次数及量，按照要求及时将呕吐物及排泄物送检；观察伴随症状如畏寒、发热、腹痛的部位及性质；注意监测患者生命体征变化，尤其注意血压、呼吸、意识、面色及皮肤弹性的变化、有无出血等情况。

（三）皮肤护理

腹泻患者保持会阴部、肛周清洁干燥。每次便后温水清洗肛周，并涂以润滑剂，减少刺激。可每日用温水或1∶5000高锰酸钾溶液坐浴，防止感染。

（四）对症护理

（1）对于腹痛患者应注意保暖，注意饮食。

（2）对于呕吐患者一般不主张止吐处理，因前期呕吐有助于清除胃肠道的毒素。给予易消化、清淡流质或半流质饮食，呕吐严重者可暂时禁食。

（3）早期不应用止泻剂，可有助于毒素的清除。

（4）鼓励患者多饮水或饮用淡盐水,补充水分及电解质。脱水及水、电解质紊乱患者遵医嘱补液。

六、健康教育

1. 加强宣传 宣传预防细菌性食物中毒的卫生知识,注意饮食卫生,不吃不洁、腐败变质的食物。

思政园地

家住湖州德清、种植有大片葡萄的王婶在自家果园里发现了一簇簇新鲜的蘑菇。一朵朵洁白可爱的蘑菇呈环状分布,犹如珍珠散落在田埂上,圆滚滚、胖嘟嘟的伞盖娇艳欲滴,让人忍不住采摘。

在此之前,王婶曾听新闻报道过野外采蘑菇进食导致中毒的事件,所以在野外看到蘑菇一般不碰不采,但她转念想到这是自家果园里长的蘑菇,应该不会有毒,勤俭持家的王婶也就就地取材,放心烹饪了。结果,还没到吃晚饭时间,王婶和老公、儿子、妹妹陆续开始头晕目眩、上吐下泻。王婶的老公纳闷"明明吃得很清淡,怎么会上吐下泻",儿子听说王婶的蘑菇是自家地里采来的,当即意识到可能是中毒了,连忙拨打120,一家人被送往当地医院急救。当地医院高度怀疑是误食毒蘑菇中毒,医院立即给予洗胃处理。

该事件引发同学们哪些思考?

2. 加强管理 加强对食品生产、流通及销售过程中的卫生管理,实行严格监督管理,对从事相关行业的人员加强健康检查。

3. 防止污染 消灭如蟑螂、苍蝇、老鼠等传播媒介,防止食品污染。

4. 及时送检 对可疑病例及时送检、上报并严格做好消化道隔离。

→ 任务小结

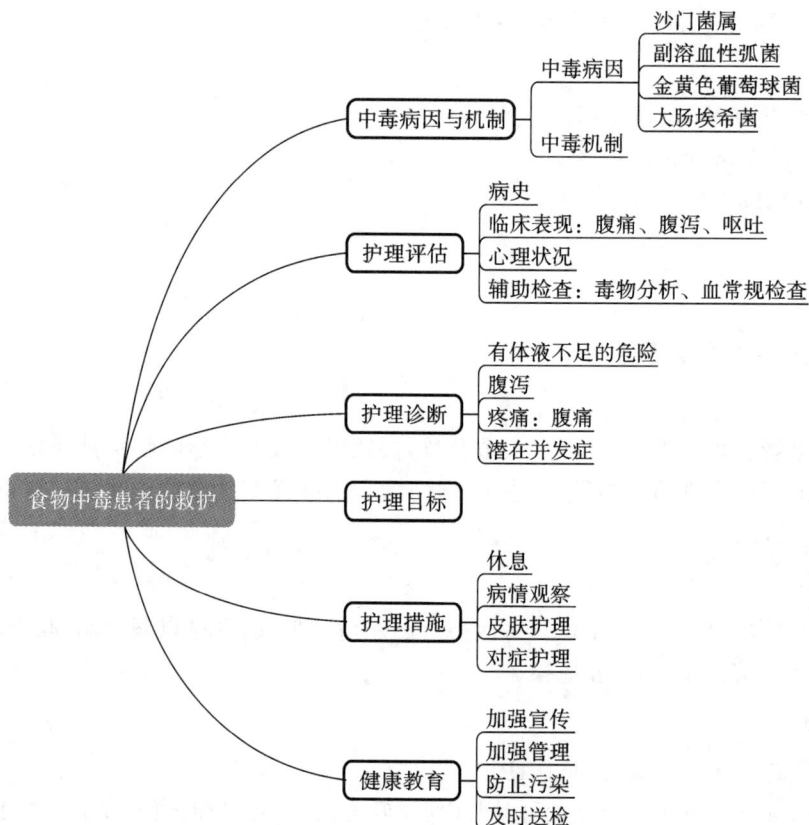

→ 任务检测

在线答题

任务三 有机磷农药中毒患者的救护

学习要点

- **重点:**有机磷农药中毒的原因及机制。
- **难点:**有机磷农药中毒的救治原则及救护措施。

任务导入

一名6岁男孩由于家中跳蚤导致身上长皮疹,瘙痒不已,奶奶便用敌敌畏浸润纸巾放于床单下除跳蚤。由于在男孩睡觉时敌敌畏打湿内衣未及时更换,第二天男孩出现乏力、呕吐、腹痛、背上出水疱等症状被紧急送医,随后确诊为有机磷农药中毒。

请思考:

1. 如果你是当班护士,应该如何施救?

2. 针对该类患者应该做好哪些方面的健康宣教?

有机磷农药是目前应用最广泛的杀虫剂。我国生产和使用的有机磷农药大多属于高毒性及中等毒性,包括对硫磷(1605)、甲拌磷(3911)、内吸磷(1059)、敌敌畏、乐果、敌百虫等多种。

有机磷农药可通过皮肤进入人体而致毒,其中在喷洒过程的气雾可由呼吸道吸入,误服者由消化道吸收。其潜伏期也因中毒途径不同而有所差异。经口服者,5~20 min出现恶心、呕吐后进入昏迷状态;经呼吸道者,潜伏期约30 min,吸入后出现呼吸道刺激症状。呼吸困难,视力模糊,后出现全身症状;经皮肤吸收者,潜伏期最长,为2~6 h,吸收后有头晕、烦躁、出汗、肌张力减低及共济失调等症状。

有机磷农药大多呈油状或结晶状,常用的剂型有乳剂、油剂和粉剂等。色泽呈淡黄色至棕色,稍有挥发性,且有大蒜味。除敌百虫外,一般难溶于水,不易溶于多种有机溶剂,遇碱性物质能迅速分解失效。较易经皮肤和黏膜、呼吸道及消化道吸收。

一、中毒途径与机制

(一) 中毒原因

1. 职业中毒 生产、包装、运输、保管、使用、操作违章等导致的中毒。

2. 生活中毒 自服、食用被污染食物,误服或使用不当导致的中毒。

（二）中毒途径

有机磷农药可经过胃肠道、呼吸道、皮肤、黏膜吸收。

（三）中毒机制

有机磷农药中毒的主要机制是抑制体内胆碱酯酶的活力。有机磷农药与胆碱酯酶结合形成磷化胆碱酯酶，使胆碱酯酶失去催化乙酰胆碱水解的作用，导致体内乙酰胆碱大量蓄积。乙酰胆碱作用于胆碱能受体，导致胆碱能神经系统功能紊乱。

二、护理评估

（一）病史

患者有有机磷农药接触史，身上、口中或呕吐物中有特殊的大蒜味。应详细了解有机磷农药的种类、中毒时间、剂量、中毒经过和伴随症状等。

（二）临床表现

1. 全身损害　急性有机磷农药中毒发病时间及症状与中毒途径、剂量及种类密切相关。经皮肤及黏膜吸收中毒的患者，症状大多在 2～6 h 出现，经消化道及呼吸道吸收中毒的患者，症状在数分钟或者十几分钟内出现。

（1）毒蕈碱样症状（M 样症状）：一般最早出现，表现为腺体分泌增加和平滑肌痉挛。临床表现为恶心、呕吐、流涎、流涕、流泪、瞳孔缩小、视物模糊、腹泻、大小便失禁、心率减慢、支气管痉挛及分泌物增多、咳嗽气急等，严重者可出现肺水肿。

（2）烟碱样症状（N 样症状）：因乙酰胆碱在横纹肌神经肌肉接头处蓄积，引起全身横纹肌发生纤维颤动，严重者可致全身肌肉强直性痉挛。患者常述全身肌肉紧束，一般由头面部开始向下发展，累及至呼吸肌后可引起周围性呼吸衰竭。

（3）中枢神经系统症状：早期有头晕、头痛、疲乏、烦躁不安、谵妄、共济失调、抽搐及昏迷症状，严重者可有呼吸中枢衰竭或脑水肿表现。急性中度或重度有机磷农药中毒症状消失后的 2～3 周，极少数患者可出现迟发性神经病，主要表现为四肢肌肉萎缩、下肢瘫痪等。在急性有机磷农药中毒症状缓解后和迟发性神经病变前（中毒后 24～96 h），患者可突然死亡，称为中间综合征。

2. 局部损害　皮肤及黏膜接触可发生过敏性皮炎、灼伤，并可出现水疱和脱皮。溅入眼内可引起瞳孔缩小和结膜充血。

（三）心理-社会状况

有机磷农药中毒很重要的一个原因是口服有机磷农药自杀，应全面了解患者的心理状况及家庭、生活、工作、情感状况。

（四）辅助检查

1. 毒物分析　留取一定量的血、排泄物、呕吐物等进行毒物分析。

2. 胆碱酯酶活力测定　全血胆碱酯酶活力测定是诊断有机磷农药中毒，判断中毒程度、疗效及预后的主要指标。正常人的全血胆碱酯酶活力为 100%，低于 80% 属于异常。轻度中毒胆碱酯酶活力为 50%～70%，中度中毒胆碱酯酶活力为 30%～50%，重度中毒胆碱酯酶活力在 30% 以下。

三、护理诊断

1. 意识障碍　与急性有机磷农药中毒有关。

2. 气体交换受损　与肺水肿、呼吸肌麻痹、支气管分泌物增多有关。

3. 有误吸的风险　与意识障碍有关。

4. 电解质及酸碱平衡紊乱 与有机磷农药中毒致严重呕吐、腹泻有关。

5. 知识缺乏 与缺乏有机磷农药使用、管理和中毒相关知识有关。

6. 潜在并发症 呼吸衰竭、休克、心搏骤停。

四、护理目标

（1）患者意识障碍程度减轻或意识恢复正常。

（2）患者呼吸道通畅，呼吸困难程度减轻或恢复正常。

（3）患者水、电解质、酸碱达到平衡。

（4）患者能说出有机磷农药使用规范及有关康复知识。

五、护理措施

（一）急救措施

1. 迅速清除毒物

（1）经呼吸道中毒者：立即撤离现场，保持呼吸道通畅，维持有效呼吸。

（2）经皮肤、黏膜中毒者：立即脱离有毒环境，脱去含有有机磷农药的衣物，用肥皂水或清水反复清洗污染的皮肤及毛发。禁用热水或乙醇擦洗，避免血管扩张加速毒物吸收。眼部及黏膜污染可用1%～2%碳酸氢钠（敌百虫中毒禁用）或生理盐水持续冲洗。

（3）经消化道中毒者：立即终止毒物吸收，尽早、彻底、反复洗胃。用1%～2%碳酸氢钠溶液（敌百虫中毒者禁用）或1：5000高锰酸钾溶液洗胃，在抢救现场，如无以上液体，亦可暂以生理盐水或温开水洗胃。注意观察洗胃液的颜色、气味及量，直至无色无味为止，对重症者可保留胃管，以备反复间断洗胃，防止毒物再吸收。

2. 遵医嘱应用解毒剂

（1）抗胆碱药：最常用药物为阿托品。阿托品能阻断乙酰胆碱与副交感神经和中枢神经系统胆碱能受体的作用，对解除毒蕈碱症状和中枢神经症状有效；能解除平滑肌痉挛，抑制支气管腺体分泌以利呼吸道通畅，防止肺水肿。但对烟碱样症状和胆碱酯酶活力恢复无效。

阿托品用量应根据中毒程度而定。轻度中毒可皮下注射阿托品1～2 mg，每1～2 h一次，中、重度（包括昏迷）中毒可静脉给药。阿托品使用原则是早期、足量、反复给药，直到毒蕈碱样症状明显好转或有"阿托品化"表现为止。

（2）胆碱酯酶复能剂：此类药物能使抑制胆碱酯酶恢复活力，改善烟碱样症状，如缓解肌束震颤，促使昏迷患者苏醒。但对解除毒蕈碱样症状效果差。目前常用药物有碘解磷定、氯解磷定和双复磷。使用胆碱酯酶复能剂时应注意不良反应，如短暂的眩晕、视力模糊或复视、血压升高等。

知识链接

阿托品化：抢救有机农药（多为有机磷农药）中毒时，使用适量阿托品剂量的五大表现：一大（瞳孔散大）二干（口干、皮肤干燥）三红（面色潮红）四快（心率加快）五消失（肺部湿啰音消失）。去阿托品化就是抢救阿托品过量引起的中毒。

当患者出现阿托品化表现后即应减量，延长给药间隔时间。另一方面要注意避免阿托品过量引起中毒。阿托品中毒表现为瞳孔散大、皮肤干燥、面色潮红、高热、意识模糊、狂躁不安、幻觉、谵妄、抽搐、心动过速和尿潴留等。严重者可陷入昏迷和呼吸瘫痪，应立即停药观察和补液，以促进毒物的排出。必要时应用毛果芸香碱解毒。

3. 对症治疗 急性有机磷农药中毒的主要死因是肺水肿、呼吸肌麻痹和呼吸中枢衰竭。休克、急性脑水肿、中毒性心肌炎、心搏骤停等是重要死因。因此,救治时应保持患者呼吸道通畅,维持正常心肺功能。

(二) 一般护理

密切观察病情,详细记录患者的出入量。嘱患者卧床休息,清醒患者取半卧位,昏迷患者去枕平卧,头偏向一侧,保持呼吸道通畅。

(三) 用药护理

1. 应用阿托品的观察 阿托品的合理应用及准确观察是否达到"阿托品化"或"阿托品中毒"。阿托品化的指征:瞳孔较前散大>5 mm;口干、面色潮红、黏膜干燥、肺部湿啰音消失及心率增快(100~120 次/分)。阿托品中毒的表现:瞳孔散大而固定;严重烦躁不安、惊厥、抽搐或昏迷;高热而非感染因素引起;心动过速,心率>120 次/分或其他种类的快速性心律失常。患者躁动不安,必须加强看护,以防发生意外,必要时可用安定等镇静剂。

2. "反跳"现象 患者有机磷农药中毒后,经急救临床症状好转,可在数日或一周内突然再次昏迷,甚至发生肺水肿或突然死亡,此为中毒后的"反跳"现象。与停药过早或减量过快等原因有关。

(四) 对症护理

昏迷患者头偏向一侧,防止呕吐时误吸和窒息,做好口腔护理、皮肤护理。阿托品化患者注意口腔护理,防止感染。行气管插管或气管切开患者,注意做好气道护理。注意患者体温的改变,高热患者做好降温护理。

(五) 心理护理

观察患者情绪反应,有些自服有机磷农药的患者,往往不太配合医生的治疗。护士要耐心了解患者自服有机磷农药的原因,从社会环境、心理方面进行分析,根据患者不同的心理特点做好心理疏导,消除其心理障碍,提供情感支持并做好家属工作。

六、健康教育

(1) 喷洒有机磷农药时要做好防护,穿质厚的长衣长裤、戴口罩、戴帽子及手套,减少黏膜、皮肤的暴露。

(2) 若衣物被污染应及时更换并彻底清洁皮肤;皮肤及黏膜接触有机磷农药应立即用流水冲洗,及时就医。

(3) 不直接接触经有机磷农药处理、污染过的植物、土壤、池塘等。

(4) 盛放过有机磷农药的容器应用清水冲洗,冲洗过的容器亦不可作为饮用水的容器或用于储存、盛放食物。勿将盛放过有机磷农药的容器随便放置。

(5) 有机磷农药生产、运输及保存过程要严格规范作业,从事相关工作的人员做好个人防护,定期体检,定期测定全血胆碱酯酶活力。

思政园地

吴某,男,57 岁,因在高温下喷洒有机磷农药导致"急性有机磷农药中毒",收住医院,入院时患者神志模糊、头晕乏力、呼吸不畅、恶心呕吐等,血液检查胆碱酯酶浓度为 628 U/L。患者情况危急,立即送入 ICU 救治。

医生了解病情得知,患者在高温下连续劳作 4 个多小时,且为了散热脱掉衣物,裸露皮肤达 60% 以上。最初患者感到恶心头晕,以为是中暑症状没有在意,随着症状加重,感到视物不清、呼吸困难时才停止劳作,直到出现休克症状,才送入医院。很大一部分患者有机磷农药中毒是由于有机磷农药储存或者使用过程不规范导致。因此,如何规范使用有机磷农药以及使用过程中如果出现中毒现象如何辨别、处理,显得尤为重要。

请利用所学知识对吴某进行有效的健康宣教。

→ 任务小结

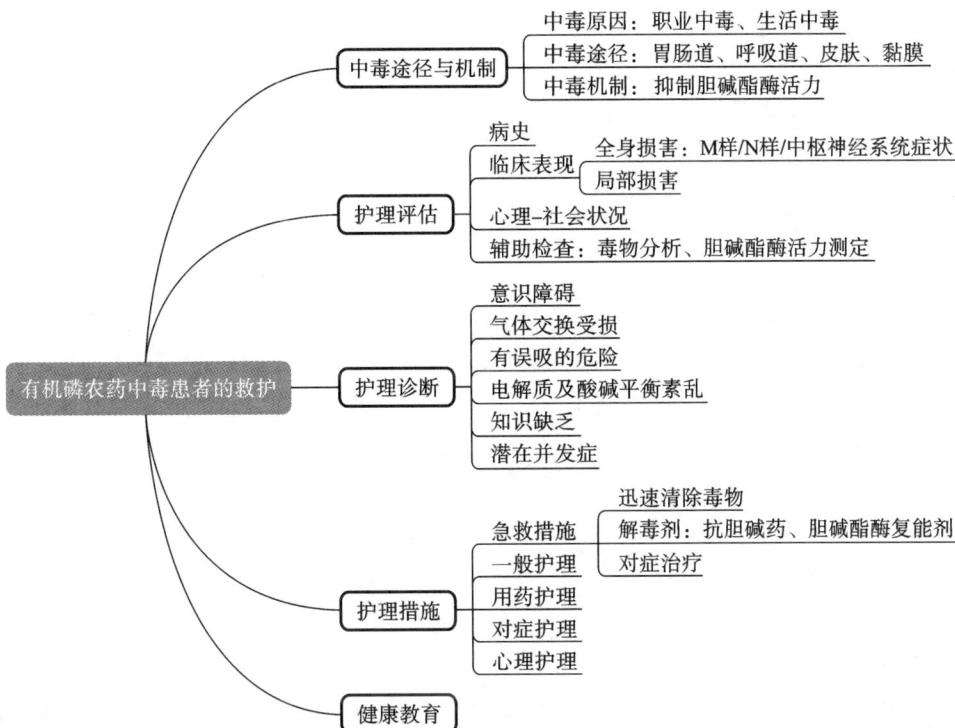

→ 任务检测

在线答题

任务四　镇静催眠药中毒患者的救护

学习要点

- **重点**:镇静催眠药中毒患者的护理措施及护理诊断。
- **难点**:镇静催眠药中毒的机制。

任务导入

　　李女士,53岁,神志不清6 h。6 h前发现行走不稳,伴头晕,随后出现呼之不应,神志不清,无恶心呕吐、呼吸困难,无四肢抽搐,由家人送来医院急诊。发病以来一直昏迷,大小便未排,体重无明显变化。患者1天前与家人生气后曾情绪激动,服用过苯二氮䓬类药物,具体不详。无食物、药物过敏史。个人史及家族史无特殊。否认其他疾病及手术史。查体:T 36.5℃,P 60次/分,R 12次/分,

BP 110/80 mmHg。查体欠合作。平卧位,浅昏迷,呼之不应,压眶有反应,巩膜无黄染,双侧瞳孔等大等圆,直径 2 mm,对光反射存在。颈软,无抵抗。双肺未闻及异常,心界不大,心率 60 次/分,律齐,无杂音。腹平软,肝脾未触及,下肢不肿。

请思考:

1. 患者是何种类型的中毒?

2. 应采取何种针对性急救措施?

镇静催眠药是中枢神经系统抑制药,具有镇静、催眠作用,一次性大剂量使用可引起急性镇静催眠药中毒,长期滥用镇静催眠药可引起耐药性和依赖性而导致慢性中毒。常见的镇静催眠药包括苯二氮䓬类、巴比妥类、非巴比妥非苯二氮䓬类、吩噻嗪类等。

知识链接

常用的镇静催眠药:①巴比妥类:巴比妥、异戊巴比妥、苯巴比妥、硫喷妥钠;②苯二氮䓬类:格鲁米特、甲哇酮、甲丙氨酯、地西泮、硝西泮、奥沙西泮、氯氮平;③其他:水合氯醛等。

一、中毒机制

1. 苯二氮䓬类 苯二氮䓬类的中枢神经抑制作用与增强 γ-氨基丁酸(GABA)能神经的功能有关。在神经突触后膜表面有由苯二氮䓬受体、GABA 受体等组成的大分子复合物。苯二氮䓬类与苯二氮䓬受体结合后,可促进 GABA 与 GABA 受体的结合,从而增强 GABA 对神经突触后膜的抑制作用。苯二氮䓬类主要作用于边缘系统,影响情绪和记忆力。

2. 巴比妥类 巴比妥类对 GABA 能神经有与苯二氮䓬类相似的作用机制,但由于两者在中枢神经系统的分布有所不同,其作用又各有特点。巴比妥类分布较广泛,主要作用于网状结构上行激活系统,使整个大脑皮质产生弥漫性的抑制,中毒量巴比妥类可引起意识障碍。巴比妥类对中枢神经系统的抑制符合剂量-效应关系,即随着剂量的增加,其作用逐步表现为镇静、催眠、麻醉以至延髓的呼吸中枢麻痹导致呼吸衰竭。大剂量可致血管运动中枢麻痹,阻断 α 肾上腺素能受体,引起血压下降,可导致休克,可并发肝肾损害。

3. 非巴比妥非苯二氮䓬类 非巴比妥非苯二氮䓬类中毒的机制与巴比妥类相似,代表药物是水合氯醛。

4. 吩噻嗪类 吩噻嗪类的药理作用复杂而多样化,涉及皮质及皮质下中枢,其主要作用于整个脑干网状结构,通过抑制神经突触的多巴胺受体而发挥作用。网状结构的上行系统与维持大脑皮质的兴奋和觉醒有关,网状结构的下行系统与运动和行为有关,故治疗量吩噻嗪类可减轻焦虑、紧张、幻觉、妄想和病理性思维等精神症状,大剂量吩噻嗪类同样可导致延髓的呼吸中枢和血管运动中枢麻痹。代表药物是氯丙嗪,氯丙嗪剂量过大时常有严重毒性反应。吩噻嗪类对肝的毒性大。

上述药物在大剂量下都能引起意识障碍、中枢神经系统广泛抑制,皮质下中枢神经系统(间脑、中脑、脑桥)由上向下、脊髓由下向上逐渐受到抑制,表现为患者各种反射逐渐消失,延髓的呼吸中枢受抑制后出现呼吸抑制和血压下降,如进行性加重可危及生命。同时,饮酒会加重这类药物的中毒。

二、护理评估

(一)病史

了解患者精神状态、长期服用药物的种类、发病时身边有无药瓶或药袋及家中药物有无缺少等,并估计服药时间和剂量。服药前后是否饮酒,中毒前有无情绪激动。

(二)身体状况

1. 苯二氮䓬类中毒 其对中枢神经系统抑制较轻,主要症状是嗜睡、头晕、言语含糊不清、意识模糊、共济失调。很少出现严重的症状,如长时间深昏迷和呼吸抑制等。如果出现,应考虑同时服用了其他镇静催眠药或饮酒等。

2. 巴比妥类中毒 一次服用大剂量巴比妥类导致中枢神经系统抑制,且症状与剂量有关。

(1)轻度中毒:注意力不集中、记忆力减退、共济失调、言语含糊不清、步态不稳、眼球震颤。

(2)中度中毒:意识由嗜睡进入浅昏迷,强刺激可有反应,呼吸变慢,眼球震颤。

(3)重度中毒:进行性中枢神经系统抑制,意识由嗜睡到深昏迷;呼吸抑制由呼吸浅而慢到呼吸停止;心血管功能由低血压到休克;体温下降常见;肌张力松弛,腱反射消失;胃肠蠕动减慢;长期昏迷患者可并发肺炎、肺水肿、脑水肿、肾衰竭而威胁生命。

3. 非巴比妥非苯二氮䓬类中毒 其症状虽与巴比妥类中毒相似,但各有其特点。

(1)水合氯醛中毒可有心律失常及肝肾功能损害。

(2)格鲁米特中毒时意识障碍有周期性波动,有抗胆碱能神经症状,如瞳孔散大等。

(3)甲唑酮(甲喹酮)中毒时常有嗜睡、低血压、呼吸抑制和昏迷等症状。

(4)甲丙氨酯中毒常有血压下降。

4. 吩噻嗪类中毒 吩噻嗪类中毒最常见的为锥体外系反应,临床表现有以下 3 类:①帕金森病。②静坐不能。③急性肌张力障碍反应,如斜颈、吞咽困难、牙关紧闭等。此外,在治疗过程中尚可出现直立性低血压、体温调节紊乱等。

(三)辅助检查

(1)血液、尿液、胃液中药物浓度测定对诊断有参考意义。血清苯二氮䓬类浓度测定对诊断帮助不大,因其代谢物半衰期及个体间药物排出速度不同。

(2)血液生化检查,如血糖、血尿素氮、血肌酐、电解质等。

(3)动脉血气分析。

三、护理诊断

1. 意识障碍 与镇静催眠药作用于中枢神经系统有关。

2. 清理呼吸道无效 与咳嗽反射减弱或消失、药物对呼吸中枢抑制有关。

3. 组织灌注量改变 与急性镇静催眠药中毒致血管扩张有关。

4. 潜在并发症 肺炎、多脏器功能损伤。

四、护理目标

(1)患者意识障碍程度减轻或意识恢复正常。

(2)患者呼吸道保持通畅。

(3)患者保持良好的组织灌注,表现为血压正常、脉搏有力、尿量正常。

五、救护措施

(一)急救措施

1. 清除毒物

(1)催吐、洗胃、导泻:服药后 12 h 内均应洗胃,清醒患者可先催吐。洗胃后灌入硫酸镁或甘露醇导泻。

(2)应用吸附剂:活性炭可有效吸附消化道中的镇静催眠药,首次剂量为 1~2 g/kg,洗胃后由胃管灌入,可重复使用直至症状改善。

(3)碱化尿液:用呋塞米和 5% 碳酸氢钠碱化尿液,以利于药物排出。但此法只对长效巴比妥类中毒有效,对吩噻嗪类中毒无效。

(4)血液透析、血液灌流:对苯巴比妥和吩噻嗪类中毒有效,危重患者可考虑应用,对苯二氮䓬类无效。可改善多个受损的脏器功能,使其维持正常生理功能,直到机体将药物代谢和排出体外。

2. 特效解毒疗法 巴比妥类中毒无特效解毒剂。氟马西尼是苯二氮䓬类拮抗剂,能通过竞争性抑制苯二氮䓬受体而阻断苯二氮䓬类的中枢神经系统作用。氟马西尼剂量为每次 0.2 mg,缓慢静脉注射,需要时重复。

3. 维持昏迷患者的重要脏器功能

(1)保持呼吸道通畅:深度昏迷患者行气管插管,保证吸入足够的氧气并排出潴留的二氧化碳。

(2)维持血压:急性镇静催眠药中毒患者出现低血压多由血管扩张所致,应输液补充血容量,如无效,可考虑给予适量多巴胺。

(3)心电监护:如出现心律失常,给予抗心律失常药。

(4)应用中枢神经系统兴奋剂:纳洛酮为首选药物,0.4~0.8 mg/次,静脉注射。可根据病情间隔 15 min 重复 1 次。

4. 对症治疗 吩噻嗪类中毒无特效解毒剂,应用利尿剂和腹膜透析无效。因此,首先要彻底清洗肠胃。治疗以对症及支持疗法为主。

(二)护理措施

1. 一般护理

(1)严密观察病情:密切观察患者生命体征的变化,监测患者的体温、末梢血液循环、皮肤黏膜的湿度和弹性等,及早发现休克先兆,并迅速建立静脉通道,遵医嘱补液,以补充血容量。准确记录 24 h 液体出入量和每小时尿量及尿比重,以了解休克的改善程度。

(2)保持呼吸道通畅:注意有无缺氧、呼吸困难、窒息等症状,监测动脉血气分析,观察呼吸的变化,注意呼吸的频率、节律和呼吸音。清醒患者鼓励其咳嗽,并拍打其背部,以促进有效排痰;昏迷患者痰多时予以吸痰;呼吸困难患者给予高流量持续吸氧,必要时行气管插管、机械通气。

(3)皮肤护理:保持床单清洁、干燥、平整,定时翻身并按摩受压处,避免推、拖、拉等动作;注意皮肤卫生,定期予以床上擦浴;做好口腔护理,观察黏膜情况;观察皮肤有无破溃,受压处有无压疮形成。

(4)预防肺部感染:经常变换体位、拍背促进有效排痰,饮食、饮水时取半卧位,防止误吸。定期通风,保持室内空气新鲜,冬天注意保暖,防止受凉感冒。减少探视,避免医院感染。监测患者体温及白细胞、中性粒细胞计数。若并发肺炎、高热时,给予降温处理,及时更换衣服、被褥等。静脉输液时,注意速度不宜过快,以免引起急性肺水肿加重病情。密切观察病情变化,监测生命体征的变化,早期发现感染性休克表现。遵医嘱给予抗生素。

(5)饮食护理:加强营养,必要时给予高蛋白质的鼻饲流质饮食或静脉补充营养物质,以提高机体抵抗力。

2. 心理护理 稳定患者情绪,在护理过程中加强心理疏导和心理支持工作。急性镇静催眠药中毒患者多伴有自杀倾向或精神异常,应安排专人陪伴,以防再度自杀。

思政园地

滥用镇静催眠药的悲剧

小强是一名年轻的办公室职员,因为工作压力大,常常感到焦虑而导致失眠。为了快速缓解压力,他开始滥用镇静催眠药。刚开始,药物效果很好,他能够安心入睡,精神状态也得到改善。随着时间的推移,小强对药物产生了依赖性。他开始逐渐加大剂量,甚至在不需要药物的情况下也会服用。他的工作和生活逐渐受到影响,工作效率下降,与家人和朋友的交流也越来越少。有一天,李强在一次高强度的工作后服用了大量的镇静催眠药,结果导致昏迷不醒。家人发现后立即将他送往医院,但为时已晚。经过医生的全力抢救,李强还是不幸离世。

这个案例给我们什么启发?

3. 健康教育 镇静催眠药对于失眠患者来说是一种有效的治疗方法,但在使用过程中也存在一定的风险。对于情绪不稳定和精神异常的患者,镇静催眠药的使用、保管应严加管理,教育患者尽量少服或不服该类药物,以防产生药物依赖性。为预防镇静催眠药中毒,为患者的健康保驾护航,需采取以下措施。①规范使用镇静催眠药:应在医生的指导下,按照规定的剂量和使用方法使用药物。②避免滥用:不要自行购买和使用镇静催眠药,以免过量或误用。③定期检查:定期检查身体,确保医生了解患者的肝肾功能、药物代谢情况,以便调整药物剂量。④妥善保存药品:不要将药物放在容易取到的地方,以免儿童或宠物误食。⑤注意相互作用:在使用镇静催眠药时,应避免与其他中枢神经系统药物同时使用,以免加重药物毒性。

→ 任务小结

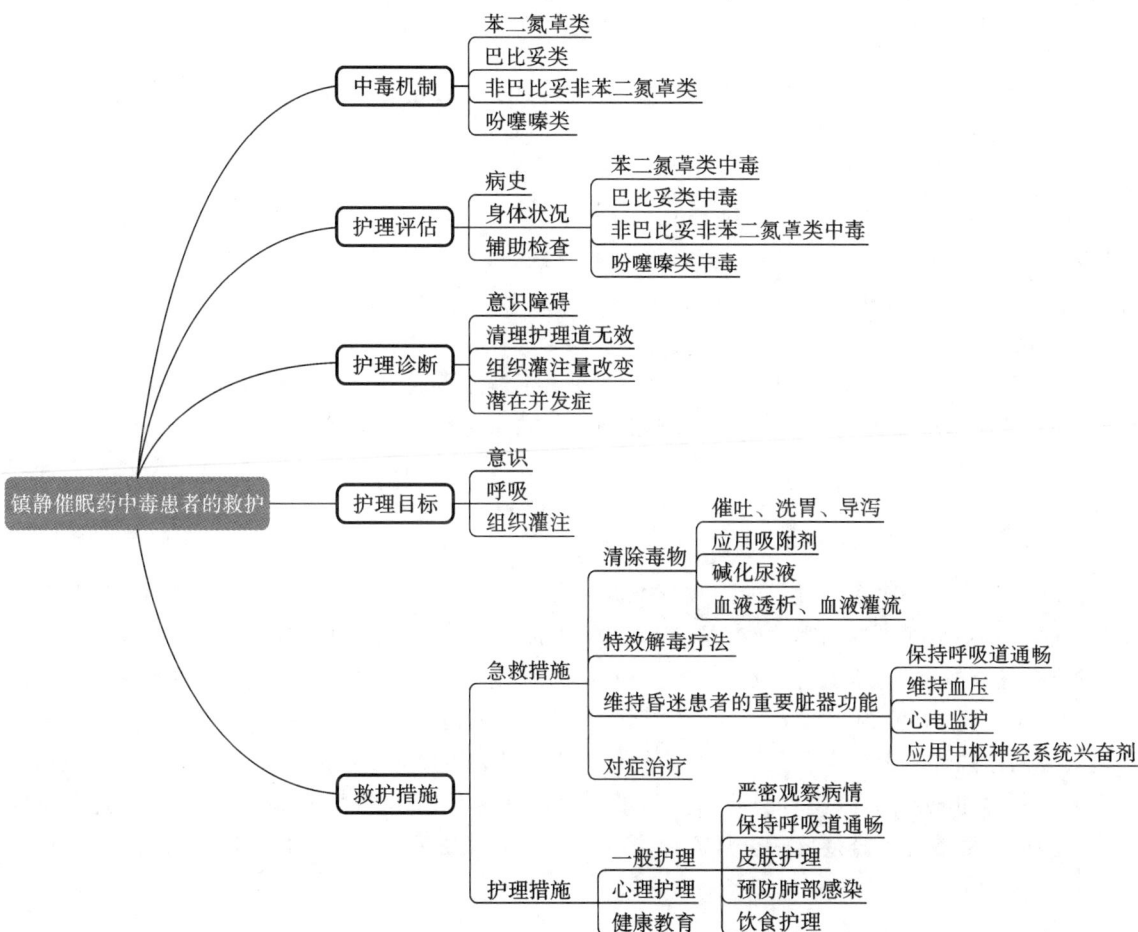

→ 任务检测

在线答题

任务五　酒精中毒患者的救护

- **重点**：酒精中毒患者的护理措施及护理诊断。
- **难点**：酒精中毒的机制。

任务导入

　　患者，男，32 岁，同学聚会到酒店吃饭，大量饮酒后被朋友送回家中。凌晨 4 点，其妻发现其倒在房间过道上昏迷不醒，立即拨打 120，紧急送往医院急诊科救治。

　　病史：该患者共饮用 52°白酒 500 mL，啤酒约 3200 mL。既往无其他病史和药物过敏史。体检：T 36.9 ℃，R 14 次/分，BP 106/74 mmHg。意识不清、昏迷，脸色苍白，双肺可闻及散在少量干啰音，HR 70 次/分，律齐，心音正常。腹软，肠鸣音活跃，四肢活动可，病理征阴性。血清乙醇浓度为 62 mmol/L，急查血气分析示 pH 值为 7.34。肝功能、肾功能、心电图正常。

　　请思考：

　　1. 初步考虑患者属于何种类型的中毒？中毒的程度如何？通过何种途径中毒？

　　2. 对于此患者护理方面主要存在哪些问题？应采取何种针对性的急救措施？

　　3. 如何对其进行健康教育？

　　急性酒精中毒是指一次饮用过量的酒或酒类饮料会引起中枢神经系统由兴奋转为抑制状态，严重者出现意识障碍、昏迷，甚至呼吸抑制和休克，是急诊室常见的急症之一。酒中有效成分是乙醇，是无色、易燃、易挥发的液体，具有醇香气味，易溶于水。谷类或水果发酵制成的酒中乙醇浓度较低，如啤酒为 3%～5%、黄酒为 12%～15%，葡萄酒为 10%～25%，蒸馏形成烈性酒，如白酒、白兰地、威士忌等，乙醇浓度为 40%～60%。血液中的乙醇绝大部分在肝和肾内被酶氧化为乙醛，最后生成二氧化碳和水排出。每个人体内酶的量和活力以及肝肾功能不同，因而对酒的耐受力不同。饮酒过量超出个人所能耐受的能力，就会发生急性酒精中毒。血中乙醇浓度可直接反映全身乙醇浓度，对于大多数成人，纯乙醇的致死量为 250～500 mL。

一、中毒机制

1. 中枢神经系统抑制作用　乙醇具有脂溶性，可迅速透过大脑神经细胞膜，作用于细胞膜上某些酶而影响神经细胞功能。乙醇对中枢神经系统的抑制作用随着剂量的增加影响范围增大，可由大脑皮质向下，通过边缘系统、小脑、网状结构到达延髓。小剂量乙醇使患者出现兴奋作用。血清乙醇浓度增大，作用于小脑引起共济失调，作用于网状结构引起昏睡和昏迷。极高浓度乙醇抑制延髓中枢引起呼吸、循环衰竭。

2. 代谢异常　血清乙醇浓度过高时，经肝内代谢后可引起乳酸升高、酮体蓄积，导致代谢性酸中毒及糖异生受阻，引起低血糖症。

3. 长期酗酒的危害　酒是高热量而无营养成分的饮料，长期大量饮酒致进食减少，可造成明显的营养缺乏。乙醇对黏膜和腺体分泌有刺激作用，可引起食管炎、胃炎、胰腺炎。乙醇在体内代谢过程中产生自由基，可引起细胞膜脂质过氧化，造成肝细胞坏死，肝功能异常。

二、护理评估

（一）病史

有无大量乙醇类饮料的摄入史，注意询问患者饮用酒的类型、摄入量、时间以及有无同时服用其他药物的情况。

（二）身体状况

急性酒精中毒表现为中枢神经系统症状，程度与饮酒量、血清乙醇浓度以及个人耐受性有关，临床上分为三期。

1. 兴奋期 血清乙醇浓度达到 11 mmol/L（50 mg/dL）即感头痛、欣快、兴奋。血清乙醇浓度超过 16 mmol/L（75 mg/dL），临床表现为健谈、饶舌、情绪不稳定、自负、易激怒，可有粗鲁行为或攻击行动，也可能为沉默、孤僻。血清乙醇浓度达到 22 mmol/L（100 mg/dL）时，驾车易发生交通事故。

2. 共济失调期 血清乙醇浓度达到 33 mmol/L（150 mg/dL），肌肉运动不协调、行动笨拙、言语含糊不清、眼球震颤、视物模糊、复视、步态不稳，出现明显共济失调。血清乙醇浓度达到 43 mmol/L（200 mg/dL），患者出现恶心、呕吐、困倦。

3. 昏迷期 血清乙醇浓度升至 54 mmol/L（250 mg/dL），患者进入昏迷期，临床表现为昏睡、瞳孔散大、体温降低。血清乙醇浓度超过 87 mmol/L（400 mg/dL），患者陷入深昏迷，心率增快、血压下降、呼吸慢，可出现呼吸、循环衰竭而危及生命。重症患者还可产生并发症，如轻度电解质紊乱及酸碱平衡失调、低血糖、肺炎、急性肌病等。个别患者在酒醒后发现肌肉突然肿胀、疼痛，可伴有肌球蛋白尿，甚至出现急性肾衰竭。

（三）辅助检查

（1）血清乙醇浓度：急性酒精中毒时呼出气体中乙醇浓度与血清乙醇浓度相当。血液生化检查，如血糖、血尿素氮、血肌酐、电解质等。

（2）动脉血气分析：急性酒精中毒时可见轻度代谢性酸中毒。

（3）血清电解质浓度：急、慢性酒精中毒时可见低血钾、低血镁和低血钙。

（4）血清葡萄糖浓度：急性酒精中毒时可见低血糖症。

（5）肝功能检查：慢性肝病时可见肝功能异常。

（6）心电图检查：心电图检查可见心律失常，如心肌损害。

三、护理诊断

1. 意识障碍 与乙醇作用于中枢神经系统有关。

2. 低效性呼吸型态 与药物抑制呼吸中枢有关。

3. 组织灌注量改变 与药物作用于血管运动中枢有关。

4. 知识缺乏 与缺乏乙醇对人体毒性的认识有关。

5. 潜在并发症 呼吸抑制、休克等。

四、护理目标

（1）患者意识障碍程度减轻或意识恢复正常。

（2）患者能维持较好的呼吸型态。

（3）患者保持良好的组织灌注，表现为血压正常、脉搏有力、尿量正常。

（4）患者能叙述有关康复知识，并能主动配合治疗和护理措施。

五、急救措施

轻度酒精中毒患者有的不需特殊治疗，尽快催吐，多饮水，嘱其卧床休息，注意保暖，保持呼吸道通畅，避免在睡眠中窒息。如出现中度以上酒精中毒患者必须送医院，尤其有血压下降、呼吸缓慢、面色苍白、呼之不应的患者，必须尽快抢救。

1. 清除毒物

(1) 催吐、洗胃:防止乙醇进一步吸收,应尽早催吐。以刺激咽后壁引起呕吐反射,将酒等胃内容物尽快呕吐出来,但对于已出现昏睡的患者不适宜用此方法。急性酒精中毒一般不采用洗胃措施。

(2) 血液透析:严重急性酒精中毒时可用血液透析促使体内乙醇排出。透析指征:血清乙醇浓度大于108 mmol/L(500 mg/dL)、伴酸中毒或同时服用甲醇、或服用其他可疑药物时。静脉注射50%葡萄糖100 mL,肌内注射维生素 B_{12}、维生素 B_6 各 100 mg,以加速乙醇在体内氧化。

2. 保持呼吸道通畅　昏迷患者平卧时头部偏向一侧以避免呕吐物误吸,及时清除口、鼻腔分泌物。必要时行机械通气、气管插管,注意保暖。轻度酒精中毒患者无须治疗,兴奋、躁动的患者必要时加以约束。

3. 保护神经系统功能　应用纳洛酮0.4~0.8 mg,缓慢静脉注射,有助于缩短昏迷时间,必要时可重复给药。对烦躁不安或过度兴奋的患者,可用小剂量地西泮,避免用吗啡、氯丙嗪、巴比妥类镇静催眠药。

六、护理措施

1. 一般护理

(1) 严密观察病情:对神志不清患者要细心观察意识状态、瞳孔及生命体征的变化,并做好记录。特别是有外伤史的患者,要加强意识状态、瞳孔的观察,必要时行颅脑CT检查。

(2) 建立静脉通道:快速建立静脉通道,遵医嘱及时使用各类药物。

(3) 改善通气功能:在保持呼吸道通畅的基础上吸氧。酒精中毒严重的患者,应绝对卧床休息,昏迷者取平卧位,头部偏向一侧,防止呕吐物堵塞呼吸道引起窒息。随时清除口腔内分泌物和呕吐物,保持呼吸道通畅,必要时吸痰,遵医嘱吸氧。

(4) 保证患者安全:多数患者表现为烦躁、兴奋多语、四肢躁动,应加强巡视,使用床栏,必要时给予适当的保护性约束,防止意外发生。除要做好患者自身的安全防护外,还要防止其伤害他人。

(5) 注意保暖:急性酒精中毒患者全身血管扩张,散发大量热量,有些患者甚至出现寒战。此时应适当采取提高室温、加盖棉被等保暖措施,并补充能量。及时更换床单、衣服,防止受凉诱发其他疾病。

2. 对症护理　对危重、昏迷、呕吐、大小便失禁的患者,加强皮肤护理,保持床单位干净、舒适,按时翻身、拍背,预防压疮和吸入性肺炎。

3. 心理护理　大多数患者在清醒后表现出后悔,怕家人埋怨。护士应先了解患者实际情况并根据不同心理状态进行沟通和交流。

4. 健康教育　在患者清醒及情绪稳定后,向其及家属宣传乙醇及其代谢产物乙醛的危害,一次过量饮酒其危害不亚于一次轻型急性肝炎,经常过量饮酒会导致酒精性肝硬化。而且一般醉酒常在晚餐发生,容易酒后驾车造成交通事故,导致患者身心受伤甚至危及他人的生命。

思政园地

珍爱生命,拒绝酒驾

根据国家《车辆驾驶人员血液、呼气酒精含量阈值与检验》规定,100 mL血液中酒精含量达到20~80 mg的驾驶员即为饮酒后驾车,80 mg以上认定为醉酒驾车。

《中华人民共和国道路交通安全法》第九十一条规定:饮酒后驾驶机动车的,处暂扣六个月机动车驾驶证,并处一千元以上二千元以下罚款。因饮酒后驾驶机动车被处罚,再次饮酒后驾驶机动车的,处十日以下拘留,并处一千元以上二千元以下罚款,吊销机动车驾驶证。醉酒驾驶机动车的,由公安机关交通管理部门约束至酒醒,吊销机动车驾驶证,依法追究刑事责任;五年内不得重新取得机动车驾驶证。饮酒后驾驶营运机动车的,处十五日拘留,并处五千元罚款,吊销机动车驾驶证,五年内不得重新取得机动车驾驶证。

珍爱生命,请自觉拒绝酒后驾驶机动车。

→ 任务小结

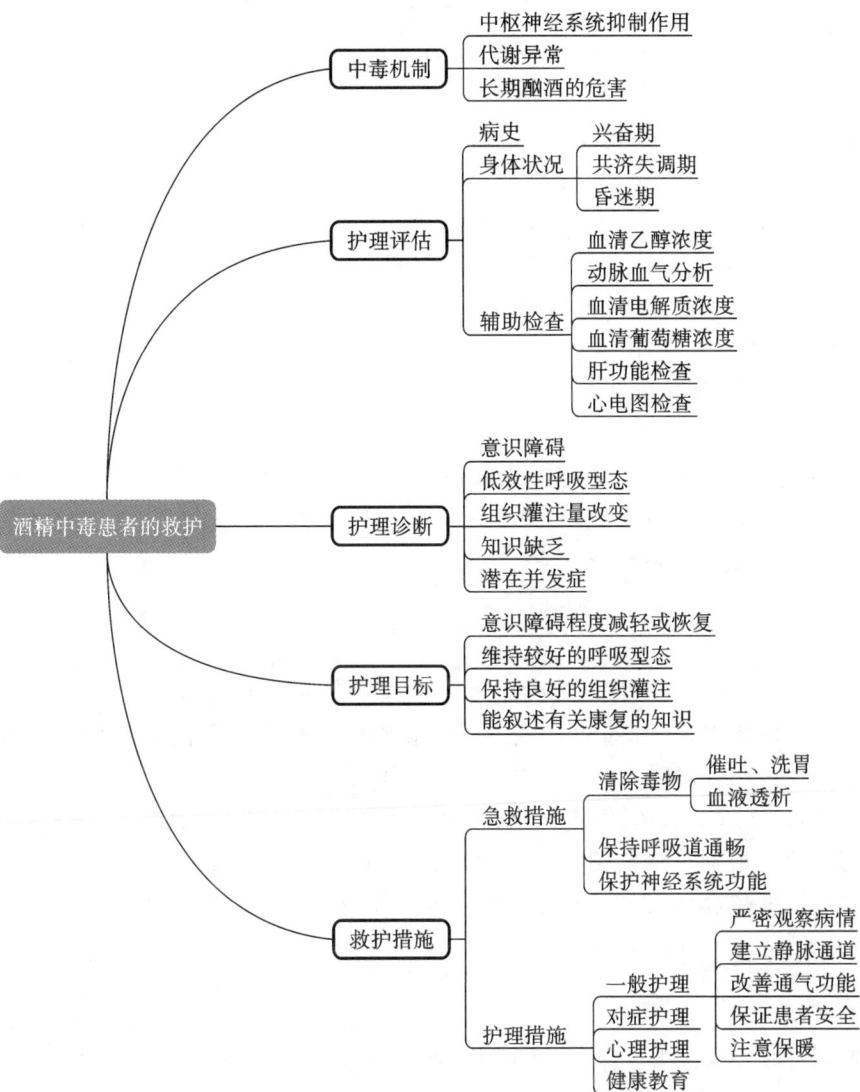

酒精中毒患者的救护
- 中毒机制
  - 中枢神经系统抑制作用
  - 代谢异常
  - 长期酗酒的危害
- 护理评估
  - 病史
  - 身体状况
    - 兴奋期
    - 共济失调期
    - 昏迷期
  - 辅助检查
    - 血清乙醇浓度
    - 动脉血气分析
    - 血清电解质浓度
    - 血清葡萄糖浓度
    - 肝功能检查
    - 心电图检查
- 护理诊断
  - 意识障碍
  - 低效性呼吸型态
  - 组织灌注量改变
  - 知识缺乏
  - 潜在并发症
- 护理目标
  - 意识障碍程度减轻或恢复
  - 维持较好的呼吸型态
  - 保持良好的组织灌注
  - 能叙述有关康复的知识
- 救护措施
  - 急救措施
    - 清除毒物
      - 催吐、洗胃
      - 血液透析
    - 保持呼吸道通畅
    - 保护神经系统功能
  - 护理措施
    - 一般护理
      - 严密观察病情
      - 建立静脉通道
      - 改善通气功能
      - 保证患者安全
      - 注意保暖
    - 对症护理
    - 心理护理
    - 健康教育

→ 任务检测

在线答题

任务六　急性一氧化碳中毒患者的救护

学习要点

- **重点**：急性一氧化碳中毒患者的护理措施以及中毒的原因。
- **难点**：急性一氧化碳中毒的机制以及一氧化碳中毒迟发性脑病的概念。

患者,男,67岁。在一个冬天的下午于房间休息,室内有煤炉取暖,门窗关闭。因"呼之不应3 h"被家人送来急诊科。既往体健,无肝、肾、糖尿病等病史,无药物过敏史。查体:T 38.7 ℃,P 100次/分,R 28次/分,BP 120/81 mmHg,昏迷,压眶无反应,双侧瞳孔等大等圆,光反射灵敏。面色苍白,四肢湿冷,腹平软,肝、脾未触及。克氏征(−),布氏征(−),巴氏征(−),四肢肌力对称。辅助检查结果如下。血常规:WBC $15×10^9$/L,中性粒细胞比例93%;COHb 65%,BUN 10.1 mmol/L,BG 6.94 mmol/L;谷草转氨酶51 U/L;肌酸激酶3409 U/L,超敏C反应蛋白22.1 mg/L。心电图:窦性心律,ST段斜抬高。彩超:肝内稍高回声;前列腺增生。CT:轻度脑萎缩,双肺上叶、下叶区片絮状影;双后侧胸膜增厚。

初步诊断:急性一氧化碳中毒。

请思考:

1. 分析该患者一氧化碳中毒的原因、机制与病情严重程度。

2. 列出3个主要护理问题,并针对首优护理问题拟定护理措施。

3. 生活中应如何预防一氧化碳中毒事件?

急性一氧化碳中毒,俗称煤气中毒,是指机体吸入大量一氧化碳所致的急性缺氧性疾病,以脑缺氧症状最为突出。煤气中含一氧化碳30%~40%。急性一氧化碳中毒的原因通常为家用煤气外漏或空气不流通,以及发生意外事故等。由于含有碳元素的物质不完全燃烧可产生一氧化碳气体,因此一氧化碳是生活和生产环境中最常见的窒息性气体。一氧化碳中毒及死亡人数在我国急性中毒中均高居首位,在其他国家一氧化碳中毒也是中毒事故中最常见的类型。一氧化碳比空气略轻,微溶于水,空气中一氧化碳的含量极微。若空气中一氧化碳的浓度超过0.05%,即可引起人、畜中毒;若达到12.5%,遇到明火可发生爆炸。

一、中毒途径和中毒机制

(一)中毒途径

一氧化碳主要通过呼吸道进入人体,后迅速被吸收而直接进入血液循环,作用于各组织、器官。冬季用煤炉、火炕取暖时燃烧不完全,或者内门、窗紧闭导致通风不良,均可引起急性一氧化碳中毒。煤气管道或灶具漏气,在通风不良的浴室内使用燃气热水器淋浴以及汽车排出的尾气都可发生急性一氧化碳中毒。工业上炼钢、炼焦、烧窑等,在生产过程中炉门或窑门关闭不严,煤气管道漏气,矿井打眼、放炮及煤矿瓦斯爆炸时均有大量一氧化碳产生,化学工业合成氨、甲醇、丙酮等也需要接触一氧化碳,均可导致急性一氧化碳中毒。

(二)中毒机制

一氧化碳和血红蛋白的亲和力比氧气和血红蛋白的亲和力大200~300倍,它们结合形成碳氧血红蛋白,失去携氧能力。同时一氧化碳与血红蛋白解离的速度是氧气的1/2100,易造成碳氧血红蛋白在体内蓄积。碳氧血红蛋白不能携氧,还影响氧合血红蛋白正常解离,即氧气不易释放到组织,从而导致组织和细胞缺氧。此外,一氧化碳还可抑制细胞色素氧化酶,直接抑制组织细胞内呼吸。这些因素更加重组织、细胞缺氧。一氧化碳中毒时,心、脑对缺氧最敏感,常最先受损。

二、护理评估

(一)病史

患者一般有一氧化碳吸入史。注意了解患者急性一氧化碳中毒时所处的环境,如室内炉火、煤气以及室内其他人员停留时间等情况。对于神志清楚的患者,可询问患者本人;对于神志不清或企图自杀的患者,应向患者亲属、同事、亲友或现场目击者了解情况。

(二) 身体状况

1. 轻度中毒 患者感头痛、头晕、四肢无力、胸闷、耳鸣、眼花、恶心、呕吐、心悸、嗜睡或意识模糊。此时如能及时脱离中毒环境,吸入新鲜空气即可好转。

2. 中度中毒 除上述症状加重外,患者常出现浅昏迷、脉搏快、皮肤多汗、面色潮红、口唇呈樱桃红色。此时如能及时脱离中毒环境,予以加压吸氧,常于数小时后清醒,一般无明显的并发症。

3. 重度中毒 患者呈深度昏迷状态,伴有抽搐、呼吸困难、呼吸浅促、面色苍白、四肢湿冷及周身大汗淋漓等症状,可能出现大便失禁及血压下降等体征。最后可因脑水肿及呼吸、循环系统衰竭而死亡。一般昏迷时间越长,预后越差,存活患者常伴有痴呆、记忆力和理解力减退、肢体瘫痪等后遗症。

4. 一氧化碳中毒迟发性脑病 重度中毒患者抢救清醒后,经过一段时间的"假愈期",可出现一系列神经、精神症状,称为一氧化碳中毒迟发性脑病。临床表现:意识、精神障碍,如语言能力减弱、发呆、反应迟缓、动作迟钝、情绪无常、定向力差等;帕金森病;肢体瘫痪;周围神经病变;大脑皮质局灶性功能障碍,如失语、失明和癫痫等。一氧化碳中毒迟发性脑病患者约占重度中毒患者的50%,多在急性一氧化碳中毒后1~2周发生。年龄大、昏迷时间长的患者一氧化碳中毒迟发性脑病发生率较高。

(三) 辅助检查

(1) 血液碳氧血红蛋白浓度测定:轻度中毒时血液碳氧血红蛋白浓度为10%~30%,中度中毒时血液碳氧血红蛋白浓度为30%~50%,重度中毒时血液碳氧血红蛋白浓度为50%以上。

(2) 脑电图检查:可见弥漫性低波幅慢波,脑电图图形改变与缺氧性脑病的进展程度一致。

(3) 头部CT检查:发生脑水肿时,头颅CT可见脑部有病理性密度降低区。

(4) 根据一氧化碳接触史、急性一氧化碳中毒的症状和体征及血液碳氧血红蛋白试验阳性,可以诊断为急性一氧化碳中毒。血液碳氧血红蛋白浓度测定是最具诊断性的指标,采取血标本一定要及时。

三、护理诊断

1. 头痛 与急性一氧化碳中毒引起脑缺氧有关。
2. 意识障碍 与急性一氧化碳中毒有关。
3. 气体交换障碍 与血红蛋白失去携氧能力有关。
4. 潜在并发症 一氧化碳中毒迟发性脑病。

四、护理目标

(1) 患者疼痛缓解。
(2) 患者意识障碍程度减轻或恢复正常。
(3) 患者缺氧状态得到纠正,重要脏器未发生严重损害。

五、救护措施

(一) 急救措施

1. 现场救护 因一氧化碳略轻于空气,故浮于空气上层,救助人员进入和撤离现场时,匍匐行动会更安全。进入室内时严禁携带明火,尤其是开煤气自杀的情况,室内煤气浓度过高,按响门铃、打开室内电灯产生的电火花均可引起爆炸。进入室内后,先迅速打开所有门、窗通风,如能发现煤气来源并能迅速排出的则应同时控制煤气来源,如关闭煤气开关等,但绝不可为此耽误时间。然后迅速将急性一氧化碳中毒者转移到通风保暖处平卧,解开衣领及腰带以利其呼吸。如发生呼吸、心搏骤停,应立即进行心肺复苏。

2. 纠正缺氧 轻、中度中毒患者可用面罩或鼻导管给予高流量吸氧,氧流量为8~10 L/min;重度中毒患者予以高压氧治疗,可加速碳氧血红蛋白解离,促进一氧化碳排出。高压氧舱治疗能增加血液中溶解氧含量,提高动脉血氧分压,可迅速纠正组织缺氧。呼吸停止时应及时进行人工呼吸,或使用呼吸机。对危重患者可考虑换血疗法或血浆置换。

3. 对症治疗

(1) 控制高热:采用物理降温,体表用冰袋,头部用冰帽,降低脑代谢率,增加脑对缺氧的耐受性。

（2）防治脑水肿：应及时进行脱水治疗，最常用 20％甘露醇 250 mL 静脉快速滴注，每日 2 次，也可应用呋塞米、糖皮质激素等药物，以降低颅内压、减轻脑水肿。

（3）促进脑细胞功能恢复：补充促进脑细胞功能恢复的药物，常用药有 ATP、细胞色素 C、辅酶 A 和大剂量维生素 C、B 族维生素等。

（4）防治并发症及一氧化碳中毒迟发性脑病：患者昏迷期间保持呼吸道通畅，定时翻身防止压疮和肺炎，出现低血压、酸中毒等应给予相应处理。急性一氧化碳中毒患者苏醒后，应该休息观察 2 周，以防一氧化碳中毒迟发性脑病和心脏并发症的发生。

（二）护理措施

1. 一般护理

（1）严密观察病情：密切观察患者生命体征、意识状态、瞳孔的变化，检查三大常规及生化指标正常与否，心肌损害者进行心电监护，发现异常报告医生及时处理。准确记录患者液体出入量，注意输液滴速，防止肺水肿、脑水肿的发生。

（2）迅速建立静脉通道：一氧化碳进入机体后很快与血红蛋白结合，使红细胞的携氧能力减弱，加快输液可促进体内血液循环，破坏一氧化碳与血红蛋白的结合，有利于毒素的排出，并兼有抗休克，维持心、肾功能及全身支持作用。所有患者均选择使用大静脉，并使用静脉留置针穿刺，胶布固定，防止患者躁动时刺破血管及针头脱出血管外。

（3）氧疗护理：氧疗是治疗的关键，患者脱离现场后应立即采用高浓度面罩给氧或鼻导管给氧，给氧时间一般不应超过 24 h，以防发生氧中毒和二氧化碳潴留。

2. 对症护理

（1）昏迷患者的护理：保持呼吸道通畅，去枕，头偏向一侧，及时清除口咽分泌物及呕吐物，做好口腔护理。必要时留置导尿管，注意观察记录大小便颜色、性状，防止泌尿系统感染，准确记录 24 h 液体出入量。加强皮肤护理，保持皮肤清洁、干燥，注意防止形成压疮，防止坠床及抓伤。加强肢体按摩和功能锻炼，防止发生肌肉萎缩和关节强直。

（2）高热惊厥患者的护理：应遵医嘱静脉注射或肌内注射地西泮，并予以物理降温，头部戴冰帽或在体表大血管处放置冰袋。

3. 高压氧治疗配合　入高压氧舱前要详细了解患者的情况，掌握患者的基本资料，对氧疗中可能发生的问题做出确切的护理评估。对病情危重患者还应准备好抢救物品，以保证治疗安全。出舱后，接送患者回病房，向高压氧舱护士了解情况，并继续观察病情。

4. 心理护理　急性中毒患者由于发病突然，常有焦虑、恐惧情绪。护士应鼓励患者表达感受，并真诚、耐心地倾听，表示理解和同情并提供有关疾病的资料。向患者及家属解释疾病的发生、发展特点，使其对该疾病有正确的认识，尽量减少不良刺激，消除紧张情绪，减轻患者的恐惧心理，以便能更好地配合治疗和护理。有的患者经过短时间的治疗和观察后头晕、恶心、呕吐等症状减轻或消失，从心理上放松了对疾病的警惕，此时应向患者介绍急性一氧化碳中毒后机体需要一定时间才能完全恢复正常，出院时应提醒家属继续注意观察患者 2 个月。有的患者在 1 周左右会出现病情反跳现象，如出现一氧化碳中毒迟发性脑病等有关症状，应及时复查和处理。

思政园地

预防一氧化碳中毒

　　一氧化碳中毒是一种常见的安全事故，严重威胁着人们的生命和健康。因此，学生安全意识的培养至关重要。①保持室内通风：学生在使用煤炉等取暖设备时，应注意开窗通风，避免室内一氧化碳浓度过高。②使用安全炉具：学生应了解安全炉具的使用方法，避免使用不符合规范的炉具或对炉具擅自进行改装，以免发生意外。③避免使用危险燃料：学生应了解不同燃料的特性，避免使用危险燃料或在不合适的场所使用燃料。

5. 健康教育　加强预防一氧化碳中毒的宣传。①冬季不能用煤气取暖或在密闭的卧室中用炭火取暖，厨房的烟囱必须通畅，以防废气倒流。②使用燃气热水器时，切勿将燃气热水器安装在浴室内，并应装有排风扇或通风窗，装有煤气管道的房间不能用作卧室。③使用管道煤气时，要防止管道老化、漏气。烧、煮时防止火焰被扑灭导致煤气逸出。④在生产场所中，应加强自然通风，防止输送管道和阀门漏气，有条件时可用一氧化碳自动报警器。⑤进入高浓度一氧化碳环境内执行任务时，要戴好特制防毒面具，系好安全带。出院时留有后遗症的患者应鼓励其坚定继续治疗的信心，坚持进行肢体及语言的康复训练。

▶ 任务小结

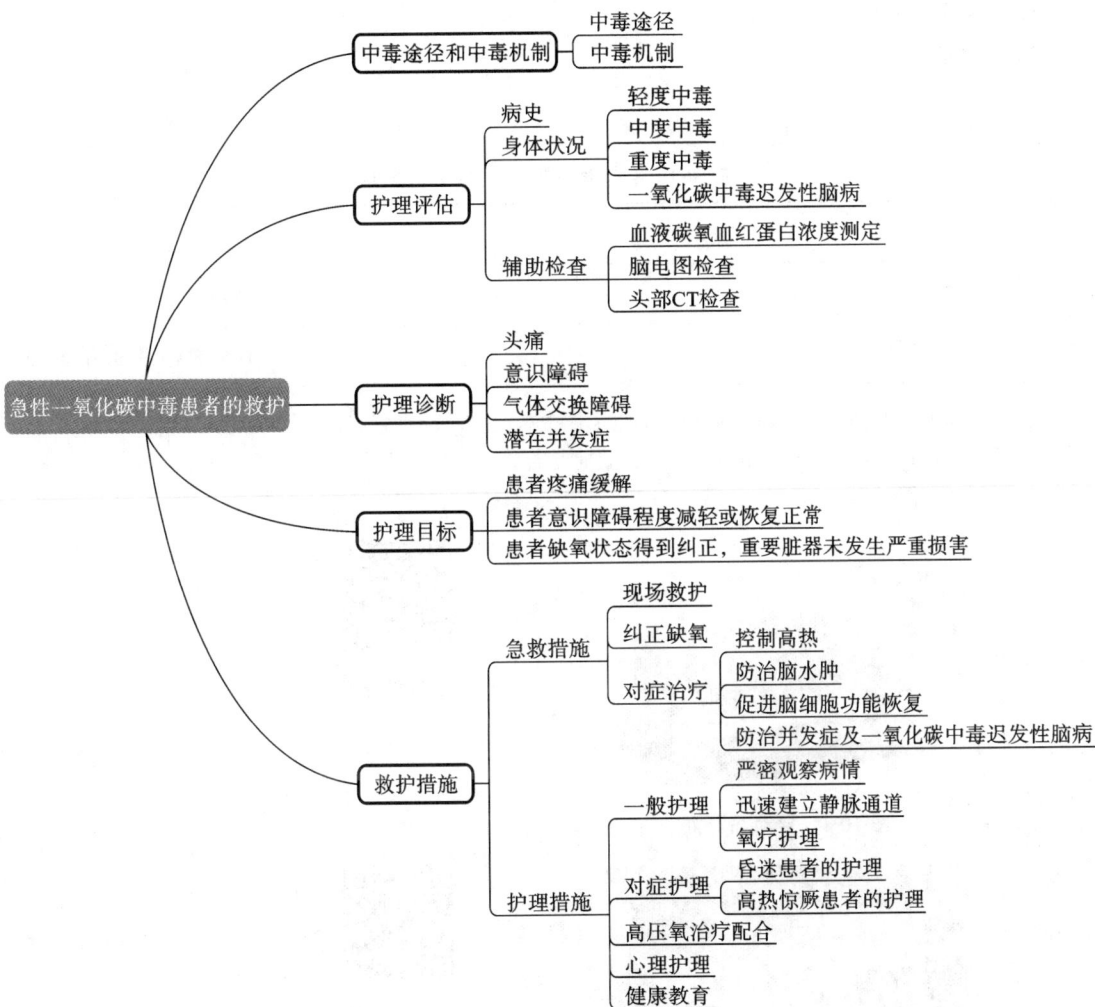

▶ 任务检测

在线答题

实训 9　自动洗胃机的使用

【情境案例】

患者小芳,女,22 岁,因感情受挫服用安眠药,同屋室友发现后,立即将昏迷不醒的小芳送往医院,护士及时实施救护工作,给患者予以洗胃处理。

【实训目标】

(1) 学会准确评估患者病情。

(2) 熟悉自动洗胃机的操作流程。

(3) 掌握本项技术的操作方法及注意事项。

【实训条件】

自动洗胃机的使用实训条件见表 10-1。

表 10-1　自动洗胃机的使用实训条件

项　目	条　件	要　求
操作环境	模拟病房	安静整洁、光线充足
设备设施	自动洗胃机	仪器完好、配件齐全
用物准备	医学模拟人、自动洗胃机、消毒洗胃包、灌洗器、洗胃液、水桶、温度计、润滑剂、牙垫、手套、手电筒、胶布、必要时备舌钳、开口器、防护服等(图 10-1、图 10-2) 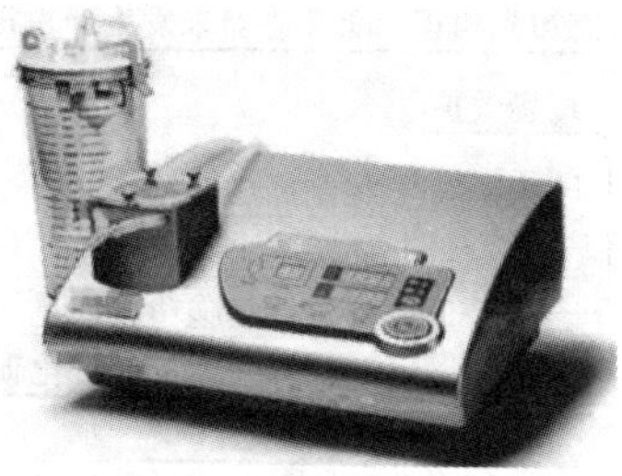 扫码看彩图 图 10-1　自动洗胃机 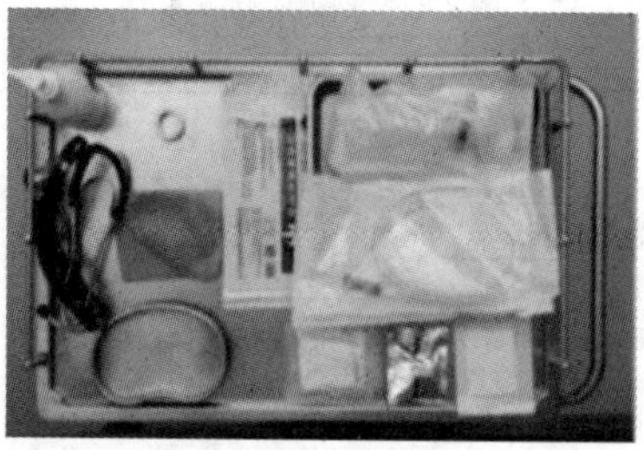 扫码看彩图 图 10-2　用物准备图	洗胃液量 10000～20000 mL、洗胃液温度 25～38 ℃
人员准备	仪表符合职业要求,熟悉操作步骤	医学模拟人与学生的比例为 1∶5,满足分组练习要求

【操作流程】

自动洗胃机的使用操作流程见表 10-2。

表 10-2 自动洗胃机的使用操作流程

操作步骤	项目内容	操作流程	注意事项
准备	评估	环境安全,用屏风遮挡	让无关人员离场
		着装整洁,修剪指甲,洗手	七步洗手法
		患者病情、意识状态、合作程度、毒物性质、测量胃管插入长度	一般成人胃管插入长度为45～55 cm
		用物齐全,摆放有序,均在使用期限内,检查洗胃机性能,洗胃液温度适宜(25～38 ℃)	自动洗胃机处于性能良好、安全备用状态
	核对沟通	核对患者信息,解释操作目的和操作中注意事项,用手电筒检查患者口腔黏膜是否完整,取出义齿	
		呼叫其他医护人员,必要时取得家属合作	
实施	连接	正确连接管道,准备洗胃液放于桶内,打开自动洗胃机电源,进行管道排气,运转洗胃机 2 个循环,调节流速,关机备用(图 10-3) 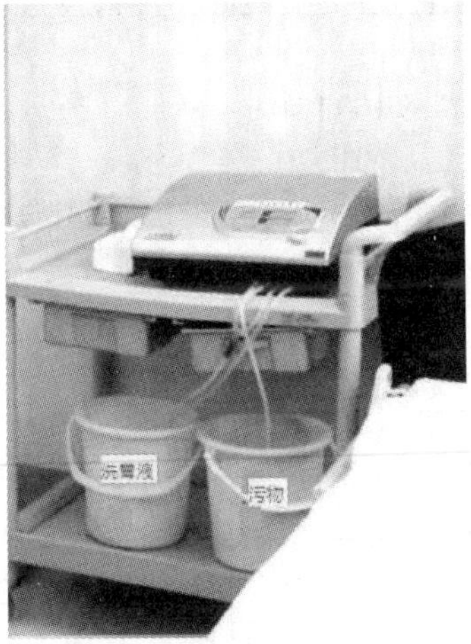 扫码看彩图 图 10-3 管道连接图	管道连接方式:药管的另一端放入洗胃液桶内,污水管的另一端放入空塑料桶内,胃管的一端和已插好的患者胃管相连接。 保证管口没入水中
	体位	备齐用物至床旁,协助患者取合适卧位,清醒患者取左侧卧位,头部略高或半坐卧位,昏迷患者取去枕平卧位,头偏向一侧	避免取右侧卧位,防止毒物过快进入十二指肠
	插管	打开洗胃包,准备无菌盘(放入胃管,纱布,润滑棉球,灌洗器)	
		枕头铺巾,颌下铺巾,置弯盘于口角旁,备纱布,备四条长胶布,定胃管长度标记。嘱患者张嘴,置牙垫于上下齿之间,胶布固定牙垫(昏迷患者用开口器协助放入牙垫)	
		戴手套,检查胃管是否通畅,反折或关闭胃管末端,润滑胃管前端,将胃管经口腔插管至胃内(不合作患者从鼻腔插入),用灌洗器吸出胃液证明胃管在胃内,留取胃液标本,再用胶布固定胃管(图 10-4) 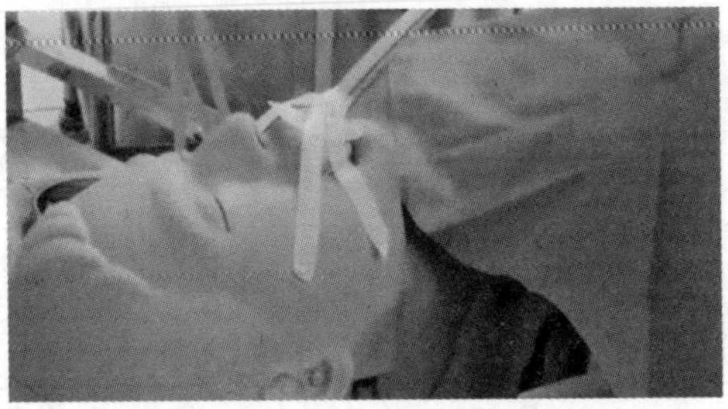 扫码看彩图 图 10-4 牙垫及胃管固定图	

操作步骤	项目内容	操作流程	注意事项
实施	洗胃	将患者胃管连接洗胃机的胃管端 打开洗胃机电源,先吸出胃内容物,然后对胃进行自动冲洗,直至洗出液澄清无味	全程守护,保证管道通畅不堵塞、无脱落
	观察	洗胃过程中随时观察患者面色、脉搏、呼吸和血压的变化及有无洗胃并发症的发生	若患者出现腹痛、洗胃液呈血性或出现休克症状时,应立即停止洗胃,联系医生进行救护处理
	反折	洗胃完毕,按"停止"键停止洗胃,分离胃管末端,反折胃管用纱布包裹,根据病情保留一定时间,以备再次洗胃	有机磷农药中毒患者应保留胃管 24 h
	拔胃管	戴手套,拔出胃管,取出牙垫,协助患者漱口,擦净脸面,必要时更衣,撤除治疗巾及各种用物。取舒适体位,整理床单位	一般取平卧位,头偏向一侧,防止呕吐误吸
	消毒管道及洗胃机	(1) 排尽洗胃机进液管、进胃管和排液管内的余液。 (2) 将进液管和进胃管同时放入清水中,排液管放入污桶中,启动洗胃机运转 4～5 个循环清洗。 (3) 将上述管道放入含有效氯 1000 mg/L 的消毒液中运转 30 min 消毒。 (4) 换清水启动洗胃机运转吸出余液,排尽空气,晾干备用。 (5) 关机,拔电源,用含氯消毒剂擦拭洗胃机表面	避免各管道被污物堵塞或腐蚀
	记录	洗手,记录洗胃液名称及量,呕吐物颜色、气味,患者病情	
评价	整理	整理用物	
		监测患者病情变化,并遵医嘱用药	
		终末处理	

【实训评价】

学生按上述操作流程练习后,按操作评分标准(见附录 H)进行自我考核、小组考核及教师考核,将实训情况填于表 10-3。

表 10-3 实训评价表

实训名称				实训时间		
操作时长		技能之星	是□ 否□	评价等级	优□ 良□ 达标□ 未达标□	
实训步骤	存在问题		学生评分 30%	小组评分 30%	教师评分 40%	综合评分
操作前准备						
操作中实施						
操作后评价						
人文关怀						
本次实训心得体会						
备注	综合成绩满分 100 分,优≥90 分,良 80～89 分,达标 60～79 分,未达标<60 分					

(吕京凤 戴燕杰)

常见意外伤害患者的救护

扫码学课件

学习目标

【知识目标】

1. 掌握中暑、淹溺、电击伤、烧烫伤及强酸强碱损伤、气道异物梗阻患者的救护原则、救护方法及救护措施。

2. 熟悉中暑、淹溺、电击伤、烧烫伤及强酸强碱损伤、气道异物梗阻患者的护理评估。

3. 了解中暑、淹溺、电击伤、烧烫伤及强酸强碱损伤、气道异物梗阻的病因及发病机制。

【技能目标】

1. 掌握判断中暑程度的方法,能够应用护理程序对中暑患者正确实施救护。

2. 能够为淹溺患者正确实施救护。

3. 能够为电击患者正确实施救护。

4. 能够为烧烫伤及强酸强碱损伤的患者正确实施救护。

5. 能够为气道异物梗阻患者正确实施救护。

【素养目标】

1. 具有理解患者病痛,主动关心、协助患者有效缓解不适的护理职业素养。

2. 培养学生职业素养,传承、发扬救死扶伤的无私奉献精神。

项目导言

意外伤害又称意外事故,可以定义为由意想不到的原因所造成的损伤或死亡,如中暑、淹溺、电击伤、烧烫伤等。其发生大多是由于自我保护意识和意外伤害预防常识的缺乏。根据国际疾病分类,意外伤害已被单独列为一类。

任务一　中暑患者的救护

学习要点

- **重点**:中暑的判断方法。
- **难点**:中暑的现场救护。

患者张某,男,53岁,建筑工人,因顶着酷暑烈日工作,大量出汗后未进食进水,出现头晕、恶心、胸闷、乏力,自行服药后无好转,反呈逐渐加重状态,出现四肢肌肉紧绷,伴双小腿疼痛入院。

请思考:

1. 现场应该如何处理?

2. 院内应该如何救护?

3. 分组讨论:如何预防夏季中暑?

中暑是一种常见的物理性损伤性疾病,是指在暑热天气、湿度大及无风环境中,因机体体温调节中枢功能障碍、汗腺功能衰竭和水、电解质丧失过多导致中枢神经系统和心血管系统功能障碍,继而出现高热,无汗,水、电解质代谢紊乱,脑组织细胞受损等临床表现的急性综合征。

一、病因

1. 机体产热增加 常见于高温环境中强体力劳动者、剧烈运动人群等,其机体自身产热增加,易发生热蓄积,若没有足够的防暑降温措施,则易发生中暑。

2. 机体散热减少 常见于年老体弱、糖尿病、肥胖以及汗腺功能障碍人群,如先天性汗腺缺乏者、系统性硬化病患者、全身性瘢痕形成者,穿透气不良的衣物者等。这些因素均会导致机体散热减少,易发生中暑。

3. 机体热适应能力下降 热负荷增加时,若机体热适应能力、调节能力下降,即会引起代谢紊乱而发生中暑。常见于年老体弱者、心血管疾病患者、糖尿病患者、下丘脑病变患者等人群。

4. 环境温度过高 在高温环境下,如环境温度>35 ℃、湿度>60%。若长时间在此环境中工作或进行强体力劳动,又没有及时采取充分的防暑降温措施时,极易发生中暑。即使是健康人,在环境温度高、通风不良且湿度大的环境中,以及穿不透气的衣、裤等也极易导致散热障碍,进而发生中暑。

二、发病机制

正常机体在下丘脑体温调节中枢的控制下,体内产热与散热处于动态平衡状态,环境温度≤35 ℃时,机体通过辐射、传导与对流途径散发热量以维持体温恒定在37 ℃左右。当环境温度>35 ℃时,机体产热大于散热或散热受阻,体内过量热蓄积,导致组织、器官损伤或功能障碍。

环境温度增高,机体大量出汗,导致水、钠丢失。当机体以失盐为主或仅补充大量水而补盐不足时,就会造成低钠、低氯血症,导致肌肉痉挛;当机体大量体液丧失,引起脱水、血液浓缩、血容量不足时,若同时发生血管舒缩功能障碍,则易发生外周循环衰竭;当外界环境温度升高,机体散热绝对或相对不足,汗腺疲劳时,则引起体温调节中枢功能障碍,致体温急剧升高,产生严重的生理和生化异常而发生热射病。实验证明,体温达到42 ℃以上可使蛋白质变性,温度超过50 ℃时,会造成细胞产生不可逆性损伤。

三、护理评估

(一)病史

重点询问患者或患者家属有无造成中暑的病因存在,如在高温环境中长时间工作,是否采取有效的防暑降温措施,是否及时补水补盐,是否存在导致机体产热增加、散热减少以及易发生中暑的基础疾病。

(二)中暑的分型及临床表现

1. 先兆中暑 指处于高温环境中一段时间后,出现口渴、大汗、头痛、头晕、眼花、耳鸣、恶心、心悸、胸闷、四肢无力、体温正常或略升高(但不超过38 ℃)等症状。及时脱离高温环境,将患者转移至阴凉通风处,及时补水、补钠,适当休息即可缓解。

2. 轻度中暑 指先兆中暑症状逐渐加重。除先兆中暑症状外,患者体温升高至38 ℃以上,出现面色潮红、大量出汗、皮肤灼热以及早期周围循环衰竭的症状,如面色苍白、皮肤湿冷、脉搏细速、血压下降等。若得到及时有效处理,一般 3～4 h 可恢复正常。

3. 重度中暑 重度中暑包含热痉挛、热衰竭和热射病三种类型。

(1)热痉挛:又称中暑痉挛,是一种短暂的、间歇性发作的肌肉痉挛现象。其发病机制可能与失钠相关。大量出汗伴随钠盐的丢失时,未及时补充水、钠或只补水未补钠,可引起低钠、低氯血症。患者可出现对称性、阵发性肌肉痉挛性疼痛,这些症状多发生在四肢、咀嚼肌、腹直肌及背部肌肉,其中以腓肠肌最常见。也可发生于肠道平滑肌,因其痉挛引起急性腹痛,无明显体温升高。

(2)热衰竭:又称中暑衰竭,是最常见的中暑类型,属于热应激后以血容量不足为特征的临床综合征。严重热应激时,机体因大量出汗而失水、失钠,进而导致血容量不足,引起周围循环衰竭。临床表现:口渴、头晕、出冷汗、脉搏细速、血压下降、晕厥或意识模糊。患者体温基本正常,可出现轻度升高,中枢神经系统损害不明显。热衰竭是一种严重疾病,若救治不及时,可迅速发展为热射病,危及生命。

(3)热射病:属高热综合征,又称中暑高热,是一种致命性急症,是中暑最严重的一种类型。热射病指机体长时间处于高温高湿环境中,大量出汗仍不足以散热或体温调节中枢功能障碍,导致出汗减少至汗闭,造成体内热蓄积。患者出现"高热、无汗、意识障碍"三联征,体温可超过 40 ℃。皮肤干燥无汗,可出现不同程度的意识障碍甚至昏迷。热射病的死亡率与温度的上升密切相关。

(三)辅助检查

1. 血液检查

(1)生化检查:血清电解质出现高钾、低氯、低钠血症,血尿素氮和血肌酐可升高。

(2)血常规检查:血红蛋白升高、血细胞比容增加;白细胞、中性粒细胞升高程度与中暑的严重程度相关。

(3)凝血功能检查:有凝血功能障碍时,应考虑 DIC 的可能。

2. 尿液检查 查尿常规提示有不同程度蛋白尿、血尿、管型尿改变。严重病例可出现肝、肾、胰和横纹肌损害实验室参数改变。尿液分析有助于发现横纹肌溶解和急性肾衰竭。

四、护理诊断

1. 体温过高 与体温调节功能紊乱引起中暑高热有关。

2. 体液不足 与高热引起大量出汗,水、电解质丢失但未及时补水补钠有关。

3. 意识障碍 与电解质紊乱和(或)中枢功能障碍有关。

4. 焦虑、恐惧 与相关症状引起的身体不适及担心预后有关。

5. 知识缺乏 与缺乏预防意识,不了解中暑急救相关知识有关。

五、护理措施

救护原则是使患者迅速脱离高温高湿环境,采取有效降温措施,及时补水补钠,纠正水、电解质失衡,积极防治休克及并发症,保护重要脏器功能。

> **知识链接**
>
> ### 冷疗的禁忌部位
>
> 在机体大血管丰富的部位使用冷疗可以起到很好的降温效果,但机体的一些特殊部位是禁用冷疗的,如:①枕后、耳廓、阴囊:这些部位皮下脂肪薄,冷疗易引起冻伤。②心前区:胸部心前区冷疗会导致患者出现心律失常,如反射性心率减慢、房室传导阻滞、房颤,甚至心室颤动,抢救不及时则会危及患者生命。③腹部:腹部冷疗会引起腹痛、腹泻。④足底:足底冷疗会导致末梢血管收缩,影响散热,从而影响降温,还会引起心脏冠状动脉一过性的收缩、心脏缺血。

(一)院前急救

1. 迅速脱离高温高湿环境 迅速将患者转移至通风阴凉处,可使用风扇、空调降低环境温度;平卧休息,如出现呕吐则将头偏向一侧;解开或脱去过多的衣物。

2. 迅速降温 采取有效的降温措施,轻症患者可用冷水反复擦拭全身,重症患者用冰袋冷敷双侧腋下、颈部及腹股沟等部位,以加速皮肤散热从而达到降温目的。意识清醒患者可饮用淡盐水、含盐清凉饮料等。

(二)院内救护

迅速降温是抢救重度中暑的关键,降温快慢与预后密切相关。体温越高,持续时间越长,组织器官损害越严重,则预后越差。

降温护理包括物理降温和药物降温。

(1)物理降温。①环境降温:将患者置于20~25 ℃通风良好的环境中,病床下可放置冰块。②冰袋、冰帽的使用:在头部、颈部两侧、腋下、腹股沟等机体大血管处放置冰袋,头部可使用冰帽。放置位置要准确,避免同一部位长时间直接接触,以免冻伤。③冰水或乙醇全身擦浴:用冰水或40%~50%乙醇拍打并擦拭全身,同时按摩四肢、躯干皮肤,防止皮肤血管收缩,血流淤滞,使血管扩张促进散热。肛温降至38 ℃时应暂停降温。

(2)药物降温。轻症:口服补液盐、藿香正气液、十滴水等防暑药物。重症:①氯丙嗪:抑制调节体温中枢,扩张血管加速散热,降低器官代谢及耗氧量,低血压者慎用。②地塞米松:糖皮质激素类药物,改善机体反应性,有助于降温并且预防脑水肿。③冬眠合剂(氯丙嗪+哌替啶+异丙嗪):降低机体代谢率,减少细胞耗氧,改善微循环,使用时注意观察血压、呼吸变化。④中暑高热伴休克时最适宜用的降温措施是动脉快速推注 4 ℃ 5%葡萄糖盐水。

(三)对症护理

1. 保持呼吸道通畅 意识不清患者,平卧时注意头偏向一侧,防止舌后坠,及时清除口、鼻分泌物,避免误吸,保持呼吸道通畅。低流量吸氧,必要时行气管插管、人工机械通气。

2. 纠正水、电解质紊乱 失水失钠患者,根据病情输入 5%葡萄糖氯化钠注射液 1000~2000 mL,速度不宜过快,防止发生心力衰竭。热痉挛患者常见低钠血症可重点补充钠。

3. 预防并发症 使用甘露醇、糖皮质激素降低颅内压,减轻脑水肿,防治急性肾衰竭、DIC 等。

4. 镇静 出现躁动、抽搐患者,可肌内注射地西泮 10 mg 或 10%水合氯醛 10~20 mL 保留灌肠。

5. 抗感染 适量使用抗生素预防感染。做好口腔护理预防口腔感染。

6. 皮肤护理 昏迷、高热、大量出汗者,应及时擦干汗液,更换清洁衣裤、被褥,定时翻身,防止压疮形成。使用冰敷者,应加强观察,避免冻伤。

7. 高热惊厥 应加床栏防止坠床,预防碰伤。床边备开口器、舌钳。

(四)病情观察

1. 观察降温效果 降温过程中每 10~15 min 测量一次体温,根据体温变化调整降温措施。观察末梢血液循环,若出现皮肤厥冷,肢端发绀,则病情加重,需要调整治疗方案。若体温下降,肢端温暖,发绀减轻或消失,提示病情好转。

2. 观察伴随症状 高热是否有其他伴随症状:如恶心、呕吐、腹泻等。

3. 预防并发症 监测水、电解质失衡;监测脑、肺、肾等重要脏器变化情况。

(五)心理护理

关心关怀患者,及时予以心理疏导,缓解其紧张焦虑情绪。向患者和家属讲解中暑的预防和急救知识,避免中暑,重在预防。

六、健康教育

(1)老人、孕妇、患慢性疾病、心脑血管疾病等体质相对较弱人群,尽量减少强烈阳光下进行户外工作或活动的时间,特别是午后高温时段。

(2)必须进行户外工作或活动时,提前做好防晒措施,备好消暑饮料及药物。

(3)饮食宜清淡,营养搭配合理,多吃瓜果蔬菜。

(4)保证充足睡眠,睡觉时避免空调或风扇直吹。

思政园地

　　某铸造企业采用电炉熔炼造型和浇铸工作,由两班人员分别进行作业的生产模式。因受市场影响,产量下降,企业决定减员合班,即1个人既要造型又要浇铸,大大延长了员工的工作时间。夏季气温37 ℃,铸造车间因只安装了电风扇,在密闭空间中完全不能有效散热。同时,工厂为了节约成本,为工人提供的防暑降温条件有限。某日,第一电炉熔炼车间工人持续工作8 h后,数名铸造工人出现头昏、口渴、出冷汗、意识模糊等症状,被紧急送往医院,数名工人均有不同程度的血压下降,医生诊断为热衰竭,经对症治疗后全部治愈出院。

　　这个小故事给急诊护士什么启发?

任务小结

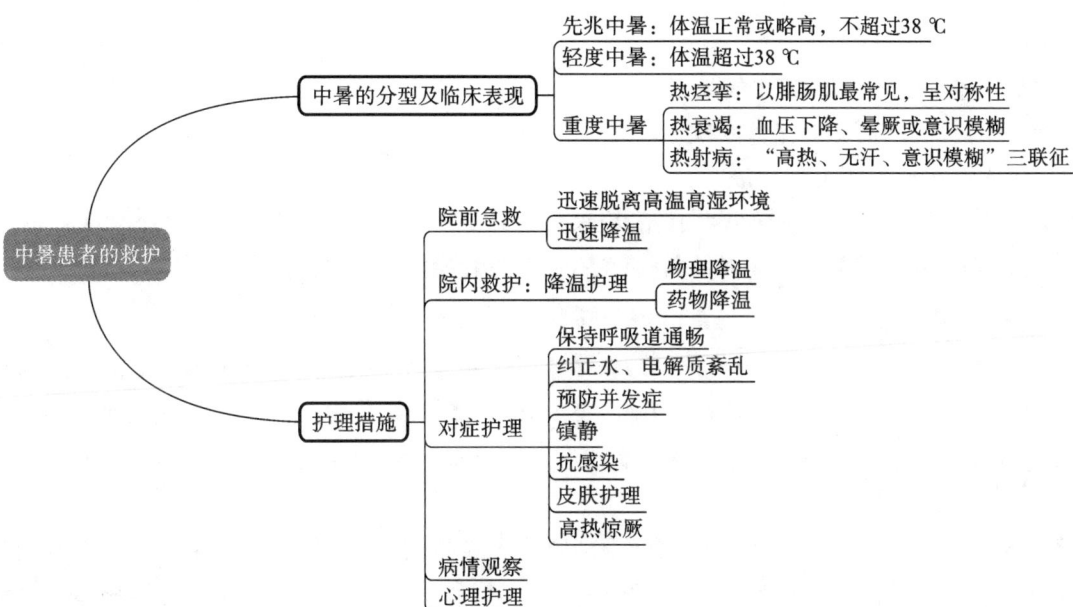

任务检测

在线答题

任务二　淹溺患者的救护

学习要点

- **重点**:淹溺患者的现场救护及院内救护。
- **难点**:淹溺患者的现场救护。

某地5名小学生溺亡的消息从网页中弹出。据报道,此事件原委是5名学生相约到长江边玩耍,其中一名9岁男孩因追逐小鱼走往深处,踩到青苔滑倒落水。事发时恰逢周围无人,其余4人呼救无果,遂手拉手自行救援失败,最后造成了5人均溺水而亡的悲剧。

请思考:

1. 作为第一目击者,如何对溺水者予以施救?

2. 如何预防淹溺的发生?

淹溺又称溺水,是指因各种原因淹没于水或其他液体中时,水、杂草、泥沙等异物进入呼吸道及肺泡引起堵塞,或者由于寒冷、惊恐刺激引起呼吸道痉挛收缩,导致机体缺氧窒息,严重者可因心搏骤停而死亡。

一、病因

(1) 多见于不会游泳、不慎落水或投水自杀者。

(2) 意外事故(如洪水灾害、翻船)等。

(3) 从事水上运动或潜水人员等。

(4) 会游泳者,因长时间游泳致体力消耗,冷水刺激引发肢体抽搐;不熟悉水域环境,水草缠身或跳水头撞硬物;入水前服用过量镇静药物或大量酗酒;患有心脑血管疾病、癫痫病等。

二、发病机制

当机体淹没于水中时,本能反射性屏气,以避免水进入呼吸道。但由于紧张和缺氧,不能坚持屏气而被迫呼吸,从而使大量水进入呼吸道和肺泡,阻滞气体交换,加重缺氧和二氧化碳潴留,造成低氧血症、代谢性酸中毒、高碳酸血症等。由于造成淹溺的水所含成分不同,引起的病变亦有差异。根据发生机制不同,淹溺分为干性淹溺和湿性淹溺。

1. 干性淹溺　人入水后,因受恐惧、惊慌、骤然寒冷等强烈刺激,引起喉头、气管和支气管反射性痉挛,致上呼吸道完全性梗阻而产生窒息,呼吸道和肺泡并无或很少有水进入,称为干性淹溺,约占淹溺患者的10%。

2. 湿性淹溺　人淹没于水中,喉部肌肉松弛,导致大量水进入呼吸道和肺内,堵塞呼吸道和肺泡,发生窒息。进入呼吸道和肺泡的水很快进入血液循环,引发心搏骤停,称为湿性淹溺,约占淹溺患者的90%。根据发生水域不同,湿性淹溺可分为淡水淹溺和海水淹溺。

(1) 淡水淹溺:淡水为低渗透性液体。由于大量水分进入血液循环,血液被稀释,血容量增多,致细胞肿胀、破裂,发生溶血,继而出现高钾、低钠、低氯、低蛋白血症,引起室颤、心搏骤停。大量游离血红蛋白堵塞肾小管,导致急性肾损伤。

(2) 海水淹溺:海水为高渗透性液体,含有浓度较高的氯化钠、大量钙盐和镁盐。海水吸入肺泡,使肺泡上皮细胞和肺毛细血管内皮细胞受损,大量蛋白质和水向肺间质、肺泡腔内渗出,引起急性非心源性水肿。血钙升高导致心律失常,严重者可致心搏骤停。血镁升高可抑制中枢神经和周围神经,导致横纹肌无力、血管扩张和血压下降。

三、护理评估

(一)病史

询问淹溺发生的时间、地点,水源性质;头部有无撞击情况;患者有无紧张、激动或悲伤情绪;有无饮酒或服用镇静类药物情况;有无心脑血管疾病、癫痫病等情况。

(二)临床表现

剧烈咳嗽、咳粉红色泡沫样痰、呼吸困难、胸痛;心律不齐、血压不稳、室颤;胃扩张,腹部饱胀、膨隆,口鼻处有泡沫、污泥等;烦躁不安或意识模糊,严重者意识丧失、心搏骤停;尿液混浊,呈橘红色,少尿或无尿。淹溺后合并肺部感染最为常见,少数淹溺患者合并外伤。淹溺患者中约15%死于继发并发症,因此,应特别警惕迟发性肺水肿的发生。

(三)辅助检查

1. 血液检查 淡水淹溺患者出现血钾、血钠、血氯化物降低,低蛋白血症,有溶血时血钾可升高。海水淹溺患者血钙、血镁升高,血中尿素升高。动脉血气分析显示低氧血症和代谢性酸中毒。

2. X线检查 肺水肿的表现(斑片状浸润/絮状渗出)。若胸片显示异常加重或肺内阴影持续存在10天以上,则提示继发细菌性肺炎。

3. 尿常规检查 可见蛋白尿、管型尿及游离血红蛋白。

四、护理诊断

1. 清理呼吸道无效 与大量液体进入呼吸道及呼吸道痉挛有关。

2. 低效型呼吸型态 与呼吸道梗阻,肺水肿有关。

3. 焦虑、恐惧 与忆起溺水过程、窒息引起的濒死感,担心预后有关。

4. 知识缺乏 与不了解溺水急救知识,缺乏常识有关。

五、护理措施

救护原则:迅速救离出水;立即判断患者意识及生命体征;呼救、拨打急救电话;尽快恢复有效通气,实施心肺复苏;根据病情对症处理。

(一)院前急救

缺氧是导致淹溺死亡的主要原因。缺氧时间的长短对淹溺预后起决定性作用,因此,尽早恢复有效通气,纠正缺氧状态是最重要、最紧急的现场救护措施。具体做法包括以下几个方面。

1. 迅速救离水源 施救者应保持镇静,首选借助救生圈等漂浮物、绳索、木棍或船只进行营救。若下水营救,则应脱去鞋靴、衣物,从淹溺患者后方靠近,一手托住头颈或者挟住腋下,使淹溺患者仰面朝上,以仰泳姿势救离出水。

2. 建立有效通气 及时清除口鼻处的淤泥、杂草,有义齿者取下活动义齿,防止舌后坠堵塞呼吸道,松解衣领,确保呼吸道通畅。

3. 尽早行心肺复苏 出现心搏骤停的淹溺患者,立即实施心肺复苏。淹溺性心搏骤停属于缺氧性心搏骤停,应先清理呼吸道,吹气后再行胸外心脏按压,复苏顺序为 A-B-C。

知识链接

溺水者抢救,一律不控水

2016年,《淹溺急救专家共识》提出不控水的几点原因如下。

(1)溺水早期出现喉头痉挛、声门闭锁往往并没有吸入水(干性淹溺)。即使患者通过呼吸道吸入了水(湿性淹溺),水分也很少,且这些水会进入血液循环而进一步减少。

(2)因为呼吸道吸入水分少,控水并不能改善呼吸道的通畅。相反,倒挂颠簸等控水动作容易引起胃内容物反流和误吸,可加重气道阻塞而加重缺氧,还可能导致后续的肺部感染。

(3)心肺复苏是与死神的赛跑,患者心跳呼吸停止超过4 min,大脑就会遭受不可逆的损伤,基本丧失抢救时机。迷信控水反而延误了心肺复苏的宝贵时间,使溺水者丧失最佳复苏时机。

溺水者复苏,人工呼吸是关键。溺水的根本机制是缺氧,最新的关于溺水的循证医学推荐是,先进行5次人工呼吸,再进行胸外按压30次,随后2次人工呼吸,30次胸外按压,重复人工呼吸:胸外按压次数比例为2∶30的循环。首先给予人工呼吸,且将其次数从2次增加到5次,目的是在第一时间为患者提供充足的氧气。

（二）院内救护

1. 保暖 换下患者湿衣物,注意保暖复温。

2. 维持呼吸功能 进一步清理呼吸道,给予患者高流量吸氧。必要时行气管插管或气管切开,上呼吸机辅助呼吸。

3. 维持循环功能 有效心肺复苏后严密监测血压、脉搏等生命体征,如因血容量不足所致血压不稳或低血压,应及时恰当给予补液。有条件者可行中心静脉压(CVP)检测,结合动脉压和尿量监测,分析指导输液速度和补液量。心律失常患者给予除颤或药物除颤处理。

（三）对症护理

1. 复温护理 提高环境温度,亦可用温水沐浴、温热林格液灌肠复温。升温速度不宜过快,体温恢复到 30～32 ℃为宜。

2. 纠正低血容量 ①海水淹溺患者可选用 5％葡萄糖溶液、低分子右旋糖酐或血浆,以纠正血液浓缩,增加血容量。②淡水淹溺患者可选用 2％～3％氯化钠溶液或全血或红细胞输入,以纠正血液稀释,减轻肺水肿与心力衰竭。输液过程中应控制输液速度,从小剂量、低速度开始,避免短时间内输入大量液体。③纠正酸中毒可选用 5％碳酸氢钠。

3. 防治肺水肿 吸氧时用 20％～30％乙醇湿化,有利于减小肺泡表面张力,有利于肺扩张,改善患者缺氧状况,严重者可用强心利尿剂,但需同时观察药物的疗效及不良反应,监测患者血压变化情况。

4. 防治脑水肿 使用激素类药物和脱水剂。如糖皮质激素和甘露醇等。

5. 防治肺部感染 淹溺时吸入污物、杂草、呕吐物等,易发生肺部感染,应及时给予抗生素治疗,必要时行支气管镜下灌洗。

6. 保护肝、肾功能 纠正水、电解质紊乱。

（四）病情观察

（1）观察生命体征及复温效果,根据血压变化调节输液速度。

（2）观察尿液颜色、性质及量,准确记录液体出入量。

（五）心理护理

观察患者病情及情绪变化。对于自杀患者,通过仔细观察和深入交流寻找心理护理的切入点,注意保护患者隐私,以诚恳的态度为患者提供情感支持,同时做好家属的思想工作,必要时劝导患者接受专业心理咨询。

六、健康教育

（1）幼儿及儿童在水很浅的地方亦可能发生淹溺,家长应加强看护。学习游泳应到具有完善救生设备、配备专业救生人员的专门场所。

（2）有心脑血管、癫痫等疾病史者,饮酒或服用镇静药物后应避免游泳。

（3）水域不明、水性不佳者不可贸然游泳。

（4）对于自杀淹溺的患者应嘱咐家属做好陪伴、开导工作。

（5）禁游野泳,注意游泳安全,掌握自救和互救方法。

思政园地

夏季天气炎热,游泳是大家喜爱的体育项目之一。然而,缺少安全防范意识,极易发生溺水伤亡事故。近年来的中小学生溺水死亡事故频发,多发生在周末、节假日或放学后,农村地区、无人看管的江河、池塘等野外水域及学生自行结伴游玩的过程中。有的是结伴游泳溺亡,有的是为救落水同伴致多人溺亡。夏季是安全事故的高发季节,预防溺水事故无疑被置于重要位置,以杜绝此类悲剧的发生。

请同学们结合材料说一说,为什么要重视预防溺水?

→ 任务小结

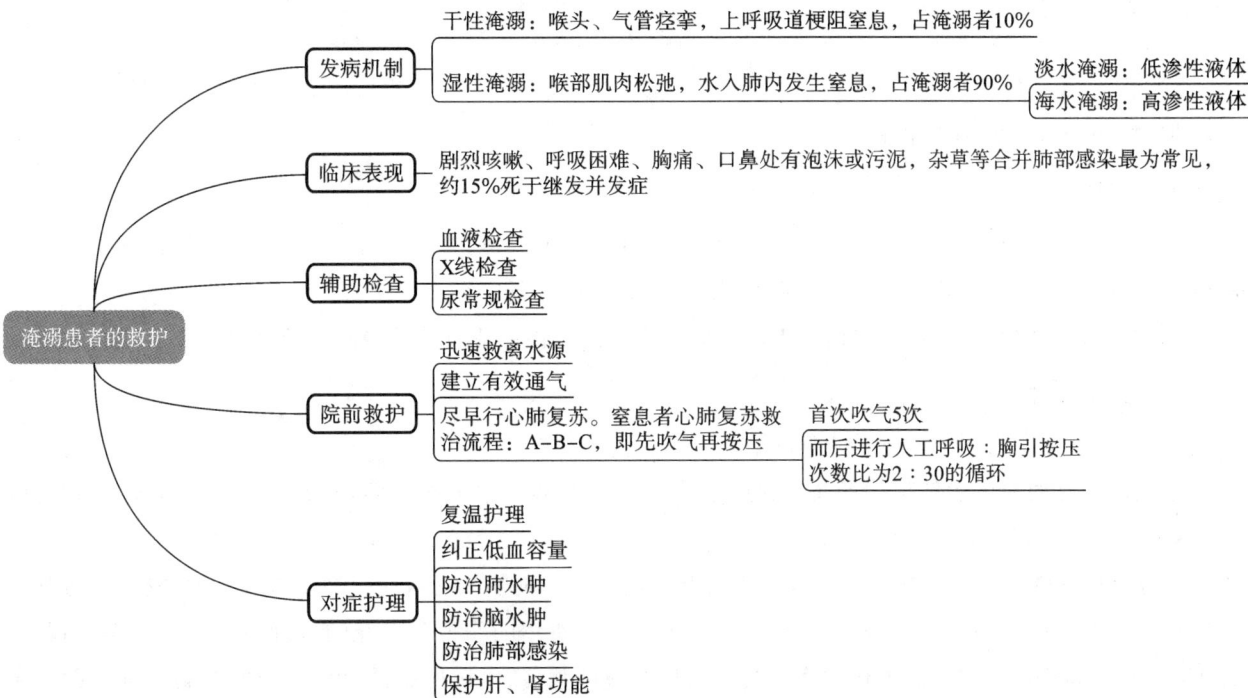

→ 任务检测

在线答题

任务三　电击伤患者的救护

学习要点

- **重点**：电击伤患者的现场救护。
- **难点**：电击伤患者的院内救护。

任务导入

　　朱某某，装修工人（电工），接装修电路检修改装业务。在检修老化线路时，不慎触电，房主发现时，见其手握电线，全身抽搐、意识丧失，立即拨打120送往医院。

请思考：
1. 如何对朱某某实施现场救护？现场救护有哪些注意事项？
2. 简述电击伤的院内紧急救护流程及措施。

电击伤又称触电，是指电流通过人体后所引起的组织器官功能障碍，严重者可发生心搏骤停，通常包括日常的触电事故及雷雨闪电电击。

一、病因

（1）电击伤常发生在工作或生活中，直接或间接接触带电物体，如违反用电操作规程，潮湿情况下接触带电物体，遭遇暴风雪、雷电天气意外或身处高压电、超高压电场中等。

（2）医源性：如使用起搏器、内镜检查治疗时，仪器漏电，微电流直接流过心脏所致电击伤。

二、发病机制

电击伤的主要原因是电流或静电能量。

1. 电流本身对机体的伤害　当电流刺激心脏时，引起室颤甚至心搏骤停，导致呼吸中枢受损，引起呼吸中枢抑制、麻痹，呼吸停止。

2. 电流转化为电能后对机体的损害　电流转化为电能后的热和光效应会造成人体的电烧伤，轻者伤及皮肤和浅层肌肉，重者可深达肌肉深层，甚至骨髓。电流对机体的伤害和引起的病理改变极其复杂，但其主要的发病机制是组织缺氧。其损伤程度主要取决于电流的强度、电压的高低、电流的种类、触电部位的电阻及接触时间的长短。

三、护理评估

（一）病史

详细询问是否有直接或间接接触带电物体的病史，触电的时间、地点、电源情况及现场处置情况。

（二）临床表现

1. 局部表现　主要表现为电烧伤。①低电压烧伤部位伤口局限，呈椭圆或圆形，焦黄或灰白色，创面干燥，边缘整齐，偶见水疱，一般不损伤内脏。②高电压烧伤部位呈炭化或坏死空洞，深达肌肉、神经，甚至骨骼，组织解剖结构清楚。典型特征为"口小底大，外浅内深"。高压电流可造成血管壁变性、坏死或血管栓塞，出现继发性出血、坏死、感染等。

2. 全身表现　①轻型：电压低、电流弱的触电，常为一过性的瞬间接触，患者表现为精神紧张、头晕、心悸、面色苍白，四肢发麻、无力，触电部位抽搐、疼痛等，严重者可出现晕厥和短暂意识丧失。②重型：高压触电，特别是雷击伤时，患者出现持续抽搐、休克或昏迷。电流通过人体引发患者室颤、呼吸中枢麻痹，短时间内可致人死亡。

（三）辅助检查

1. 血液检查　早期出现肌酸激酶（CK）、肌酸激酶同工酶（CK-MB）、乳酸脱氢酶（LDH）等的活性增高，淀粉酶、肌酐、血钾升高。动脉血气分析可有酸中毒、低氧血症。

2. 尿液检查　结果提示血红蛋白尿或肌红蛋白尿。

3. 心电图　可见房室传导阻滞、期前收缩等心律失常、非特异性 ST-T 改变。

四、护理诊断

1. 焦虑、恐惧　与电击及担心预后有关。

2. 体液不足 与大面积电击伤后大量体液自创面丢失、血容量减少有关。

3. 皮肤完整性受损 与皮肤灼伤、失去皮肤屏障功能有关。

4. 疼痛 与电击伤后创面疼痛、局部炎症有关。

5. 知识缺乏 与不了解安全用电常识有关。

五、护理措施

救护原则:脱离电源,对症处理,尽快呼救,及时送医。

(一) 院前急救

1. 迅速脱离电源 在确保施救者安全的情况下,迅速将患者脱离触电环境,具体做法如下。①拉下电闸,关闭电源;②使用绝缘物体如干燥木棍、竹竿等挑开电线;③使用绝缘钳子或干燥带木柄的刀、斧、锄头切断电线;④用绝缘绳索套在触电者身上,将其拉离电源。在施救过程中,施救者应严格保持自己与触电者的绝缘,未断离电源前绝不能用手牵拉触电者,若条件允许可在脚下垫干燥木块、厚塑料块等绝缘物品,使自己与大地绝缘。

2. 就地休息 轻型电击伤患者,脱离触电环境后应就地休息1～2 h,减轻心脏负荷,促进恢复。

3. 快速启动 EMSS 重型电击伤患者脱离电源后,对心搏骤停者立即实施心肺复苏,同时拨打120,启动 EMSS,尽快转运至医院进一步救治,转运途中不中断抢救。

(二) 院内救护

1. 维持有效呼吸 监测患者呼吸频率、深度。及时清除口鼻分泌物,保持呼吸道通畅。若出现呼吸抑制或窒息,视情况行气管内插管或气管切开,必要时行呼吸机正压通气。

2. 维持有效循环 对低血容量性休克和严重电烧伤患者,应迅速静脉补液;对心律失常、心搏骤停患者立即行除颤和有效心肺复苏术。

3. 纠正心律失常 室颤是最严重的心律失常,如出现应立即予以除颤,必要时辅以盐酸肾上腺素、利多卡因等药物治疗。

4. 创面处理 保护创面,防止感染。创面表浅者,无菌溶液冲洗后用无菌敷料包扎。若有深层组织坏死者,既要清除坏死组织,也要防止局部甚至全身感染发生以及组织感染坏死,以免累及大血管引起大出血,同时尽量保留健康组织。电接触烧伤创面采用暴露疗法,患者病情稳定后再考虑手术,如果出现组织水肿、缺血表现则应尽早进行切开减张手术。创面损伤较大者,可给予植皮治疗。

5. 筋膜松解术和截肢 高压电热灼伤后,出现大片软组织灼伤引起局部水肿和血管内血栓形成,致远端肢体发生缺血性坏死者,需尽快行筋膜松解术,以减轻灼伤部位周围压力,改善肢体远端血液循环。必要时行截肢手术。

6. 防治脑水肿 使用冰袋、冰帽等措施降温,降低脑代谢,减轻脑水肿,保护脑组织。必要时使用20%甘露醇、高渗葡萄糖溶液及能量合剂,脱水利尿,改善脑细胞代谢。

7. 其他治疗 纠正水、电解质紊乱,酸中毒,预防感染和急性肾衰竭。

(三) 一般护理

(1) 轻症:注意休息,加强营养。

(2) 重症:卧床休息,昏迷者去枕平卧,头偏向一侧;保持伤口处敷料的清洁、干燥,防止脱落,严格遵守无菌操作规程,避免感染;加强营养,以清淡易消化食物为主,不能经口进食者,给予鼻饲营养或肠外营养;做好口腔护理和皮肤护理;勤翻身预防压疮发生。

日常生活安全用电小常识

（1）不超负荷用电，电器使用完毕应拔掉或关闭电源。

（2）不用湿手、湿布接触带电物体或正在运转的电器，擦拭电器时，应断开电源。

（3）定期检查电线电源，若出现老化短路、漏电等情况应立即更换。

（4）不乱接电线，不将多个大功率电器插同一插线板上使用。

（5）修理电器时应请专业人员，不可盲目自己处理。

（6）不在电线上晾晒衣物，不攀爬电力铁塔、电线杆、变压器等。

（7）不在沙发或床上长时间充电，更不能边充电边玩手机。

（8）家长要教会孩子安全用电常识。

（四）对症护理

1. 安全防护　出现精神兴奋症状者，安置休息，避免意外发生；神志不清者，加床栏防止坠床。

2. 创面护理　观察创面颜色、气味，有无发绀、坏死等，警惕发生大出血。合理使用抗生素，预防和控制厌氧菌感染。注射破伤风抗毒素预防破伤风发生。

3. 并发症护理　触电后弹离电源或自高空跌落，可造成四肢及骨盆骨折、颅脑损伤、胸腹部损伤、肝脾破裂等，应遵医嘱对症处理，配合医生做好抢救。

（五）病情观察

（1）观察患者意识状态及生命体征，判断有无心律失常。

（2）对严重肾功能损害、脑水肿者使用利尿剂或脱水剂者，观察尿量及颜色，监测液体出入量。

（3）使用冰袋、冰帽冷疗时，观察局部皮肤情况，防止冻疮的发生。

（4）观察创面颜色、气味，有无发绀、坏死，警惕大出血的发生。

（六）心理护理

鼓励、安慰患者，告知治疗的经过、预后等，帮助患者树立战胜疾病的信心。及时了解患者心理情绪变化，针对个体情况给予心理护理。

六、健康教育

普及安全用电常识，加强安全用电教育，养成人走电断的安全意识。

2022年10月8日，某公司变电站主管安排电工王某、李某和孙某3人在公司变电站进行电气检修，孙某在检修时不慎触电，致右手食指指尖皮肤灰白、头晕、心悸四肢发麻伴无力感，送往医院。医生病史采集时发现孙某为公司新进员工，尚未进行岗前培训，触电由检修前未关闭电源所致。究其原因，事故由公司对员工安全疏于管理，操作规程不够完善，员工安全意识缺乏所致。

结合案例，请同学们说一说安全用电的重要性，谈一谈如何养成安全用电意识？

任务小结

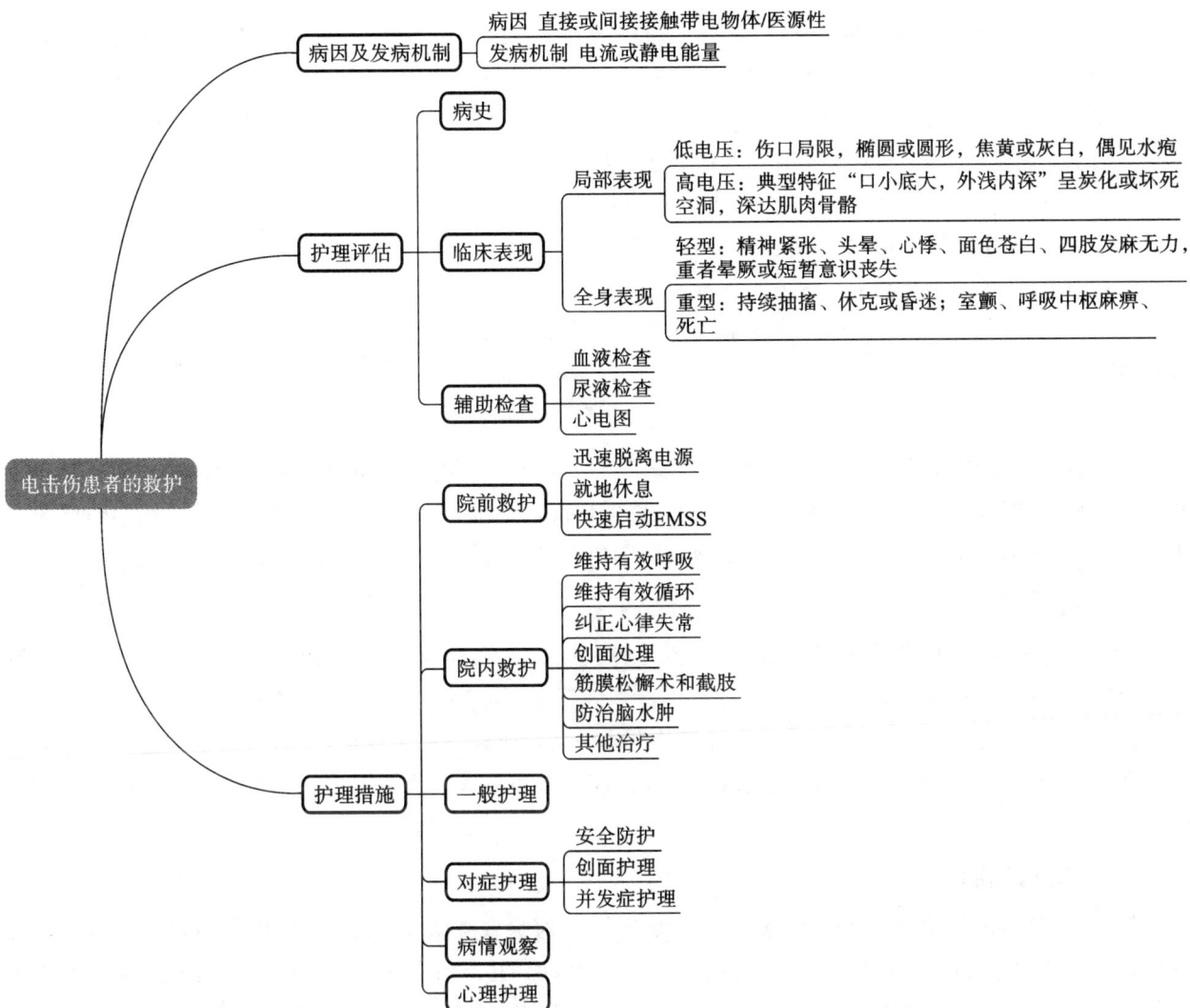

任务检测

在线答题

任务四 烧伤患者的救护

学习要点

- **重点**:烧伤患者的临床表现及救护措施。
- **难点**:烧伤患者的现场救护。

晚上,一母亲炖汤忘记关火,睡梦中厨房起火蔓延至房门,阳台因安装了防盗网(未开安全门),导致无法外出逃生。又因缺乏消防安全知识,在等待救援过程中10岁儿子被火烧伤致昏迷,救援人员将其送到医院救治,经抢救后脱离生命危险,但伤势严重。经评估,儿子头面部、颈部、胸部等严重烧伤,烧伤面积超过30%,烧伤深度达Ⅱ度、Ⅲ度,整个人面目全非。

请思考:

1. 如果你在现场,第一时间应该怎么做?

2. 作为护士应如何配合医生进行救护?

3. 烧伤患者的应急处理措施有哪些?

烧伤包括热力烧伤、化学烧伤、电烧伤等类型。热力烧伤也称烧烫伤,是指由高温液体、固体或蒸汽等热力因素所致的组织损伤。化学烧伤最常见的是强酸(硫酸、硝酸、盐酸)或强碱(氢氧化钠、氢氧化钾、氧化钾等)接触皮肤后造成腐蚀性损伤及进入血液后引起的全身中毒损伤。电烧伤详见上节"电击伤"内容。

一、病因

烧烫伤主要与热油、热汤、热蒸汽有关,热熨斗、热灯泡、热的厨房用具、摩托车排气筒以及冬天用的暖手宝、热水袋等热物体也易诱发烧烫伤。受伤人群多为婴幼儿、老年人、青少年、糖尿病患者以及皮肤感觉功能障碍者。强酸强碱损伤多因口服或意外事故经体表接触所致。在工业生产中,可由生产过程中接触或吸入所致。酸碱对组织损伤的程度,主要取决于其浓度。受伤人群多为儿童或从事生产强酸强碱类化学品的工作者。

二、发病机制

烧烫伤可导致坏死组织细胞蛋白质的凝固及变性;前列腺素激肽、5-羟色胺等化学介质的释放,导致毛细血管通透性增加,进而致体液渗出,引起组织水肿、变性;酶的失活;大面积烧伤损害吞噬细胞和T细胞引起免疫抑制;或伴随大量渗液、感染、休克等病理变化,重者并发脓毒血症和多器官功能障碍。

强酸经呼吸道、消化道和皮肤接触而吸收后,可致接触部位蛋白质凝固、变性,充血、水肿、坏死、溃疡,严重时可致脏器穿孔、瘢痕形成、狭窄及畸形。强碱与皮肤和消化道组织接触后可迅速吸收组织内水分,与蛋白质结合形成可溶性胶样的碱性蛋白盐,并皂化脂肪,使组织脱水,造成严重的组织坏死,形成深而不易愈合的溃疡。

三、病理生理

各种类型烧伤的病理生理变化均可分以下几期。

1. 急性体液渗出期(休克期) 休克是烧伤后48 h内导致患者死亡的主要原因。大面积烧伤的热力作用,使毛细血管通透性增强,导致大量血浆外渗至组织间隙及创面,引起有效循环血量锐减,进而发生低血容量性休克。体液渗出多以烧伤后2～3 h最为急剧,8 h达高峰,48 h后逐渐吸收。

2. 感染期 创面从渗出逐渐转化为以吸收为主,创面及组织中的毒素和坏死组织分解的产物吸收入血,引起中毒症状。

3. 修复期 深Ⅱ度烧伤如无感染等并发症,3～4周自愈,易留有瘢痕。Ⅲ度烧伤或严重感染的深Ⅱ度烧伤均需皮肤移植修复。

烧伤早期主要死亡原因是休克,晚期主要死亡原因是感染。

四、护理评估

1. 病史 仔细评估患者烧伤发生的原因、时间、部位、初步救治措施及转运情况。

2. 临床表现 烧伤的典型症状是皮肤发红、产生水疱、疼痛等,这些症状主要与烧伤深度、面积,伤前疾病,合并伤有关。严重者还可能伴随系列严重并发症如休克、吸入性损伤、感染、多器官功能障碍、应激性溃疡等。

(1) 烧伤深度估计。三度四分法,见表 11-1。

表 11-1 烧伤深度估计

分　度		临 床 表 现	病程及预后
Ⅰ度烧伤 (红斑性烧伤)		仅伤及表皮,局部出现红、肿、热、痛,有烧灼感,皮肤温度稍升高	3～7 天好转痊愈,脱屑但不留瘢痕
Ⅱ度烧伤 (水疱性烧伤)	浅Ⅱ度	仅伤及表皮全层及真皮浅层。水疱大小不一,破裂后创面渗液明显,红润潮湿,有剧痛和感觉过敏,皮温增高	若无感染等并发症,1～2 周愈合,有色素沉着,无瘢痕,皮肤功能良好
	深Ⅱ度	伤及真皮层,水疱较小或较扁,感觉迟钝。基底苍白与潮红相间,创面潮湿	若无感染等并发症,3～4 周愈合,有瘢痕,有色素沉着
Ⅲ度烧伤 (焦痂性烧伤)		伤及皮肤全层,可深达肌肉、骨骼和内脏。无水疱,皮肤蜡白或焦黄,甚至炭化成焦痂。痛觉消失,皮温低	4 周愈合,有瘢痕。丧失皮肤功能,常伴畸形

(2) 烧伤面积估算方法。

① 手掌法:患者五指并拢,一掌面积约为体表面积的 1%,用于估算小面积烧伤。

② 中国新九分法:将全身体表面积划分为若干个 9% 的等份,另加 1%,构成 100% 的体表面积。Ⅰ度烫伤不计入其中。

中国新九分法口诀:3、3、3(头、面、颈);5、6、7(双手、双前臂、双上臂);5、7、13、21(双臀、双足、双小腿、双大腿);13、13(躯干),会阴 1(表 11-2)。

表 11-2 烧伤体表面积估算——中国新九分法

部　位		占成人体表面积		占儿童体表面积
头颈	发部	3%		
	面部	3%	9%×1=9%	[9+(12-年龄)]%
	颈部	3%		
双上肢	双手	5%		
	双前臂	6%	9%×2=18%	18%
	双上臂	7%		

续表

部　　位		占成人体表面积		占儿童体表面积
躯干	躯干前	13%		
	躯干后	13%	9%×3＝27%	27%
	会阴	1%		
双下肢	双臀	5%*		
	双大腿	21%	9%×5＋1＝46%	[46－(12－年龄)]%
	双小腿	13%		
	双足	7%*		

注：* 成年女性的双臀和双足各占 6%。

（3）烧伤程度估计详见表 11-3。

表 11-3　烧伤程度估计表

程　　度	主　要　特　点
轻度烧伤	Ⅱ度烧伤面积＜10%
中度烧伤	Ⅱ度烧伤面积 11%～30%，或Ⅲ度烧伤面积＜10%
重度烧伤	烧伤总面积 31%～50%，或Ⅲ度烧伤面积 11%～20%，或Ⅱ度、Ⅲ度烧伤面积不足上述百分比，但并发休克、呼吸道烧伤或合并较重的复合伤
特重度烧伤	烧伤总面积＞50%或Ⅲ度烧伤面积＞20%，或已有严重并发症

（4）吸入性损伤。吸入性损伤常与头面部烧伤同时发生，由吸入浓烟、火焰、热气所致，可伴有呛咳、声嘶、吞咽疼痛、呼吸困难等，易发生肺部感染或窒息。

（5）强酸损伤。①皮肤接触者：接触部位可出现灼伤、腐蚀、坏死、溃疡，且创面干燥，边界分明，一般不起水疱。②眼部接触者：可出现眼睑水肿、结膜炎、角膜浑浊甚至穿孔。③口服者：可出现口腔黏膜糜烂、局部形成不同色泽痂皮、食管和胃黏膜表现为腐蚀性炎症，严重者可致胃穿孔。④吸入强酸烟雾者：常出现咳嗽、咳泡沫痰或血痰、气促、喉或支气管痉挛、喉头水肿、胸部压迫感、呼吸困难等，严重者出现窒息、急性呼吸窘迫综合征。

（6）强碱损伤。①皮肤接触者：局部可出现充血、水肿、糜烂、溃疡，起水疱，局部灼痛感。②眼部接触者：可出现结膜充血、水肿、角膜溃疡、浑浊穿孔，严重者可致失明。③口服者：口咽部及食管剧烈灼痛、腹部绞痛，伴恶心、呕吐。并发消化道出血时，呕吐物中带血性液体，亦可出现血性腹泻或肠穿孔。④吸入高浓度氨气者：常出现刺激性咳嗽、咳痰或咳出溶解坏死组织碎片，导致喉头水肿或痉挛、呼吸困难、窒息、肺水肿。若不及时处理，可迅速发生休克和昏迷。

五、辅助检查

（1）血常规检查：血细胞比容增高，与烧伤导致体液丢失、血液浓缩有关。脓毒血症时，白细胞计数、中性粒细胞计数升高。硝酸中毒会导致高铁血红蛋白血症。

（2）血生化检查：休克时可出现电解质紊乱、低蛋白血症、酸中毒等。

（3）血气分析检查：强酸强碱损伤时，血气分析提示酸碱中毒。

（4）尿液检查：尿比重增高，可见血红蛋白尿。因分解代谢增强及肾功能损害，可见尿素氮增高。

（5）胸部 X 线片：可了解肺部有无损伤及感染。

（6）体液培养：脓液细菌培养及药敏试验有助于确定病菌种类，从而择优选择抗生素。

六、护理诊断

1. 焦虑、恐惧 与担心预后有关。

2. 组织完整性受损 与烧伤导致皮肤组织破损有关。

3. 体液不足 与大面积烧伤导致体液自创面渗出、体液转至组织间隙等有关。

4. 有感染的危险 与皮肤损伤，皮肤屏障功能破坏，组织坏死有关。

5. 疼痛 与组织损伤、水肿、感染、换药刺激等因素有关。

6. 知识缺乏 与不了解烧伤急救常识有关。

七、护理措施

烧伤时根据致伤因素、受伤情况不同，救护措施各有特点。总体的救护原则：脱离危险现场、保护创面、保持呼吸道通畅、及时转运送医。

（一）院前急救

（1）烧烫伤患者迅速脱离致伤源。①快速将患者救离热源，远离高温等致伤环境。②采用脱去着火衣物，就地打滚，喷洒大量水或灭火剂等扑灭身上明火。③用浸水物品、灭火毯等方式覆盖明火苗，切忌站立喊叫或奔跑呼救，以防头面部及呼吸道吸入性损伤。④衣物与烧伤部位粘连时，应用剪刀剪开或轻柔撕开，禁忌强行撕扯，以免剥脱烫伤部位皮肤造成二次伤害。

（2）化学烧伤患者应迅速脱去污染衣物。①若为强酸强碱损伤，应立即脱去或剪开沾有酸、碱的衣物，立即用大量流水冲洗，冲洗越早、越干净、越彻底，预后越好。在彻底清洗皮肤后，烧伤创面可用无菌或洁净的三角巾、床单、被罩、衣服等包扎。②若为生石灰烧伤，则应先去除石灰粉末或颗粒，再用大量清水冲洗，切忌先用水洗，避免生石灰遇水产热而加重损伤。③若为磷烧伤，创面用大量流动清水冲洗或浸泡；仔细清除创面上的磷颗粒，避免与空气接触燃烧；现场无水源时，可用冷湿衣服或冷湿被褥覆盖创面隔离空气，创面禁用油脂类药物或敷料。④眼部受损者：立即用大量清水彻底冲洗眼部后包扎双眼，紧急送医。

（3）保护创面。烧烫伤较轻者可将伤处浸入凉水中或用凉水持续冲洗，以减轻疼痛和热力对组织的损害。较大面积烧烫伤应用消毒敷料或干净布料覆盖患处，不用任何带颜色的液体进行涂抹，以免影响医生评估创面面积和深度。

（4）处理合并伤。如遇严重车祸、爆炸事故等引起的烧烫伤往往合并脑外伤、胸腹部损伤、骨折等情况的，应按外伤急救原则优先处理危及生命的合并伤。

（5）转运。初步处理完成后应尽快送医院进行救治。磷烧伤患者在转运过程中，要将伤处浸于水中，或用浸透冷水的敷料、棉被或毛毯严密包裹创面，以隔绝磷与空气的接触，防止其继续燃烧。

（二）院内救护

1. 保持呼吸道通畅 出现声音嘶哑、呛咳、呼吸费力等症状者应检查呼吸道损伤情况，根据呼吸困难程度予以吸氧、气管切开或呼吸机辅助呼吸。

2. 创面护理 目的是保护创面、减轻疼痛；检查伤情、估算烧伤面积和深度；防止感染，促进愈合。①清创顺序：一般按头部、四肢、胸腹部、背部和会阴部顺序进行。创面完整的则保留水疱，水疱皮脱落的则予以清创后及时注射破伤风抗毒素。②包扎疗法：适用于四肢Ⅰ度、Ⅱ度烧伤，包扎厚度为 2～3 cm，包扎范围应超过创面边缘 5 cm。③暴露疗法：适用于Ⅲ度烧伤、特殊部位（头面部、颈部、会阴部）、特殊感染（真菌、铜绿假单胞菌）的创面及大面积创伤。暴露疗法的护理重点是保持创面干燥，控制室温于 28～32 ℃，相对湿度于 40% 左右。④磺胺嘧啶银：用于治疗烧伤创面感染，除控制感染外，还可促使创面干燥、结痂并促进愈合。

3. 吸入性损伤   保持呼吸道通畅,若气道损伤,可间断滴入或雾化吸入异丙肾上腺素、麻黄碱、普鲁卡因、地塞米松及抗生素等,及时给予吸氧;若发生肺水肿、呼吸困难,严重者行气管插管或气管切开。

4. 口服损伤   ①禁止催吐洗胃:以免加重食管、胃壁损伤,引起消化道穿孔,可口服清水 1000～1500 mL,以稀释强酸或强碱浓度,保护胃肠道黏膜;②口服强酸者:可口服牛奶、豆浆、蛋清、稠米汤、面糊等,每次 200 mL,亦可口服氢氧化铝凝胶或 2.5%氧化镁溶液、75%氢氧化镁混悬液或石灰水上清液中和强酸;③口服强碱者:可口服食醋、1%～5%醋酸、橘子汁或柠檬汁等,亦可口服牛奶 200 mL 或蛋清、食用植物油,以保护消化道黏膜。

5. 眼部损伤   生理盐水冲洗眼部后可滴入 1%阿托品滴眼液、可的松及抗生素眼滴眼液,疼痛感明显时可滴 2%丁卡因溶液。

(三) 一般护理

1. 基础护理   卧床休息,做好重症患者口腔护理和皮肤护理。及时更换床单,保持整洁干燥,勤翻身、勤按摩预防压疮发生。给予高蛋白、高热量、高维生素的清淡饮食,必要时行肠外营养,以补充消耗,促进痊愈。消化道损伤的禁饮禁食者,给予肠外营养。恢复期间,由流质饮食、半流质饮食逐渐过渡到普食,避免生、硬、刺激性食物。

2. 保持肢体功能位   如手指受伤应在指间垫油纱防止粘连。

3. 消毒隔离   设立专用病房,终末消毒,采取保护性隔离措施,防止交叉感染。

(四)对症护理

(1)防治休克:建立静脉通道补液,根据失液量和患者综合状况调节输液速度,防止诱发急性肺水肿和心力衰竭。

(2)预防感染:大面积烧伤的患者丧失皮肤的屏障保护作用,创面的坏死组织和富含蛋白质的渗出液易成为致病菌的培养基,出现局部和全身性感染。处理时应充分暴露创面并加强无菌管理,根据创面细菌培养和药敏试验结果选用高效抗生素。

(3)疼痛护理:大面积烧伤出现剧烈疼痛者,可遵医嘱给予镇痛药,对合并呼吸道烧伤、颅脑损伤以及小儿烧伤,禁用吗啡。

(4)烧伤补液:详见表 11-4。

表 11-4 烧伤补液表

补液量	伤后第 1 个 24 h	补液量＝体重(kg)×烧伤面积(%)×1.5 mL＋2000 mL(儿童为 60～80 mL/kg,婴儿为 100 mL/kg)
	伤后第 2 个 24 h	补液量为第 1 个 24 h 计算量的一半,生理需要量不变
液体种类	晶体液首选平衡盐液。胶体液首选血浆,以补充渗出丢失的血浆蛋白,但总量不超过 1000 mL,Ⅲ度烧伤可适量输全血。患者生理需要量通常用 5%～10%葡萄糖溶液补充	
液体比例	胶体溶液和晶体(电解质)的比例为 1∶2,特重度烧伤下其比例为 1∶1	
补液速度	应在首个 8 h 内输入上述总量的 1/2,其余在而后的 16 h 内输完	
补液原则	一般先晶后胶、先盐后糖、先快后慢,胶体液、晶体液交替输入	

知识链接

烧烫伤五步急救法

（1）冲：现场降温。立即用水压不大干净流动的冷水持续冲洗20 min以上，至疼痛缓解为止。禁用冰，不涂药。

（2）脱：在充分的冲洗和浸泡后，小心除去衣物。可用剪刀剪开衣物，取下首饰等，切不可强行剥脱，以免弄破水疱。

（3）泡：对于疼痛明显者可持续浸泡在冷水中10～30 min，以缓解疼痛。对于大面积烧伤患者、老年人、儿童，要注意浸泡时间和水温，以免造成体温下降过度。

（4）盖：可用干净的纱布、毛巾、床单等覆盖伤部，保护创面，防止感染。面部烧伤者，宜采用坐姿或半卧位姿势，将清洁无菌的布剪洞后盖在口、鼻、眼、耳等部位。

（5）送：尽快送医院进行规范治疗。

（5）酸碱损伤致吞咽困难患者给予支持疗法，维持水电酸碱平衡，瘢痕性食管狭窄者考虑食管扩张术。

（五）病情观察

大面积烧伤患者，严密监测患者生命体征，注意尿液变化，必要时记录24 h液体出入量。加强观察创面情况，若出现水肿、大量渗液、肉芽颜色变暗、创面下陷或边缘红肿、上皮停止生长、干燥焦痂出现潮湿、腐烂，创面出血点等都是感染征象。若创面出现紫黑色出血性坏死斑，则提示铜绿假单胞菌感染。强酸强碱损伤者注意有无纵隔炎、腹膜炎的表现，防止发生急性呼吸窘迫综合征。观察患者有无腹痛、腹肌紧张、压痛、反跳痛等情况，及早发现和应对胃肠道穿孔。

（六）心理护理

关心关爱患者，加强护患沟通，了解患者心理状况，针对性予以心理疏导，协助患者树立战胜疾病的信心，促进伤口愈合。烧伤患者常伴随剧烈疼痛，护士和家属应安慰、鼓励、陪伴，必要时给予止痛药物。若患者担心预后、伤残或毁容情况，应加强沟通，鼓励患者表达情绪情感，乐观面对烧伤后遗症。

（七）健康教育

（1）宣传普及防火、灭火知识及自救常识。制酸制碱企业应普及宣传酸碱的危害，完善工艺流程及应急处置流程。员工遵守操作规程，做好个人防护。

（2）指导烧伤后肢体瘢痕患者进行主动和被动训练，减轻瘢痕挛缩、肌肉萎缩。

（3）烧伤早期采取舒适体位并维持各部位的功能位置，后期锻炼力度和锻炼时间应循序渐进，通过功能锻炼提高自理能力。

（4）鼓励患者克服困难，积极参与家庭、生活和社会活动，恢复自信，提高生活质量。

（5）嘱患者避免暴晒，初愈皮肤不能抓挠，不能摩擦瘢痕性创面，避免使用刺激性强的肥皂和过热的水接触创面。

（6）妥善保管强酸、强碱类化学品，防止误服、误触。对误服者，教育其生活中要小心、谨慎，装过强酸、强碱类化学品的容器不能装水和食物。

思政园地

某储运公司仓储有8个库房，用于存放一般货物。2年前，该公司未经任何技术改造和审批，擅自将2号、5号库房改存硫酸、氢氧化钠、氢氧化钾等危险化学品。2008年3月10日18时50分，2号库房内发生爆炸，8 min后5号库房也发生爆炸，爆炸引发火灾，火势越来越大，相继发生了几次小规模爆炸。消防队到达现场后，发现消火栓不出水，消防蓄水池没有水，随后在1 km外找到取水点，并立即展开灭火抢险救援行动。事故导致8人死亡、26人重伤，几千人疏散，烧损、炸毁建筑物和大量化学品等，直接经济损失1.1亿元。

这个小故事给我们哪些警示和启示？

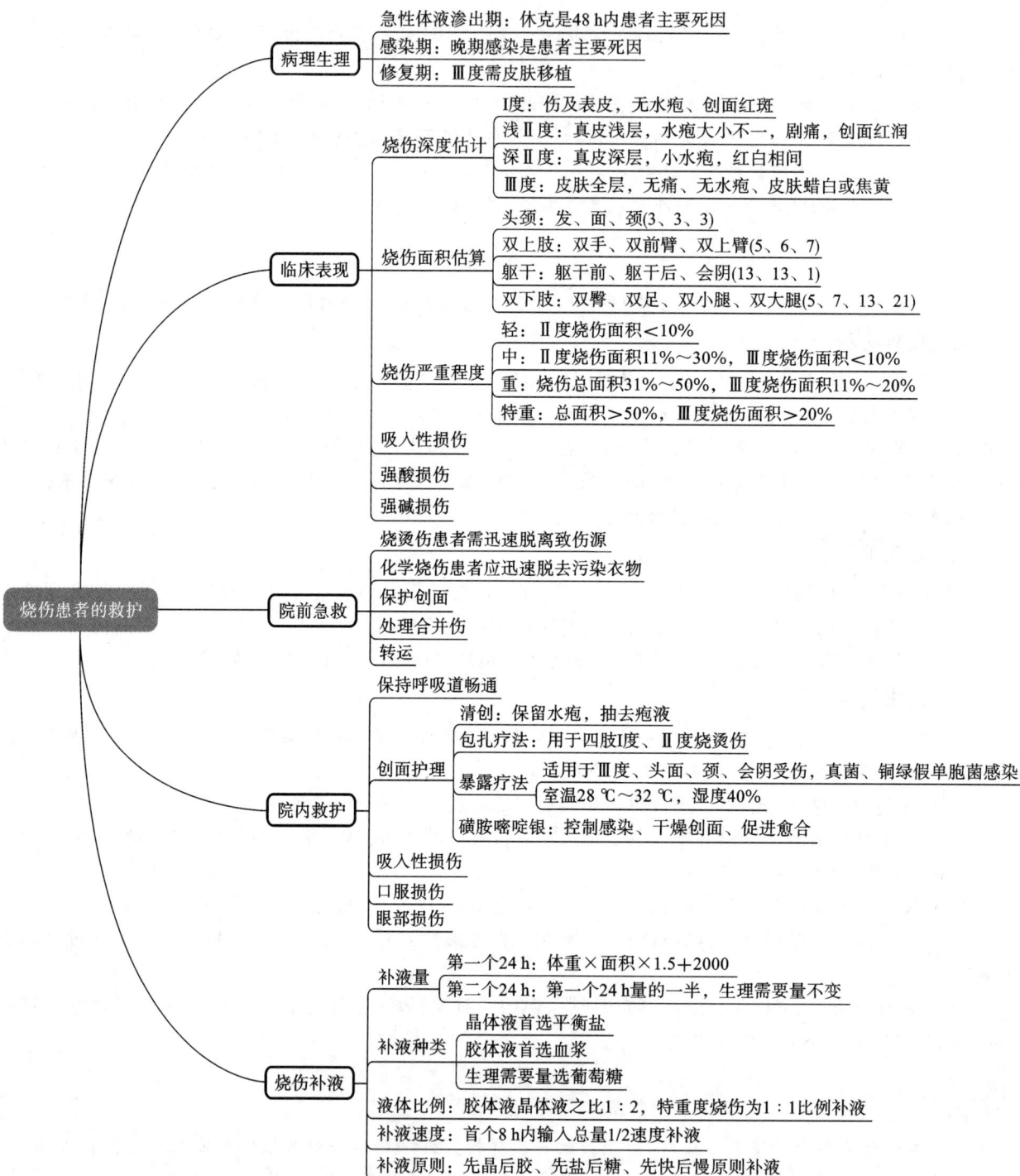

任务小结

烧伤患者的救护
- 病理生理
  - 急性体液渗出期：休克是48 h内患者主要死因
  - 感染期：晚期感染是患者主要死因
  - 修复期：Ⅲ度需皮肤移植
- 临床表现
  - 烧伤深度估计
    - Ⅰ度：伤及表皮，无水疱、创面红斑
    - 浅Ⅱ度：真皮浅层，水疱大小不一，剧痛，创面红润
    - 深Ⅱ度：真皮深层，小水疱，红白相间
    - Ⅲ度：皮肤全层，无痛、无水疱、皮肤蜡白或焦黄
  - 烧伤面积估算
    - 头颈：发、面、颈(3、3、3)
    - 双上肢：双手、双前臂、双上臂(5、6、7)
    - 躯干：躯干前、躯干后、会阴(13、13、1)
    - 双下肢：双臀、双足、双小腿、双大腿(5、7、13、21)
  - 烧伤严重程度
    - 轻：Ⅱ度烧伤面积<10%
    - 中：Ⅱ度烧伤面积11%～30%，Ⅲ度烧伤面积<10%
    - 重：烧伤总面积31%～50%，Ⅲ度烧伤面积11%～20%
    - 特重：总面积>50%，Ⅲ度烧伤面积>20%
  - 吸入性损伤
  - 强酸损伤
  - 强碱损伤
- 院前急救
  - 烧烫伤患者需迅速脱离致伤源
  - 化学烧伤患者应迅速脱去污染衣物
  - 保护创面
  - 处理合并伤
  - 转运
- 院内救护
  - 保持呼吸道畅通
  - 创面护理
    - 清创：保留水疱，抽去疱液
    - 包扎疗法：用于四肢Ⅰ度、Ⅱ度烧烫伤
    - 暴露疗法：适用于Ⅲ度、头面、颈、会阴受伤，真菌、铜绿假单胞菌感染
      - 室温28 ℃～32 ℃，湿度40%
    - 磺胺嘧啶银：控制感染、干燥创面、促进愈合
  - 吸入性损伤
  - 口服损伤
  - 眼部损伤
- 烧伤补液
  - 补液量
    - 第一个24 h：体重×面积×1.5＋2000
    - 第二个24 h：第一个24 h量的一半，生理需要量不变
  - 补液种类
    - 晶体液首选平衡盐
    - 胶体液首选血浆
    - 生理需要量选葡萄糖
  - 液体比例：胶体液晶体液之比1：2，特重度烧伤为1：1比例补液
  - 补液速度：首个8 h内输入总量1/2速度补液
  - 补液原则：先晶后胶、先盐后糖、先快后慢原则补液

→ 任务检测

在线答题

任务五 气道异物梗阻患者的救护

学习要点

- **重点**：气道异物梗阻的判断及急救。
- **难点**：腹部冲击急救法。

任务导入

周末，妈妈陪着 4 岁的小明在公园和小朋友们玩耍，玩耍间隙，妈妈拿出新鲜樱桃让小明和朋友们分享，孩子们高兴地吃着、闹着。和其他家长交流育儿经验的妈妈突然发现小明一手扼颈，一手拍胸，脸色涨红，不停走动，表情痛苦，呼之不见回答。妈妈迅速判断小明可能发生了气道异物梗阻。

请思考：

1. 遇到气道异物梗阻，如何第一时间作出判断？
2. 解除气道异物梗阻的方法有哪些？如何进行自救、互救？

气道异物梗阻是临床常见的急症之一，轻者造成气管、支气管、肺部损害，重者可因窒息或抢救不及时而丧失生命，多见于老年人、儿童和醉酒人群。

一、病因

大笑或交谈状态下吞咽大块难以咀嚼的食物；儿童、老年人吃质韧而滑的食物（如果冻、汤圆、花生米、葡萄等）或进食时行走、跑跳、哭闹；醉酒后呕吐物误吸。

二、发病机制

气道异物引起的病理变化与异物的性质、大小、滞留时间有关。

（1）植物性异物：因含游离脂肪酸，对呼吸道黏膜刺激性较大，导致分泌物增多，异物吸水后膨胀，易出现梗阻加重的现象。分泌物逐渐增多并转为脓性，如不及时处理，异物周围有肉芽生长，且包绕异物，可发生气管炎、支气管炎、肺炎、肺脓肿等。

（2）金属性异物、化学制品对呼吸道黏膜的刺激性较小，初期少有炎症发生。但随着停留时间的延长，也可发生气管炎、支气管炎、肺炎、肺脓肿等。

（3）尖锐异物：可损伤黏膜，导致局部黏膜出血、充血肿胀。

三、护理评估

（一）病史

了解患者进食时有无大笑、哭闹、惊吓、跑跳等情况。如有全身麻醉、醉酒后意识不清或昏迷等情况者，因咽反射消失，可造成呕吐物或松动义齿滑落气道而发生气道异物梗阻。

（二）临床表现及分类

1. 根据梗阻程度不同，可分为不完全性梗阻和完全性梗阻

（1）不完全性梗阻临床表现：可以说话或发声、咳嗽；呼吸困难，吸气时噪声尖锐；面色、皮肤、甲床青紫；双手紧贴喉部，呈"V"形。

（2）完全性梗阻临床表现：不能说话和咳嗽；不能呼吸；面色青紫或苍白；快速发生意识丧失和昏迷。

2. 根据梗阻部位不同，可分为喉异物、气管异物和支气管异物

（1）喉异物。异物梗阻于喉部，出现反射性喉痉挛而引起吸气性呼吸困难和剧烈的刺激性咳嗽。如异物停留于喉入口，则有吞咽痛或咽下困难。如异物位于声门裂，严重者出现窒息，轻者出现呛咳及声嘶、呼吸困难、喉鸣音等。如异物为小膜片状贴于声门下，则可只有声嘶而无其他症状。尖锐异物刺伤喉部可发生疼痛、咯血及皮下气肿。

（2）气管异物。异物进入气道会立即出现剧烈呛咳，并有憋气、呼吸不畅、面红耳赤等症状。随着异物贴附于气管壁，症状可暂时缓解。若异物轻而光滑并随呼吸气流在声门裂和支气管之间上下活动，可出现刺激性咳嗽，闻及拍击音，气管异物可闻及哮鸣音，两肺呼吸音相仿。如异物较大，梗阻气管，可致窒息。

（3）支气管异物。早期症状和气管异物相似，咳嗽症状较轻。若为植物性异物，支气管炎症较明显，如咳嗽、多痰。呼吸困难程度与异物所在部位及梗阻程度有关。大支气管完全梗阻时，听诊患侧呼吸音消失；大支气管不完全梗阻时，可出现呼吸音降低。

3. 小儿气道异物 多见于 5 岁以下儿童。婴幼儿牙齿及喉反射功能发育不全是最常见的诱因。临床表现包括①典型症状为阵发性、痉挛性咳嗽。大部分患儿可照常玩耍，在活动、睡眠时翻身及安静时均可有阵发性、痉挛性咳嗽，有时呈"空空"音，但发音正常。②气管异物患儿多有呼吸困难，重者可出现"三凹征"。气管内异物因上下活动，听诊可闻异物"拍击音"，似金属声。支气管异物主要症状是阵发性咳嗽伴喘息。③常见并发症：肺不张、肺气肿、支气管肺炎。

（三）辅助检查

1. X 线和 CT 检查 可确定异物位置、形状、大小，可发现肺部感染渗出、肺不张等影像学表现。

2. 支气管镜检查 可明确诊断，并可同时取出异物。

四、护理诊断

1. 有窒息的危险 与异物梗阻呼吸道，影响正常呼吸有关。

2. 清理呼吸道无效 与气管内分泌物增多有关。

3. 焦虑、恐惧 与呼吸不畅、极度缺氧、担心预后有关。

4. 疼痛 与尖锐异物划伤气道，气道黏膜完整性受损有关。

5. 知识缺乏 与缺乏气道异物梗阻防治知识、不会急救技能有关。

五、护理措施

救护原则：快速判断，立刻施救，紧急呼救，尽快送医。

（一）院前急救

1. 自救腹部冲击法（海姆立克法） 适用于不完全性气道梗阻患者。是一种在患者意识清醒，具有一定的救护知识、技能，且现场只有患者一人，打电话困难，不能说话等情况下采用的自救方法。

方法:患者本人一手握空心拳,拇指侧放于肚脐上二横指处,另一手包住拳头,两腿分开站稳,头略低于肩,向上、向内冲击 5 次,以增大腹压,将异物排出(图 11-1)。还可选择将腹部抵压在坚硬的钝角平面上,如椅背、桌沿、走廊栏杆等,连续向内、向上冲击 5 次(图 11-2),重复操作若干次,直至将异物排出。

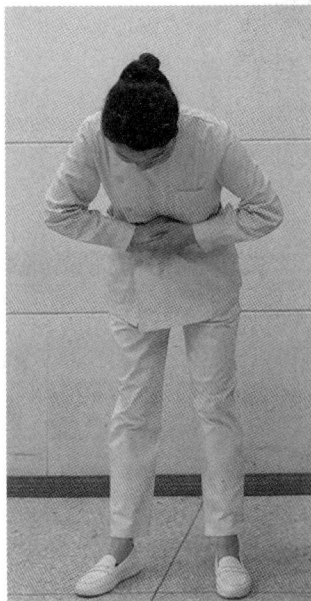

图 11-1 自救腹部冲击法

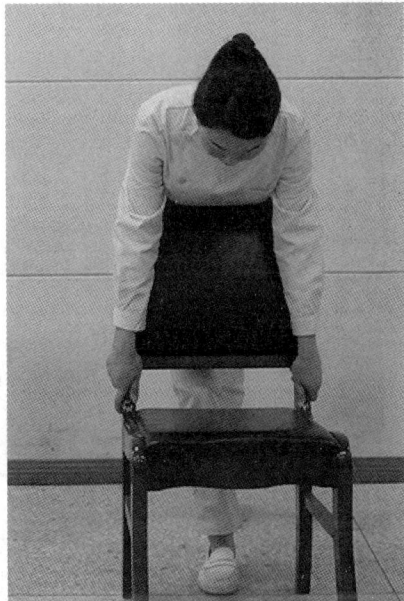

图 11-2 椅背冲击法

2. 互救腹部冲击法 适用于意识清醒,伴严重气道梗阻症状,身边有懂救护的旁人或 5 次背部叩击法不能解除气道梗阻的患者。

(1)立位急救法。患者两腿分开,与肩同宽,施救者前腿弓步置于患者两腿间,以后腿蹬地姿势站稳,患者身体前倾,头略低,施救者双臂环抱于患者腰部,一手握空心拳,大拇指侧放于患者肚脐上二横指处,另一手包住拳头,向上、向内快速猛烈冲击腹部,随即放松,连续做 5 次,如果梗阻未解除,继续交替进行 5 次背部叩击和 5 次腹部冲击(图 11-3)。

(2)卧位急救法。适用于完全梗阻时间相对较长,已出现昏迷倒地的患者。方法:患者仰卧,施救者两腿分开,跪在患者大腿外侧的地面上,双手掌根叠放于患者脐上两横指处,向下、向前快速挤压,压后随即放松,连续做 5 次(图 11-4)。

3. 背部叩击法 适用于意识清醒、有严重气道梗阻症状患者。方法:施救者站到患者身后或身体一侧,用一只手从腋下前伸支撑患者胸部,患者低头、身体前倾(便于异物从口中出来,而不是顺着呼吸道下滑),另一只手掌根在两肩胛骨连线中点部位进行 5 次大力叩击后,检查异物有无排出(图 11-5)。如果梗阻已经解除,不一定要做满 5 次,如果梗阻没有解除,可用腹部冲击法和背部叩击法交替进行,直至异物排出。急救过程中患者若出现心搏骤停,施救人员应立即进行心肺复苏。

4. 胸部冲击法 适用于不宜采用腹部冲击法的患者,如孕妇、肥胖者等。方法:施救者站立于患者身后,两臂从患者腋下环绕其胸部,一手握空心拳,拇指侧置于胸骨中部,注意避开肋骨缘及剑突,另一手包裹拳头向内、向上冲击 5 次(图 11-6)。

5. 婴儿救护法 1 岁以下的婴儿,可采用以下方法施救。①婴儿背部叩击法(图 11-7):施救者采取坐或跪的姿势,用前臂托住患儿胸腹部,两腿骑跨于手臂两侧,置于俯卧头低足高位,一手固定婴儿下颌角,使婴儿头部轻度后仰,打开气道,另一掌根在患儿两肩胛骨连线中点连续叩击 5 次,并观察患儿是否将异物吐出。②婴儿胸部冲击法(图 11-8):如果上述操作异物未排出,则将患儿翻转成仰卧头低足高位,施救者以一手的中指和食指,放在患儿两乳头连线中点,胸骨中下段(同胸外心脏按压部位)连续冲击 5 次。如果梗阻仍未解除,继续交替进行 5 次背部叩击和 5 次胸部冲击,直至异物排出。

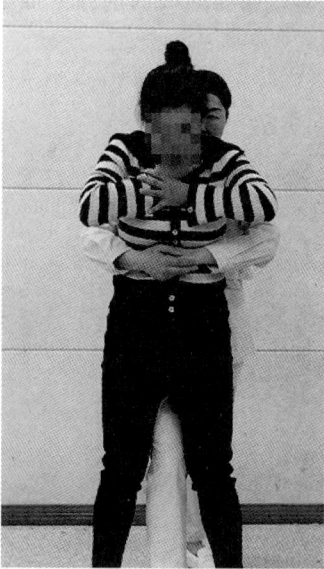

图 11-3　立位腹部冲击法

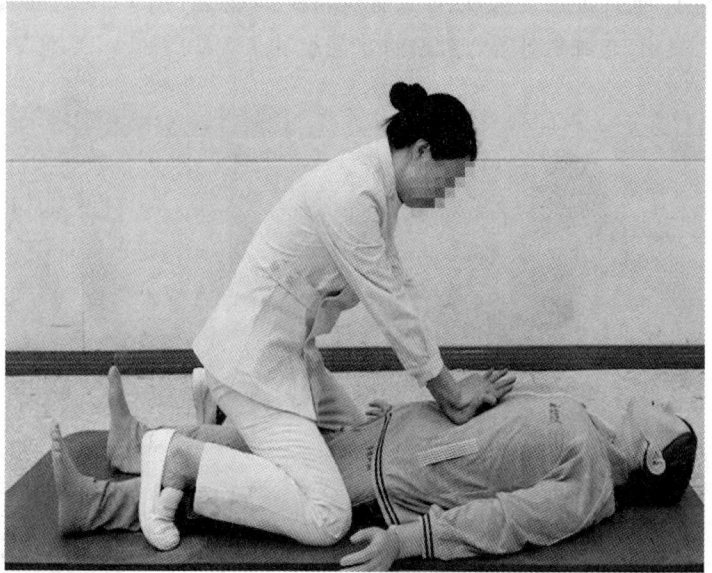

图 11-4　卧位腹部冲击法

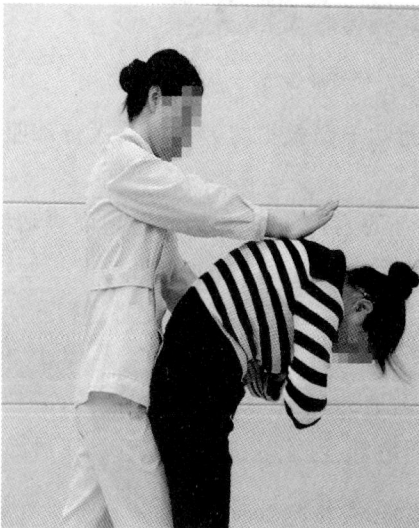

图 11-5　背部叩击法

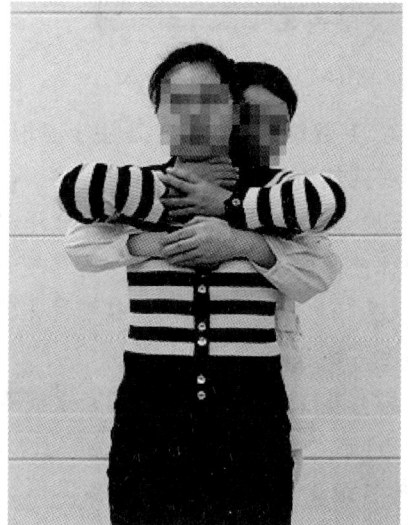

图 11-6　胸部冲击法

（二）院内救护

（1）安抚患者情绪，给予吸氧、吸痰，备好气管切开包等急救物品。

（2）需手术取出异物时，应做好术前准备，喉镜或气管镜下取出异物。

（3）若患者情况危急，呼吸困难、窒息，应立即建立人工气道，实施心肺复苏、镜下取异物等抢救措施。

（4）密切观察患者呼吸、意识、缺氧状况。

（三）手术护理

（1）术前 4～8 h 禁饮禁食（吃奶的婴儿为 4 h），做好解释工作，说明手术概况及注意事项。术后禁食 1 天（吃奶婴儿术后 4 h 可进食），若无明显呛咳，逐渐恢复饮食。

（2）全麻术后未清醒的患者，去枕平卧，头偏向一侧，防止呕吐物误吸。

（3）保持呼吸道通畅，解除梗阻，听诊发现气道痰鸣音则给予雾化、吸痰。

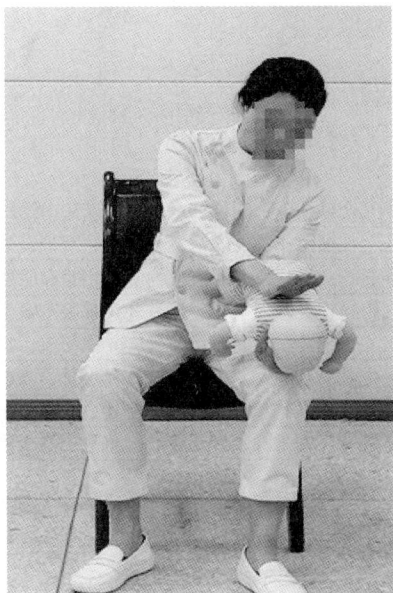

图 11-7　婴儿背部叩击法

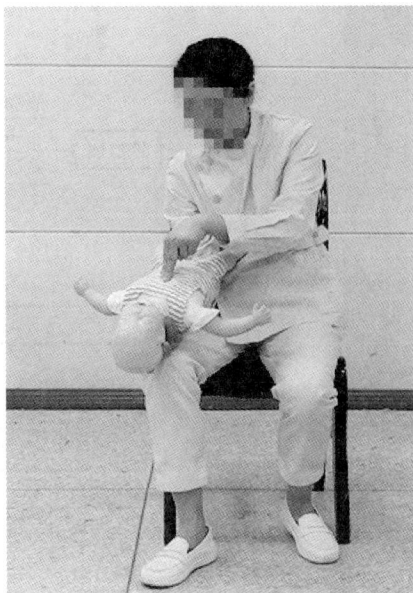

图 11-8　婴儿胸部冲击法

（四）病情观察

（1）若患者烦躁不安、张口呼吸、大汗淋漓、面色青紫、三凹征明显,且病史明确,需立即抢救及行手术取异物。

（2）出现阵发性咳嗽,并闻及异物拍击音时是异物取出的好时机,应及时把握。

（3）异物取出后,密切观察患者,若呼吸困难明显,提示喉头水肿,应立即行床旁气管切开。观察患者有无发热、胸痛、咳嗽、咳痰,积极预防气管炎、肺炎等并发症。

（五）心理护理

安抚患者及家属情绪,给予积极、有效的救治和护理措施,取得患者及其家属的信任配合,尽快确定异物位置并取出。

六、健康教育

（1）不要在哭闹、嬉笑、跑跳状态下给幼儿吃果冻、坚果、小巧水果等不易咀嚼或顺滑的食物,吃饭要细嚼慢咽。

（2）不强迫喂药,以免造成幼儿气管异物梗阻的发生。

（3）在幼儿的活动范围内应避免存放小物品,如小纽扣、图钉等,防止出现意外。

（4）成人饮食也得留意,不可粗心。

（5）因腹部冲击法易造成腹腔脏器的损伤。故院前自救、互救成功后,也应该到医院做腹部超声、胸片等检查。

思政园地

　　何芳是一名热爱生活的企业会计师,平常喜欢学一些生活小妙招,于 2023 年 3 月报名参加了救护员培训并取得了救护员证书。6 月 22 日,她独自一人在家吃汤圆,边吃边看电视剧,吃着吃着一个汤圆直接滑进气道,顿觉呼吸困难,不能咳嗽,立即想到了救护员培训时教师教授的气道异物梗阻腹部冲击法进行自救,但因力气小异物没有排出,准备用椅背冲击法时发现家里没有椅子,正绝望时想到卧室的实木床有床沿,立即冲进卧室,于床沿快速猛烈冲击腹部,成功排出异物。

　　结合案例,同学们想到了什么? 自救成功后还需要具有什么样的意识?

→ **任务小结**

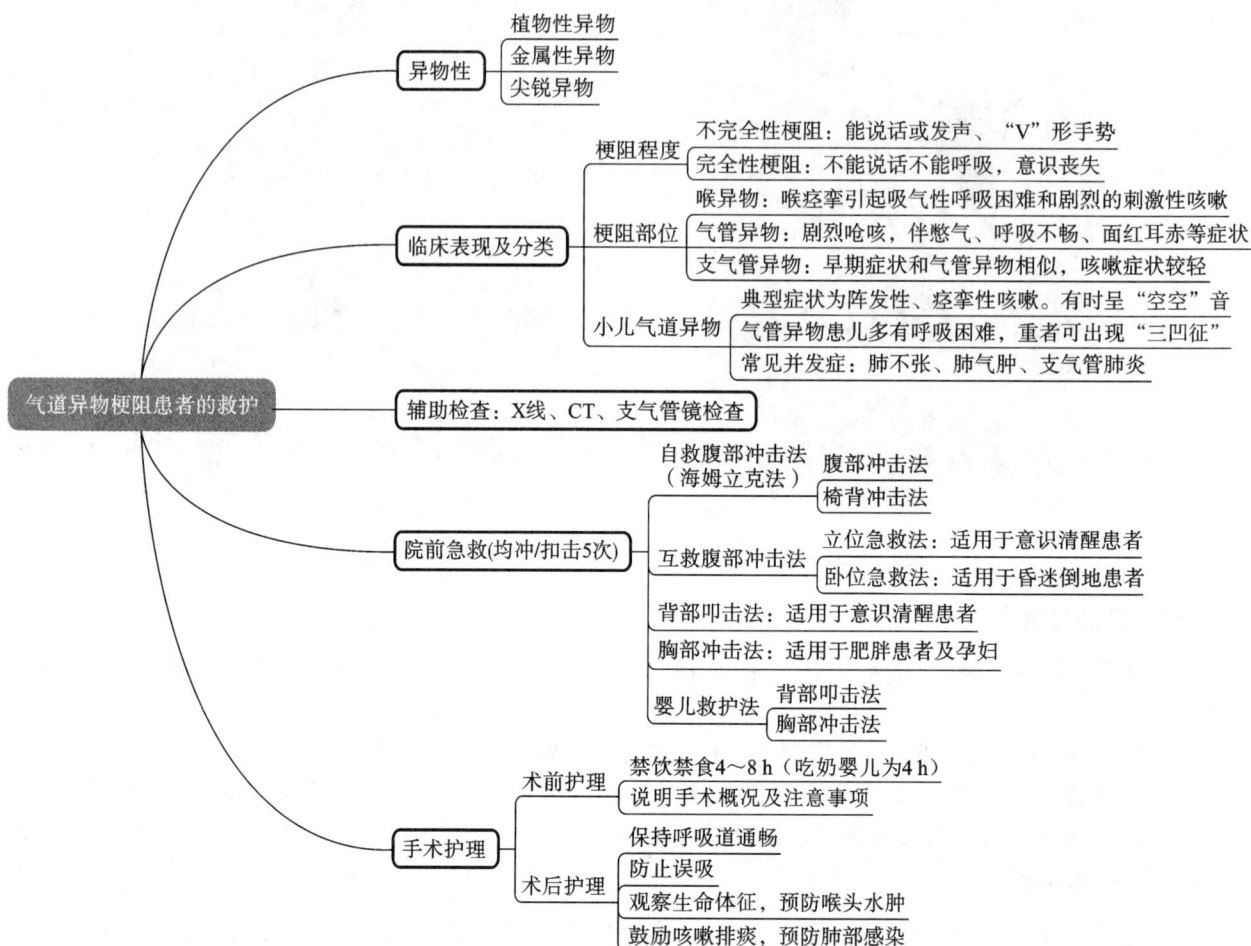

→ **任务检测**

在线答题

实训 10   急性气道异物梗阻患者的救护

背部叩击法   自救腹部冲击法   立位腹部冲击法   卧位腹部冲击法   胸部冲击法   婴儿气道梗阻
操作视频   操作视频   操作视频   操作视频   操作视频   救护视频

【情景案例】

学生李云,和同学张梅梅在食堂用餐,用餐过程中边吃边看综艺节目,乐得哈哈大笑,突然李云笑声突然停止,筷子落地,面红耳赤、呼吸不顺畅,双手扼颈。张梅梅迅速做出判断,问李云"你被卡住了吗?"李云点头,不能答话。

请评估后对李云实施现场救护。

【实训目标】

(1)迅速判断患者病情。

(2)熟悉气道异物梗阻的发生机制。

(3)掌握本项技术的操作方法及注意事项。

【实训条件】

急性气道异物梗阻患者的救护实训条件见表11-5。

表 11-5 急性气道异物梗阻患者的救护

项　　目	条　　件	要　　求
操作环境	模拟现场	环境安全
物品准备	气道梗阻模型(图 11-9)、海姆立克急救背心(图 11-10) 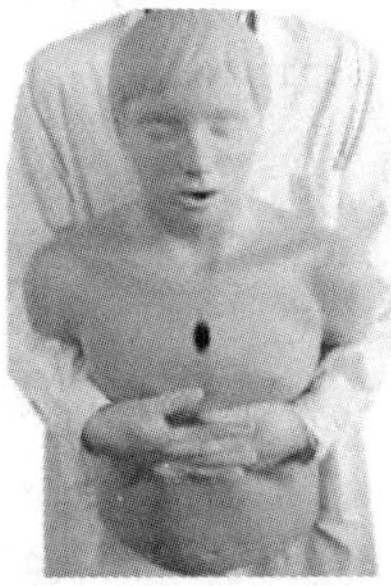 扫码看彩图 图 11-9　气道梗阻模型图 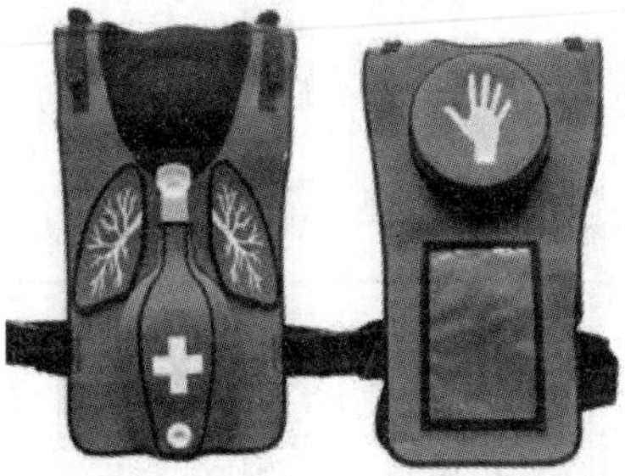 扫码看彩图 图 11-10　海姆立克急救背心图	物品完好、处于备用状态
人员准备	模拟同学提前了解操作目的并积极配合; 护士仪表符合职业要求,熟悉操作步骤	分组教学,两人为一小组

【操作流程】

急性气道异物梗阻患者的救护操作流程见表11-6。

表 11-6 急性气道异物梗阻患者的救护操作流程

操作步骤	项目内容	操作流程	注意事项
准备	评估	环境评估:环境安全	让无关人员离场,保持通风
		评估病情:判断意识,了解患者能否说话和咳嗽。观察患者面色变化、有无典型"V"手势。表明身份,询问患者:你被东西卡住了吗?如患者点头,则"是"	若患者意识不清,立即抢救
		解释、安慰患者"我会急救,请不要惊慌,我马上帮你处理,请您配合。"查看时间	

续表

操作步骤	项目内容	操作流程	注意事项
准备	呼救	拨打120,必要时取来AED	让旁人协助
实施	不完全性梗阻	如果患者呼吸尚好,能说话,首先鼓励患者用力咳嗽,直至将异物自行咳出。如不能解除梗阻,则立即进行急救	守护观察患者情况,避免盲目用手指清理异物
	完全性梗阻	(1)腹部冲击法(海姆立克法)。患者取站立位,两腿分开齐肩宽,让患者弯腰,身体略前倾。施救者站在患者身后,以前腿弓步(放在患者两腿间),后腿蹬的姿势站稳。双臂分别从两腋下前伸并环抱患者。施救者一手握空心拳(拇指侧放于脐上方二横指处),另一手从前方包住拳头(记忆口诀:剪刀、石头、布),快速用力向内、向上冲击腹部5次。 (2)背部叩击法。施救者站到患者身后或身体一侧,用一只手从腋下前伸支撑患者胸部,患者低头、张口、身体前倾(便于异物从口吐出,而不是顺着呼吸道下滑),另一只手掌根在两肩胛骨连线中点部位进行5次用力叩击	如果梗阻没有解除,可用背部叩击法和腹部冲击法交替进行,直至异物排出
	判断	(1)异物未排出,患者意识丧失,立即判断呼吸脉搏。 (2)异物排出,患者意识清醒,查看时间	如出现心搏骤停,立即进行心肺复苏
评价	安抚陪伴	(1)协助患者采取舒适体位。 (2)关心安抚陪伴患者,等待"120"到达后送往医院进一步检查。 (3)协助通知家属,宣讲气道异物梗阻的预防方法	观察有无腹痛等不适

【实训评价】

学生按上述操作流程练习后,按操作评分标准(见附录I)进行自我考核、小组考核及教师考核,将实训情况填于表11-7。

表11-7　实训评价表

实训名称				实训时间		
操作时长		技能之星	是□ 否□	评价等级	优□ 良□ 达标□ 未达标□	
实训步骤	存在问题	学生评分30%	小组评分30%	教师评分40%	综合评分	
操作前准备						
操作中实施						
操作后评价						
人文关怀						
本次实训心得体会						
备注	综合成绩满分100分,优≥90分,良80~89分,达标60~79分,未达标<60分					

(刘维贤)

常用急救护理技术

扫码学课件

学习目标

【知识目标】

1. 能说出环甲膜穿刺术、气管插管术、气管切开术、球囊-面罩通气术、动静脉穿刺置管术和呼吸机应用的适应证和禁忌证。

2. 掌握环甲膜穿刺术、气管插管术、气管切开术、球囊-面罩通气术、动静脉穿刺置管术和呼吸机应用的护理措施和注意事项。

3. 熟悉环甲膜穿刺术、气管插管术、气管切开术、球囊-面罩通气术、动静脉穿刺置管术和呼吸机应用的操作步骤。

【技能目标】

1. 熟练掌握球囊-面罩通气术、血气标本的采集、CVP 的监测和输液泵的操作方法。

2. 能配合医生完成环甲膜穿刺术、气管插管术、气管切开术、动静脉穿刺置管术和呼吸机的应用。

3. 能为气管切开、气管插管、使用呼吸机的患者提供精心护理。

【素养目标】

1. 具有救死扶伤的人道主义精神和人文关怀理念,敬畏生命、临危不惧。

2. 具有生命第一、时效为先的急救理念,忠于职守、乐于奉献。

3. 培养良好的心理素质和团队精神,处事不惊、从容应对。

任务一　环甲膜穿刺术

学习要点

- **重点**:环甲膜穿刺术的操作要点。
- **难点**:环甲膜穿刺术的护理措施。

任务导入

患者,男,72 岁,因在社区门诊输注左氧氟沙星抗感染治疗后出现全身皮肤瘙痒、红色皮疹、咽部紧缩感等情况来院就诊,急诊科考虑左氧氟沙星全身过敏反应可能性大,立即进行对症处理后收治于呼吸内科。凌晨时患者出现胸闷加重,端坐张口呼吸等紧急情况,管床医生考虑过敏引起喉头水肿,立即对症处理后请麻醉科、ICU 会诊,由于患者喉头水肿严重导致气管插管未能成功实施,脉搏氧饱和度仍持续下降。

请思考：
如您在现场，请问应该如何处理？

环甲膜穿刺术是当危及生命的气道梗阻出现时，施救者通过用刀、穿刺针或其他锐器，从环甲膜处刺入，建立新的呼吸通道，快速解除气道梗阻和(或)窒息，迅速提供临时路径进行有效气体交换的一项急救技术。它可为气管切开术赢得时间，主要适用于院前急救或有人因各种原因引起喉梗阻而发生突然呼吸窒息等意外情况时的临时性抢救措施，是现场急救的重要组成部分。

环甲膜是以甲状软骨和环状软骨为标志，具有弹性的纤维结缔组织膜。由于它仅为一层薄膜，前无坚硬遮挡组织(仅有柔软的甲状腺通过)，后通气管，周围无要害部位，因此利于穿刺。

一、适应证

(1) 急性上呼吸道梗阻患者。

(2) 喉源性呼吸困难患者。

(3) 头面部严重外伤者。

(4) 无气管切开条件但病情紧急需开放气道者。

(5) 需气管内注入药物治疗者。

二、禁忌证

(1) 有出血倾向者。

(2) 明确呼吸道梗阻发生在环甲膜水平以下者。

三、操作方法

1. 评估

(1) 患者的病情、年龄、生命体征、意识状态、有无呼吸窘迫等。

(2) 患者有无严重凝血功能障碍。

2. 准备

(1) 用物准备：环甲膜穿刺针或用作通气的粗针头、无菌注射器、2％普鲁卡因、消毒液、治疗碗、弯盘、供氧装置等。

(2) 患者准备：去枕平卧位，头后仰，肩下垫软枕；予高流量吸氧2～3 min。

3. 操作步骤

(1) 核对医嘱和患者，洗手戴口罩，向患者说明行环甲膜穿刺术的目的及操作过程中的注意事项，消除患者紧张、恐惧心理，取得患者配合，保障操作能顺利进行。

(2) 体位：患者取仰卧位，去枕，头后仰，肩部垫起，颈部充分暴露。

(3) 定位(图 12-1)：先扪及甲状软骨上切迹(喉结)，向下可扪及隆起的环状软骨弓，弓上方的凹陷处即环甲膜，也是穿刺点。

(4) 消毒：局部皮肤按常规用碘伏消毒。

(5) 麻醉：穿刺部位用局麻药麻醉，危急情况下可不麻醉。

(6) 穿刺：左手食指和拇指固定环甲膜处的皮肤，右手持注射器垂直刺入环甲膜，到达喉腔时有落空感，将穿刺针芯取出。

(7) 检验：穿刺成功时，穿刺针管口有空气排出，患者可出现咳嗽反射。

(8) 供氧：连接呼吸装置，持续给氧。

(9) 整理用物，详细记录。

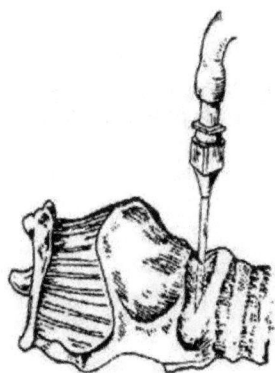

以食、中指固定环甲膜两侧，右手持注射器从环甲膜垂直刺入，当针头刺入环甲膜后，即可感到阻力突然消失，并能抽出空气，患者可出现咳嗽反射。

摸清患者颈部的两个隆起，第一个隆起是甲状软骨（俗称喉结），第二个隆起是环状软骨，在这两个隆起之间的凹陷处就是环甲膜穿刺点。

(a)

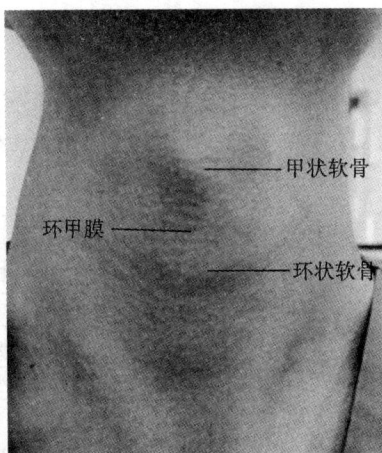

—— 甲状软骨

环甲膜 ——

—— 环状软骨

(b)

图 12-1　环甲膜定位示意图

吸气性呼吸困难分度

按吸气性呼吸困难的程度，喉梗阻可分为 4 度。Ⅰ度：活动后出现吸气性喉鸣和呼吸困难，肺部听诊呼吸音及心率无改变。Ⅱ度：安静时亦出现喉鸣和吸气性呼吸困难，肺部听诊可闻及喉传导音或管状呼吸音，心率加快。Ⅲ度：除上述喉梗阻症状外，还因缺氧而出现烦躁不安、口唇及指（趾）发绀、双目圆睁、惊恐万状、头面部出汗，肺部呼吸音明显降低，心率快，心音低钝。Ⅳ度：渐显衰竭，昏睡状态，由于无力呼吸，三凹征可不明显，面色苍白发灰，肺部听诊呼吸音几乎消失，仅有气管传导音，心律不齐，心音钝、弱。

四、护理措施

（1）密切观察患者生命体征，及时发现和处理术后并发症。观察重点是缺氧情况有无改善，如无明显改善则要立刻通知医生，做进一步处理。

（2）穿刺过程中动作要轻柔，进针不要过深，避免损伤咽喉后壁黏膜。

（3）穿刺后必须回抽有空气，确定针尖在喉腔内才能注射药物。

（4）穿刺完成后要用干棉球按压，观察有无明显出血，及时止血，防止血液流入气管内。如遇血凝块或分泌物堵塞，可用注射器注入空气，或用少许生理盐水冲洗，以确保其通畅。

（5）术后如患者咳出带血的分泌物，嘱患者勿紧张，一般在 1～2 天即消失。

加州大学气道梗阻事件：2017 年秋，美国加州大学医学年会如期举行，会议间隙，在旋转餐厅用餐的一对年轻情侣突发呛咳。男方迅即转到女方身后，采用经典的海姆立克腹部冲击法施救，1 min 后，女孩倒地，脸色开始转为青紫色。此时，参会的美国国立医学图书馆教授冲过来，先用餐刀纵形分开甲状软骨周围皮肤约 1 cm，然后用刀柄往两边钝性分离皮下组织和肌肉，随后将签字笔笔芯去掉，笔筒两端打通，用尖锐部分轻轻插入环甲膜 0.5～1 cm，最后用餐叉轻轻固定。

解放思想、推陈出新是医学思维养成教育的重要突破口。医学生不单要熟悉各个知识点，还要以各种辩证法的思维去提出针对每个疾病的解决方案，可能涉及现代跨学科技术的应用等。气道异物梗阻的简易穿刺装置、腕表式除颤仪等就是在这样的紧急情况下出现的。

→ **任务小结**

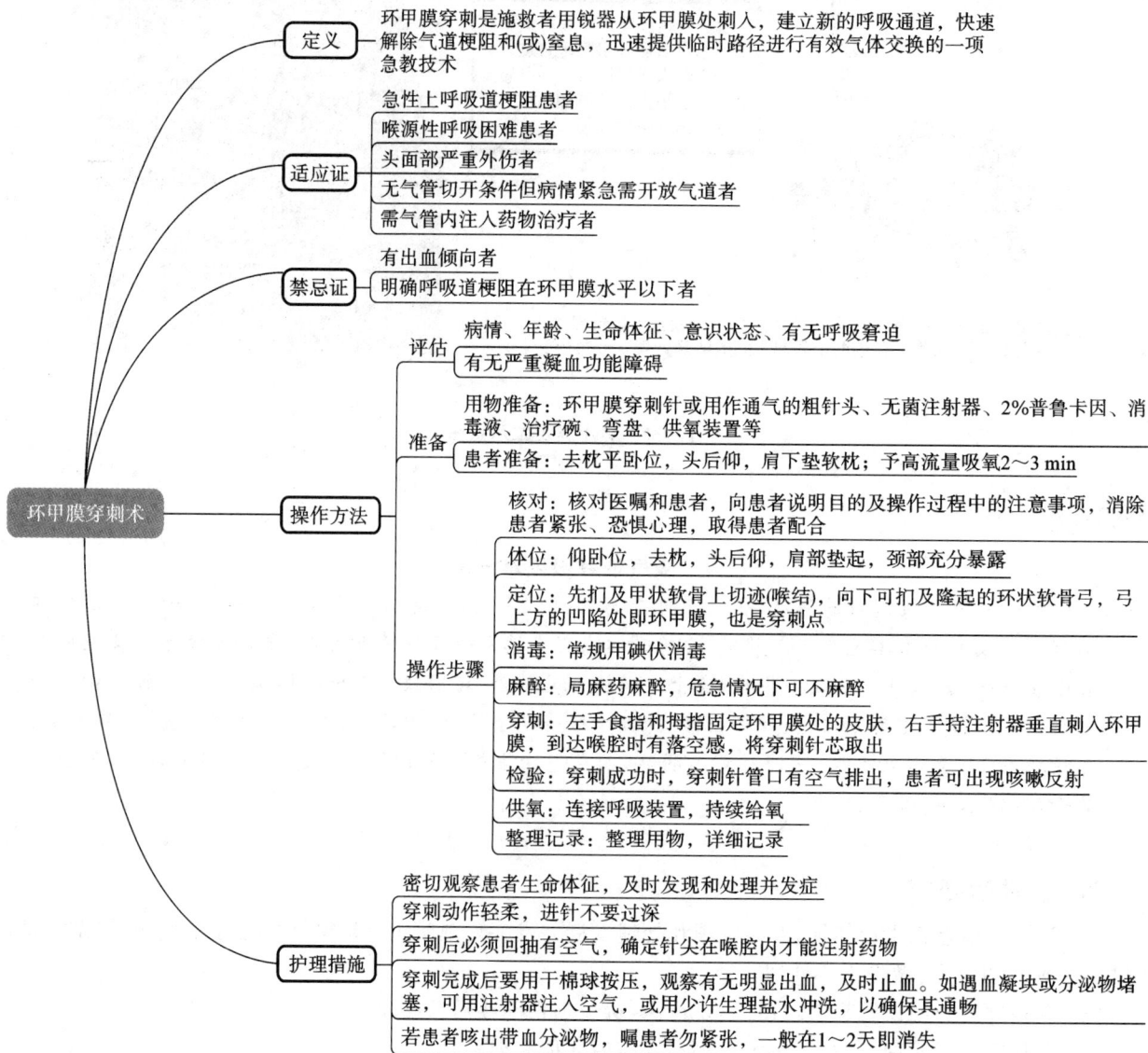

环甲膜穿刺术

- **定义** 环甲膜穿刺是施救者用锐器从环甲膜处刺入，建立新的呼吸通道，快速解除气道梗阻和(或)窒息，迅速提供临时路径进行有效气体交换的一项急救技术

- **适应证**
  - 急性上呼吸道梗阻患者
  - 喉源性呼吸困难患者
  - 头面部严重外伤者
  - 无气管切开条件但病情紧急需开放气道者
  - 需气管内注入药物治疗者

- **禁忌证**
  - 有出血倾向者
  - 明确呼吸道梗阻在环甲膜水平以下者

- **操作方法**
  - **评估**
    - 病情、年龄、生命体征、意识状态、有无呼吸窘迫
    - 有无严重凝血功能障碍
  - **准备**
    - 用物准备：环甲膜穿刺针或用作通气的粗针头、无菌注射器、2%普鲁卡因、消毒液、治疗碗、弯盘、供氧装置等
    - 患者准备：去枕平卧位，头后仰，肩下垫软枕；予高流量吸氧2～3 min
  - **操作步骤**
    - 核对：核对医嘱和患者，向患者说明目的及操作过程中的注意事项，消除患者紧张、恐惧心理，取得患者配合
    - 体位：仰卧位，去枕，头后仰，肩部垫起，颈部充分暴露
    - 定位：先扪及甲状软骨上切迹(喉结)，向下可扪及隆起的环状软骨弓，弓上方的凹陷处即环甲膜，也是穿刺点
    - 消毒：常规用碘伏消毒
    - 麻醉：局麻药麻醉，危急情况下可不麻醉
    - 穿刺：左手食指和拇指固定环甲膜处的皮肤，右手持注射器垂直刺入环甲膜，到达喉腔时有落空感，将穿刺针芯取出
    - 检验：穿刺成功时，穿刺针管口有空气排出，患者可出现咳嗽反射
    - 供氧：连接呼吸装置，持续给氧
    - 整理记录：整理用物，详细记录

- **护理措施**
  - 密切观察患者生命体征，及时发现和处理并发症
  - 穿刺动作轻柔，进针不要过深
  - 穿刺后必须回抽有空气，确定针尖在喉腔内才能注射药物
  - 穿刺完成后要用干棉球按压，观察有无明显出血，及时止血。如遇血凝块或分泌物堵塞，可用注射器注入空气，或用少许生理盐水冲洗，以确保其通畅
  - 若患者咳出带血分泌物，嘱患者勿紧张，一般在1～2天即消失

→ **任务检测**

在线答题

任务二　气管插管术

- **重点**：气管插管术的操作方法。
- **难点**：气管插管术的护理措施。

![任务导入]

任务导入

吴某,女,50岁。因"慢性阻塞性肺部疾病急性发作,Ⅱ型呼吸衰竭,肺性脑病"入院,入院后立即予气管插管机械通气治疗。

请思考:

1. 气管插管时,护士应如何配合?

2. 气管插管后的护理要点是什么?

气管插管术是指将一种特制的气管导管通过口腔或鼻腔,经声门插入气管,以保持呼吸道通畅,防止异物进入呼吸道,吸出呼吸道分泌物,进行有效机械通气的一种技术。气管插管术是建立人工气道最有效及最可靠的一种技术,能为解除呼吸道梗阻、保证呼吸道通畅、清除呼吸道分泌物、防止误吸、进行辅助或控制呼吸等提供最佳条件。

一、适应证

(1)呼吸功能不全或呼吸困难综合征,需加压给氧和辅助呼吸者。

(2)全身麻醉时便于呼吸道管理和气管内给药者。

(3)各种原因引起心搏骤停,需行心肺复苏者。

(4)呼吸道梗阻者(如昏迷、肥胖、呕吐等)。呼吸道分泌物不能自行咳出,需气管吸引者。

(5)对于有误吸胃内容物、血等入肺内风险,如上消化道梗阻或脓毒症、额面部创伤,需气管吸引者。

(6)婴幼儿气管切开前需行气管插管定位者。

(7)对清醒患者有下列情况之一者也应行气管插管术:自主清理呼吸道的能力不充分;可疑误吸;无喉反射;需长时间机械通气者。

二、禁忌证

(1)急性喉头水肿、喉头黏膜下血肿或脓肿时,除急救需要外,严禁气管内插管。

(2)急性上呼吸道感染者(扁桃体炎、喉炎、气管炎等患者),可引起感染的扩散。

(3)主动脉瘤压迫气管者,插管可能导致动脉瘤破裂,严重出血者,为相对禁忌证。如果需要行气管插管术,动作需熟练、轻巧,避免意外创伤。

(4)颈椎骨折、脱位患者或怀疑颈椎骨折、脱位患者。

(5)严重出血性疾病(如血友病)患者,插管时易损伤黏膜出血不止。

三、操作方法

气管插管术有多种,根据插管途径,分为经口插管术和经鼻插管术;根据插管时是否用喉镜显露声门,分为明视插管术和盲视插管术;根据插管前的麻醉方法和患者的反应,可分为诱导插管术和清醒插管术。经口明视插管术是临床应用最广泛的一种气管插管方法。

(一)评估

(1)患者的病情、年龄、生命体征、意识状态等。

(2)患者气道情况、有无缺氧征象、有无凝血功能异常、有无颈椎损伤。

(3)气管插管前应常规实施有关检查,如检查鼻腔、牙齿、张口度、颈部活动度、咽喉部情况。

(二)准备

1.用物准备

(1)一般物品:手套、口罩、消毒凡士林或液状石蜡、吸引器、吸痰管、氧气、注射器、听诊器等。

(2)一般器材:喉镜(图12-2)、气管导管(图12-3)、导管芯、牙垫及胶布、面罩、呼吸囊、麻醉机及监护仪等。

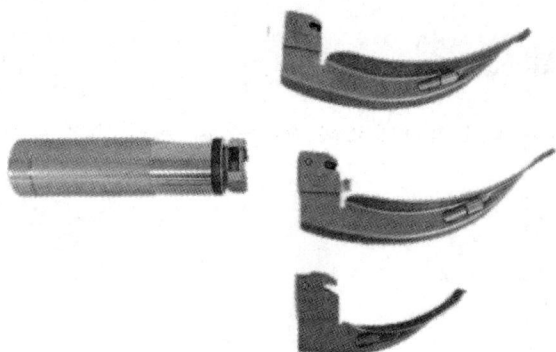

图 12-2　喉镜

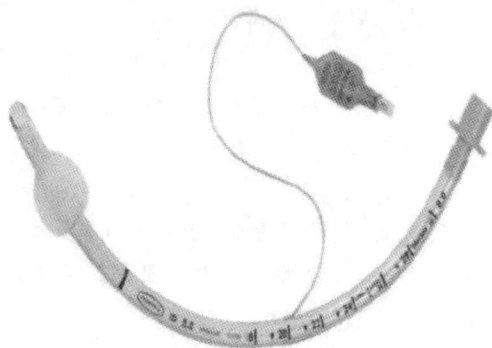

图 12-3　气管导管

（3）喉镜：将喉镜片与喉镜手柄相连，确认连接稳定，并检查光源亮度。

（4）气管导管：成年男性一般选用 7.5～8.0 号导管，成年女性一般选 7.0～7.5 号导管，小儿选择导管号＝年龄（岁）/4＋4。检查导管气囊是否漏气；将管芯插入气管导管内并塑形，管芯前端不能超过导管斜面。

2. 患者准备　仰卧位，肩下垫软枕；取出活动性义齿，清除口咽部分泌物；予高流量吸氧 2～3 min。

（三）操作步骤

1. 经口明视插管术

（1）核对：患者、病史、病情和麻醉深度等。

（2）体位：患者仰卧位、颈部抬高，使口、咽、气管在同一轴线上。

（3）开口：操作者站于患者头顶侧，双眼与患者保持足够的距离以便直视观察；用右手拇指抵住下门齿，食指抵住上门齿，借旋转力量使口张开。

（4）暴露会厌：操作者左手持喉镜自右口角放入口腔，将舌推向左方，徐徐向前推进，暴露腭垂（悬雍垂，为暴露声门的第一标志），同时观察口咽部，如有分泌物，则需要充分抽吸，以免影响插管的视野。再略向前深入，使喉镜前端进入舌根，稍稍上提喉镜，即可见到会厌的游离边缘（为暴露声门的第二标志）。

（5）暴露声门：看到会厌后，继续将镜片伸入会厌与舌根交界处，向前上方挑起，看到杓状软骨间隙（为暴露声门的第三标志），再用力上挑，则可看到声门。

（6）插入导管：当声门暴露清楚后，以右手拇指、食指及中指如持笔式持住导管的中、上段，使其前端对准声门，在吸气末轻柔地将导管插过声门约 1 cm，将管芯拔出，将导管继续旋转深入气管，避免插入过深。一般情况下，男性患者插入深度为距离门齿 24～26 cm，而女性插入深度为距离门齿 20～22 cm，1 岁及以上儿童插入导管长度（cm）：年龄/2＋12。

（7）确认部位：压胸部时，导管口有气流；连接简易呼吸囊，挤压气囊，人工呼吸见双侧胸廓起伏，听诊双肺呼吸音存在且对称。

（8）固定：放置牙垫，退出喉镜，用胶布将导管与牙垫一起固定，向气囊注入空气。

（9）连接装置：吸出呼吸道分泌物，连接人工呼吸装置。

2. 经鼻明视插管术　适用于开口困难者（如颞颌关节强直者），或口腔内插管妨碍手术进行时。

3. 经鼻盲视插管术　适用于张口困难，喉镜无法全部置入口腔的患者。

知识链接

Mallampati 分级

Mallampati 分级：患者取端坐位，尽可能张大口并最大限度地将舌伸出进行检查，根据所能看到的咽部结构，将气道评定为四级。

Ⅰ级：可见咽峡弓、软腭和腭垂。Ⅱ级：可见咽峡弓、软腭，但腭垂被舌根部掩盖而不可见。Ⅲ级：可见软腭。Ⅳ级：仅可见硬腭。

分级越高插管越困难，有Ⅲ级或Ⅳ级气道者预示气管插管困难。

四、护理措施

(一)插管前

(1)准备好喉镜、带充气囊的气囊导管、衔接管、导管管芯、牙垫、喷雾器、吸引装置、正压通气的麻醉机或呼吸机及氧气,导管应根据患者年龄、性别、身高、插管途径来选择。

(2)如有呼吸困难者,插管前应先进行人工呼吸、吸氧等,再进行插管,以防患者缺氧。

(3)向患者及家属解释气管插管的过程、意义、注意事项和可能出现的问题等,以取得合作。

(二)插管时

动作要轻柔、准确、迅速,以防损伤局部软组织或缺氧,喉部应暴露充分。30 s内插管未成功者,应先给予吸氧。

(三)插管后

(1)密切观察病情变化,如意识、体温、脉搏、呼吸及血压的波动情况,并准确记录。

(2)随时检查导管是否通畅,有无扭曲,导管插入时间不宜过长,超过72 h病情不好转者,应根据病情需要考虑行气管切开术。

(3)定时监测气囊压力,气囊应定时充气与放气。每4 h放气5~10 min,在给气囊放气前或拔除导管前,必须清除气囊上滞留物。

(4)保持气管插管通畅,及时有效地清除气管内分泌物,1~2 h吸痰一次,以免时间过长使痰液结痂造成堵塞,若痰液黏稠不易吸出,可用生理盐水等稀释痰液并刺激患者咳嗽反射,以利于痰液排出。严格执行无菌操作,防止感染。

(5)每日更换牙垫及胶布,并行口腔护理,保持鼻腔和口腔的清洁。

(四)拔管

(1)拔管指征。患者神志清楚,生命体征平稳,呛咳反射恢复,咳嗽有力,肌张力尚可即可拔出气管导管。

(2)拔管方法。

①拔管前向患者做好解释工作,备好吸氧面罩或鼻导管。

②吸出口腔分泌物,气管内充分吸痰,并用呼吸囊加压给氧。

③解除固定气管导管的胶布,置吸痰管于气管导管最深处,边拔管边吸痰,拔管后立即面罩给氧。

(3)拔管后护理。

①观察患者有无鼻翼扇动、呼吸浅促,唇甲发绀、心率加快等缺氧及呼吸困难的临床表现。

②床旁备气管切开包,严重喉头水肿者,雾化吸入或静注地塞米松,仍无缓解者,则立即行气管切开术。

③鼓励患者咳嗽排痰,叩拍背部,定时更换体位,必要时吸痰。

④拔管2 h后可以饮水,4 h后可以开始进食。声带麻痹者,应适当延长进食时间。

思政园地

"生命重于泰山,疫情就是命令,防控就是责任"。82岁的王老伯因感染新型冠状病毒出现呼吸衰竭,血氧饱和度仅为85%~90%,医生当即决定对患者行气管插管术。然而操作过程中,患者呼吸道分泌物极有可能造成插管医生的感染,属于极高危风险的操作,主管医生不顾个人安危亲自插管,在当班医生、护理团队的密切配合下,成功完成了气管插管呼吸支持治疗,患者血氧饱和度上升至94%以上,充分展现了新时代医护工作者甘于奉献的精神风貌。

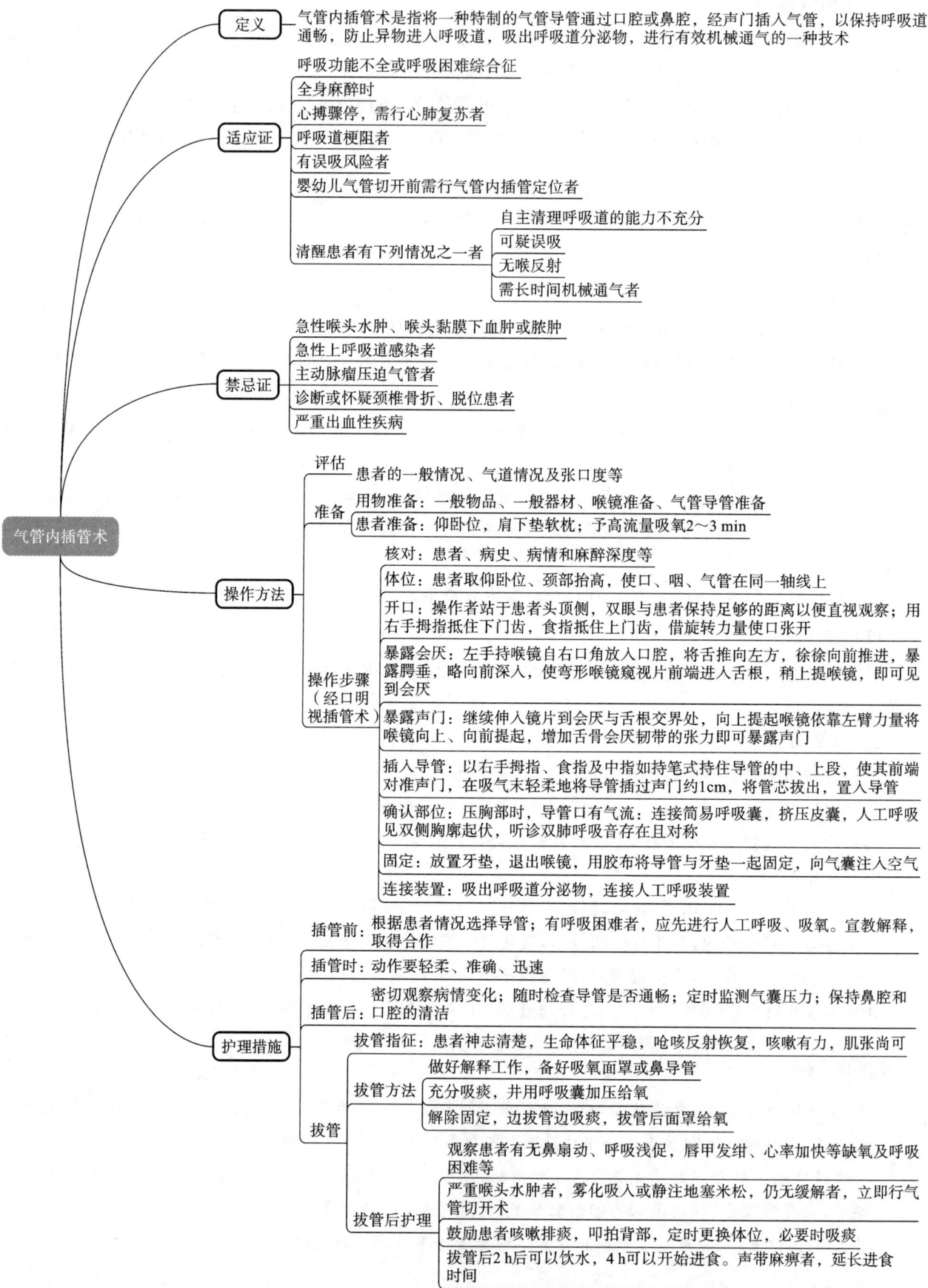

→ 任务小结

气管内插管术

- **定义**——气管内插管术是指将一种特制的气管导管通过口腔或鼻腔，经声门插入气管，以保持呼吸道通畅，防止异物进入呼吸道，吸出呼吸道分泌物，进行有效机械通气的一种技术

- **适应证**
  - 呼吸功能不全或呼吸困难综合征
  - 全身麻醉时
  - 心搏骤停，需行心肺复苏者
  - 呼吸道梗阻者
  - 有误吸风险者
  - 婴幼儿气管切开前需行气管内插管定位者
  - 清醒患者有下列情况之一者
    - 自主清理呼吸道的能力不充分
    - 可疑误吸
    - 无喉反射
    - 需长时间机械通气者

- **禁忌证**
  - 急性喉头水肿、喉头黏膜下血肿或脓肿
  - 急性上呼吸道感染者
  - 主动脉瘤压迫气管者
  - 诊断或怀疑颈椎骨折、脱位患者
  - 严重出血性疾病

- **操作方法**
  - 评估——患者的一般情况、气道情况及张口度等
  - 准备
    - 用物准备：一般物品、一般器材、喉镜准备、气管导管准备
    - 患者准备：仰卧位，肩下垫软枕；予高流量吸氧2~3 min
  - 操作步骤（经口明视插管术）
    - 核对：患者、病史、病情和麻醉深度等
    - 体位：患者取仰卧位、颈部抬高，使口、咽、气管在同一轴线上
    - 开口：操作者站于患者头顶侧，双眼与患者保持足够的距离以便直视观察；用右手拇指抵住下门齿，食指抵住上门齿，借旋转力量使口张开
    - 暴露会厌：左手持喉镜自右口角放入口腔，将舌推向左方，徐徐向前推进，暴露腭垂，略向前深入，使弯形喉镜窥视片前端进入舌根，稍上提喉镜，即可见到会厌
    - 暴露声门：继续伸入镜片到会厌与舌根交界处，向上提起喉镜依靠左臂力量将喉镜向上、向前提起，增加舌骨会厌韧带的张力即可暴露声门
    - 插入导管：以右手拇指、食指及中指如持笔式持住导管的中、上段，使其前端对准声门，在吸气末轻柔地将导管插过声门约1cm，将管芯拔出，置入导管
    - 确认部位：压胸部时，导管口有气流；连接简易呼吸囊，挤压皮囊，人工呼吸见双侧胸廓起伏，听诊双肺呼吸音存在且对称
    - 固定：放置牙垫，退出喉镜，用胶布将导管与牙垫一起固定，向气囊注入空气
    - 连接装置：吸出呼吸道分泌物，连接人工呼吸装置

- **护理措施**
  - 插管前：根据患者情况选择导管；有呼吸困难者，应先进行人工呼吸、吸氧。宣教解释，取得合作
  - 插管时：动作要轻柔、准确、迅速
  - 插管后：密切观察病情变化；随时检查导管是否通畅；定时监测气囊压力；保持鼻腔和口腔的清洁
  - 拔管
    - 拔管指征：患者神志清楚，生命体征平稳，呛咳反射恢复，咳嗽有力，肌张尚可
    - 拔管方法
      - 做好解释工作，备好吸氧面罩或鼻导管
      - 充分吸痰，并用呼吸囊加压给氧
      - 解除固定，边拔管边吸痰，拔管后面罩给氧
    - 拔管后护理
      - 观察患者有无鼻扇动、呼吸浅促、唇甲发绀、心率加快等缺氧及呼吸困难等
      - 严重喉头水肿者，雾化吸入或静注地塞米松，仍无缓解者，立即行气管切开术
      - 鼓励患者咳嗽排痰，叩拍背部，定时更换体位，必要时吸痰
      - 拔管后2 h后可以饮水，4 h可以开始进食。声带麻痹者，延长进食时间

→ 任务检测

在线答题

任务三 气管切开术

学习要点

- **重点**：气管切开术的操作方法。
- **难点**：气管切开术的护理措施。

任务导入

患者黄某某，男，52岁，由于车祸伤病情危重，入住重症监护室，现患者出现呼吸衰竭，需要行气管切开术接呼吸机辅助呼吸。

请思考：

1. 气管切开术的术前准备有哪些？
2. 气管切开术后的护理要点有哪些？

气管切开术是切开颈段气管前壁，使患者通过新建立的与外界再通的通道进行呼吸的一种急救手术。气管切开术主要是为解除呼吸道梗阻，清除呼吸道分泌物，有助于加压给氧、吸痰及气管内给药等。特点是无效腔最小，套管易于固定，便于吸引呼吸道分泌物；患者的耐受程度好，可长期置管。

一、适应证

（1）呼吸道梗阻（如喉梗阻、下呼吸道分泌物潴留、昏迷等所致的呼吸困难）者。

（2）预防性气管切开，如口腔、鼻咽大手术，为了防止血液流入下呼吸道，保持术后呼吸道通畅，可以先期施行气管切开。

（3）烧伤、口腔及咽喉肿瘤梗阻导致经口插管困难者，如需实施全麻手术也需气管切开。

（4）需长时间进行人工呼吸者。

二、禁忌证

（1）气管切开部位存在感染。

（2）气管切开部位存在恶性肿瘤。

（3）严重出血性疾病。

三、操作方法

（一）评估

（1）评估患者的生命体征，如意识、生命体征及缺氧情况。

(2) 评估患者气道、切开部位,身体状况如凝血功能等。

（二）准备

1. 用物准备　气管切开包、适当型号的气管套管、氧气、吸引器、吸痰器、呼吸机、生理盐水等(根据病情准备可能需要的急救药品)。

2. 患者准备　需颈部备皮者,术前4～6 h禁食,若为急症手术者则无需特殊准备。

（三）操作步骤

(1) 核对:核对医嘱和患者,洗手戴口罩,解释气管切开的必要性及相关知识,征得家属同意,取得患者配合。

(2) 体位(图12-4):患者取去枕平卧位,头后仰,肩下垫一小枕,充分暴露气管切开处皮肤。常规消毒,铺无菌巾。

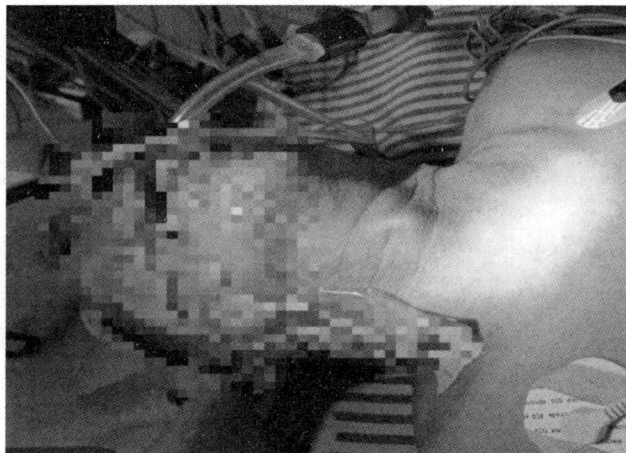

图12-4　气管切开术体位

(3) 麻醉:一般采用局部浸润麻醉,沿颈前正中上自甲状软骨下缘下至胸骨上窝。

(4) 切口:有纵切口和横切口两种。多采用纵切口,自甲状软骨下缘至接近胸骨上窝处,沿颈前正中线切开皮肤和皮下组织,切口上方以环状软骨下1 cm为界,下方以胸骨上窝上一横指为限。

(5) 分离气管前组织(图12-5):用血管钳沿中线分离胸骨舌骨肌及胸骨甲状肌及其筋膜,暴露甲状腺峡部,若峡部过宽,可在其下缘稍加分离,用小钩将峡部向上牵引,必要时也可将峡部夹持切断缝扎,以便暴露气管。分离过程中,两个拉钩用力应均匀,使术野始终保持在中线,并经常以手指探查环状软骨及气管是否保持在正中位置。

(6) 切开气管:确定气管后,一般于第2～4气管环处,用尖刀片自下向上挑开2个气管环(切开4～5环者为低位气管切开术),撑开切口,吸出气管内分泌物及血液。

(7) 插入、固定气管套管(图12-6):插入大小适合、带有管芯的气管套管,插入外管后,立即取出管芯,放入内管,吸净分泌物,并检查有无出血。气囊充气,气管套管以带子系于颈部,打成死结以牢固固定,松紧以放入一指为宜(套管固定前需一直用手固定)。切口一般不予缝合(切口过长可缝合一针),以免引起皮下气肿。最后用凡士林纱块和开口纱布垫于伤口与套管之间。

四、护理措施

(1) 床旁备备用气管切开套管、扩张器;固定良好,松紧度以可容二指为宜;确保气道处于开放状态,监测是否有出血征象。

(2) 保持呼吸道湿润和通畅。

①室内保持清洁,空气新鲜,温度为22 ℃左右,相对湿度为60%左右。

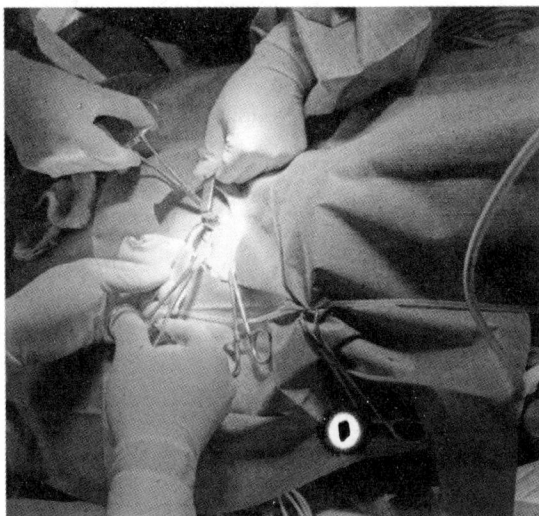

图 12-5　分离气管前组织

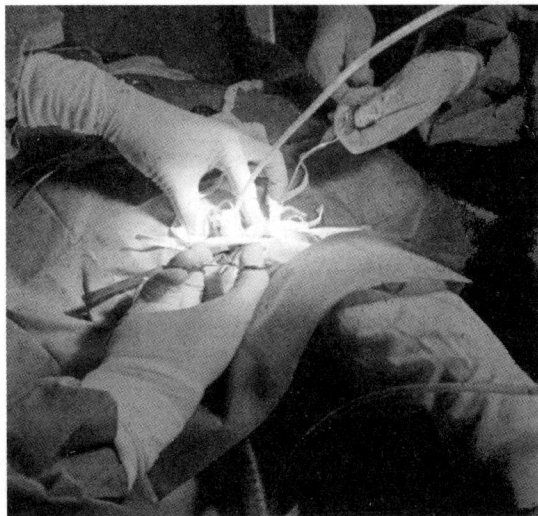

图 12-6　插入、固定气管套管

②气道湿化方式分为持续气道湿化和间歇气道湿化,湿化方式的选择应根据病情、活动度、呼吸道功能、痰液的颜色、性状和量等因素综合考虑。气道湿化液可选用 0.45% 或 0.9% 氯化钠溶液,使用加温湿化系统时应选用灭菌注射用水。

③按需吸痰,吸引前不宜向气道内滴入湿化液,仅在气道分泌物黏且常规治疗手段效果有限时,可在吸引前滴入湿化液。

④带气囊的气管套管的气囊压力应维持在 25～30 cmH_2O,宜每 4～6 h 监测气囊压力 1 次。可每 4～6 h 放气 1 次,每次放气 30 min 左右。对带有声门下吸引装置的套管,每次放气前应进行声门下分泌物吸引。

知识链接

声门下吸引是指应用带有声门下吸引装置的气管导管,通过负压吸引,直接吸引积聚在气囊上方的分泌物的方法。

⑤每日定时清洗消毒气管内套管至少 2 次。

⑥保持气管造瘘口清洁,预防感染,及时更换伤口敷料。气管造瘘口清洁前宜进行气道吸引,保持气道通畅。

⑦鼓励有自理能力的患者刷牙或用漱口水保持口腔卫生,不能自理的患者每日评估口腔黏膜的感染溃疡等情况进行 2 次口腔护理。

(3) 拔管:拔管前应评估患者的意识状况,自主呼吸,咳嗽反射,吞咽反射,清理呼吸道的能力,痰液颜色、性状和量,有无肺部感染等。应指导/训练患者拔管时的配合要点和拔管后的注意事项。拔管前宜连续堵管 24～48 h,观察并记录堵管期间患者活动、睡眠、进食时的呼吸情况。拔管后消毒伤口周围皮肤,用蝶形胶布固定。伤口不用缝合,覆盖无菌纱布,2～3 天即可自行愈合。拔管后 48 h 内密切观察患者呼吸,同时仍备好床旁紧急气管切开用物。

思政园地

疫情期间,珠海市中西医结合医院丘睿业主任及其团队紧急为患者行气管切开术,气管切开的瞬间,飞沫直接喷到他的面屏上。面对恶劣的环境,严峻的形势,高危的操作,医护人员没有退缩,而是拼尽全力和死神抗争,且只能胜不能败。体现了中国医疗团队救死扶伤的大无畏精神。

→ **任务小结**

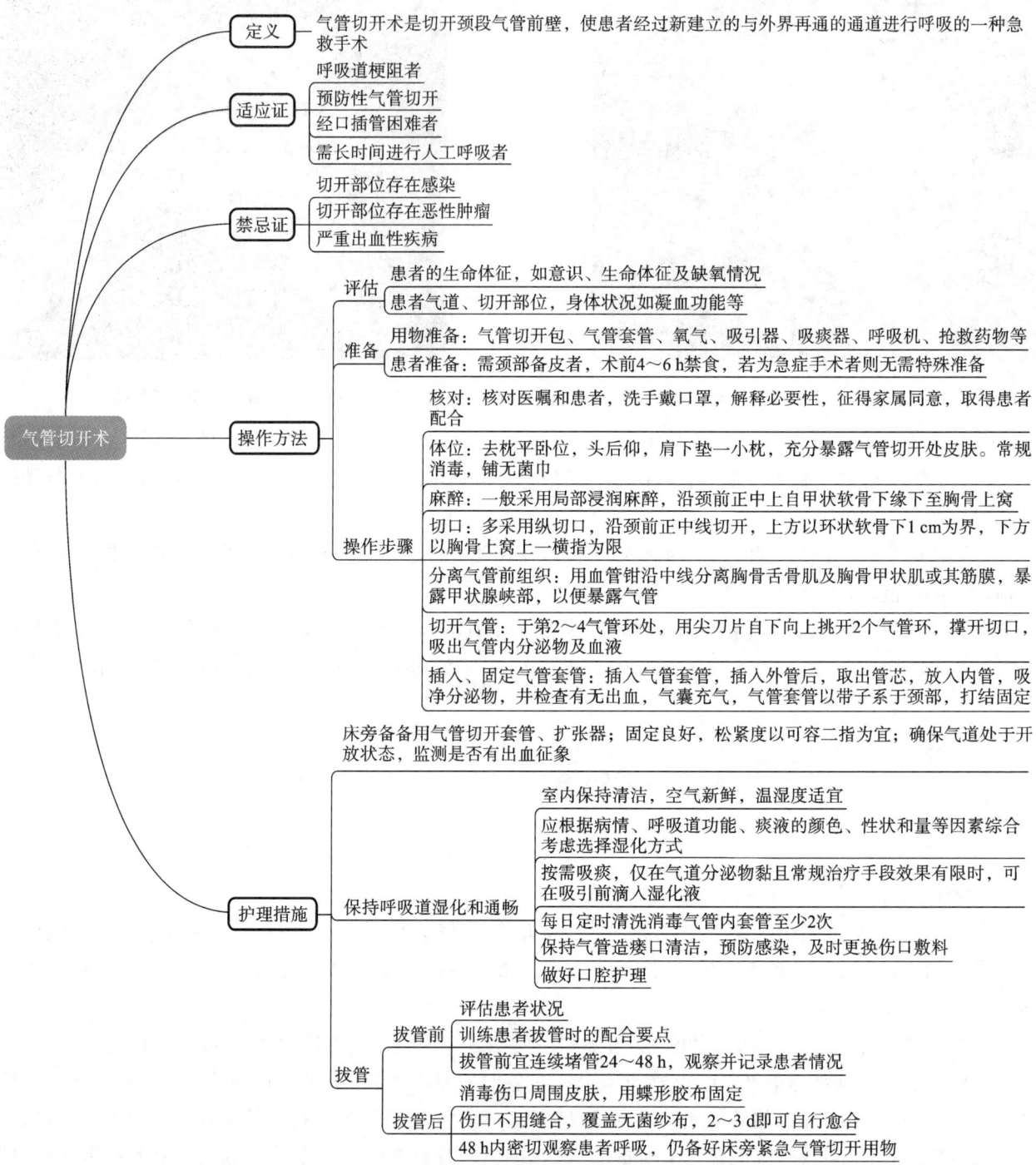

气管切开术

- **定义**: 气管切开术是切开颈段气管前壁，使患者经过新建立的与外界再通的通道进行呼吸的一种急救手术
- **适应证**
  - 呼吸道梗阻者
  - 预防性气管切开
  - 经口插管困难者
  - 需长时间进行人工呼吸者
- **禁忌证**
  - 切开部位存在感染
  - 切开部位存在恶性肿瘤
  - 严重出血性疾病
- **操作方法**
  - **评估**
    - 患者的生命体征，如意识、生命体征及缺氧情况
    - 患者气道、切开部位，身体状况如凝血功能等
  - **准备**
    - 用物准备：气管切开包、气管套管、氧气、吸引器、吸痰器、呼吸机、抢救药物等
    - 患者准备：需颈部备皮者，术前4～6 h禁食，若为急症手术则无需特殊准备
  - **操作步骤**
    - 核对：核对医嘱和患者，洗手戴口罩，解释必要性，征得家属同意，取得患者配合
    - 体位：去枕平卧位，头后仰，肩下垫一小枕，充分暴露气管切开处皮肤。常规消毒，铺无菌巾
    - 麻醉：一般采用局部浸润麻醉，沿颈前正中上自甲状软骨下缘下至胸骨上窝
    - 切口：多采用纵切口，沿颈前正中线切开，上方以环状软骨下1 cm为界，下方以胸骨上窝上一横指为限
    - 分离气管前组织：用血管钳沿中线分离胸骨舌骨肌及胸骨甲状肌或其筋膜，暴露甲状腺峡部，以便暴露气管
    - 切开气管：于第2～4气管环处，用尖刀片自下向上挑开2个气管环，撑开切口，吸出气管内分泌物及血液
    - 插入、固定气管套管：插入气管套管，插入外管后，取出管芯，放入内管，吸净分泌物，并检查有无出血，气囊充气，气管套管以带子系于颈部，打结固定
- **护理措施**
  - 床旁备备用气管切开套管、扩张器；固定良好，松紧度以可容二指为宜；确保气道处于开放状态，监测是否有出血征象
  - **保持呼吸道湿化和通畅**
    - 室内保持清洁，空气新鲜，温湿度适宜
    - 应根据病情、呼吸道功能、痰液的颜色、性状和量等因素综合考虑选择湿化方式
    - 按需吸痰，仅在气道分泌物黏且常规治疗手段效果有限时，可在吸引前滴入湿化液
    - 每日定时清洗消毒气管内套管至少2次
    - 保持气管造瘘口清洁，预防感染，及时更换伤口敷料
    - 做好口腔护理
  - **拔管**
    - **拔管前**
      - 评估患者状况
      - 训练患者拔管时的配合要点
      - 拔管前宜连续堵管24～48 h，观察并记录患者情况
    - **拔管后**
      - 消毒伤口周围皮肤，用蝶形胶布固定
      - 伤口不用缝合，覆盖无菌纱布，2～3 d即可自行愈合
      - 48 h内密切观察患者呼吸，仍备好床旁紧急气管切开用物

→ **任务检测**

在线答题

任务四　球囊-面罩通气术

学习要点

• **重点**:球囊-面罩通气术的操作方法。
• **难点**:球囊-面罩通气术的注意事项。

任务导入

　　医院急诊科接收一名因溺水导致心搏骤停的患者。在进行心肺复苏的同时,医护人员使用球囊-面罩呼吸器,为患者持续供氧。经过紧急处理,患者的心跳和呼吸逐渐恢复,最终成功脱离危险。
　　请思考:
　　1. 你能正确使用球囊-面罩呼吸器吗?
　　2. 球囊-面罩呼吸器的使用注意事项有哪些?

　　球囊-面罩呼吸器又称简易呼吸器,是进行人工呼吸的简易工具。球囊-面罩通气术是一种人工呼吸支持技术,是使用球囊和面罩来提供正压通气,以辅助患者呼吸。其优点是使用方便、便于携带、无创,有无氧源动力均可使用。
　　球囊-面罩呼吸器(图 12-7)由球囊、面罩、储氧袋、氧气连接管及六个阀组成,六个阀分别是鸭嘴阀(单向阀)、呼气阀、压力安全阀、进气阀、储气阀、储氧安全阀。

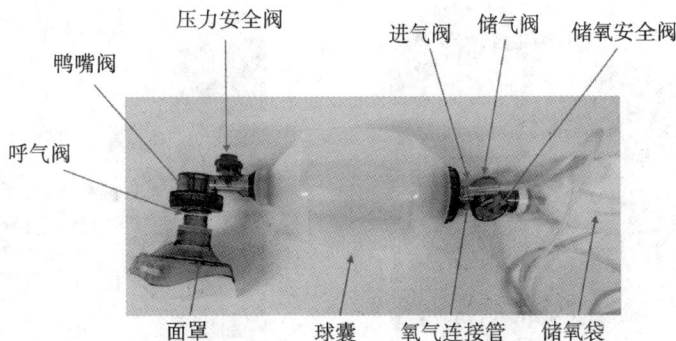

图 12-7　球囊-面罩呼吸器

一、适应证

(1)各种原因所致呼吸暂停或呼吸抑制患者的辅助通气。
(2)清除球囊上分泌物。
(3)机械通气患者的转运。
(4)临时替代呼吸机进行人工呼吸,如呼吸机故障、停电等情况。

二、禁忌证

(1)颌面部外伤或严重骨折患者。
(2)未经减压及引流的张力性气胸、纵隔气肿患者。
(3)中等量咯血或大量咯血患者。
(4)大量胸腔积液患者。

三、操作方法

（一）评估

（1）患者的年龄、病情、体重、体位、意识状态等。

（2）呼吸状况（频率、节律、深浅度）、呼吸道是否通畅，有无活动义齿等。

（3）心理状况及配合程度。

（4）评估患者是否符合使用球囊-面罩呼吸器的指征和适应证、有无禁忌证。

（二）准备

1．用物准备　球囊、面罩、储氧袋等连接正确，安全阀处于开启状态，能有效送气。备氧气装置。

2．患者准备　仰卧位，去枕、头后仰，如有活动义齿应取下；解开衣领、领带及腰带；清除上呼吸道分泌物或呕吐物，保持呼吸道通畅。

（三）操作步骤

1．开放气道　施救者站于患者头顶正后方，患者去枕平卧，头后仰，托起下颌，开放气道，清除口、鼻腔分泌物。

2．连接氧气　将连接面罩的呼吸器与氧气导管相连，调节氧气流量＞10 L/min（氧流量 10～15 L/min）。

3．固定面罩　将面罩罩住口鼻，正确使用"EC"手法。单人操作时（图 12-8）施救者位于患者头部正后方，将面罩罩住患者口鼻处，一只手拇指和食指呈"C"形按压面罩，中指和无名指放在下颌下缘，小指放在下颌角后面，呈"E"形，保持面罩密封无漏气，即单人"EC"手法。另一只手均匀地挤压球囊，送气时间为 1 s，将气体送入肺内，待球囊重新膨胀后再开始挤压，保持适宜的吸气/呼气时间。双人操作时（图 12-9）则由患者头侧的施救者用双手大拇指和食指完全封闭面罩周边，中指和无名指放在下颌下缘，小指放在下颌角后面，将患者下颌向前拉，伸展头部，畅通气道，保持面罩的密封，即双人"EC"手法，同时观察胸部起伏；位于患者肩侧的施救者缓慢挤压球囊（送气时间为 1 秒/次），直到胸部隆起。

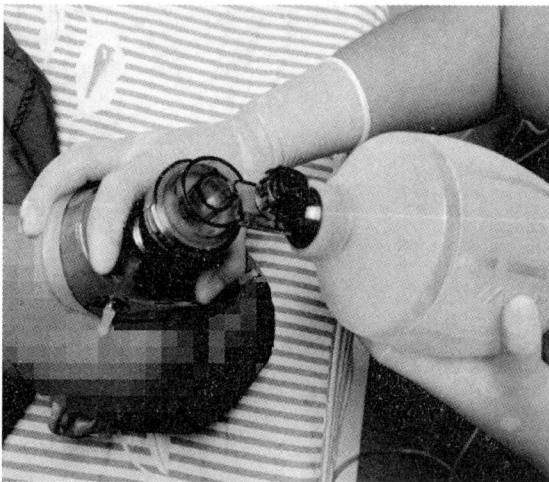

图 12-8　单人"EC"手法

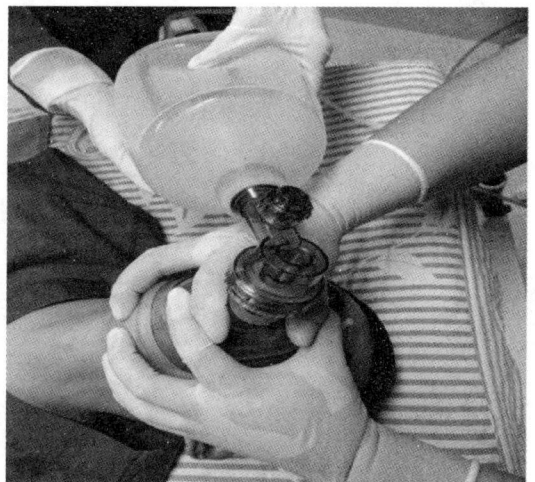

图 12-9　双人"EC"手法

4．挤压球囊　挤压球囊时应根据球囊容量、患者病情、年龄、体重等情况决定，通气量（400～600 mL）以见到胸廓起伏即可，挤压 1 L 球囊的 1/2～2/3 或 2 L 球囊的 1/3 可获此通气量。在复苏过程中若患者无脉搏并且无高级气道的建立，按照 30：2 的比例进行按压-通气；若有脉搏无呼吸，按照 10～12 次/分的频率送气；若患者有微弱的自主呼吸，则在吸气时挤压球囊。如果患者建有高级气道，医护人员可采取每 6 s 进行 1 次人工呼吸（即 10 次/分），按压 100～120 次/分的频率。如果是婴儿和儿童，应每 2～3 s 通气 1 次（即 20～30 次/分）。

四、注意事项

（1）根据患者脸型选择合适的面罩，以充分罩住患者口鼻为宜。

（2）使用时间不宜过长：受人为因素影响，如果长时间使用，易使通气量不足，必须及时行气管插管术。

（3）监测病情变化：使用过程中，密切观察患者通气效果、胸廓起伏、皮肤颜色、呼吸音变化、生命体征、血氧饱和度等参数。

（4）对清醒患者做好心理护理，解释应用的目的、意义、方法及必要性，解除患者恐惧、焦虑心理。

（5）使用球囊-面罩呼吸器容易发生的问题是活瓣漏气，患者得不到有效通气，所以要定时检查、测试、维修和保养简易呼吸器。

（6）为保证呼吸过程中呼吸的氧浓度相对恒定，应先连接氧气并使储氧袋充盈，再连接患者。无氧源时，应取下储氧袋及氧气连接管；有氧源时，要使用储氧袋，并且氧流量应＞10 L/min。储氧袋作用：提高氧浓度，可使氧浓度达99%；无储氧袋浓度为45%；若无氧源时，氧浓度为大气氧浓度（21%）。

思政园地

在某次模拟急救演练中，一名救援人员被要求使用球囊-面罩呼吸器为一名模拟患者提供呼吸支持。由于该救援人员之前未接受过相关培训，对该呼吸器的使用方法不够熟悉，导致在操作过程中出现未能及时连接氧源、未能正确固定面罩等失误。这些失误不仅影响了患者的呼吸效果，还可能对患者的安全造成潜在威胁。

由于上述不当行为，模拟患者在演练过程中出现了呼吸困难、血氧饱和度下降等症状。幸运的是，演练中的其他医护人员及时发现并纠正了这些问题，避免了可能发生的危险。

这个案例给我们带来的思考有哪些？

任务小结

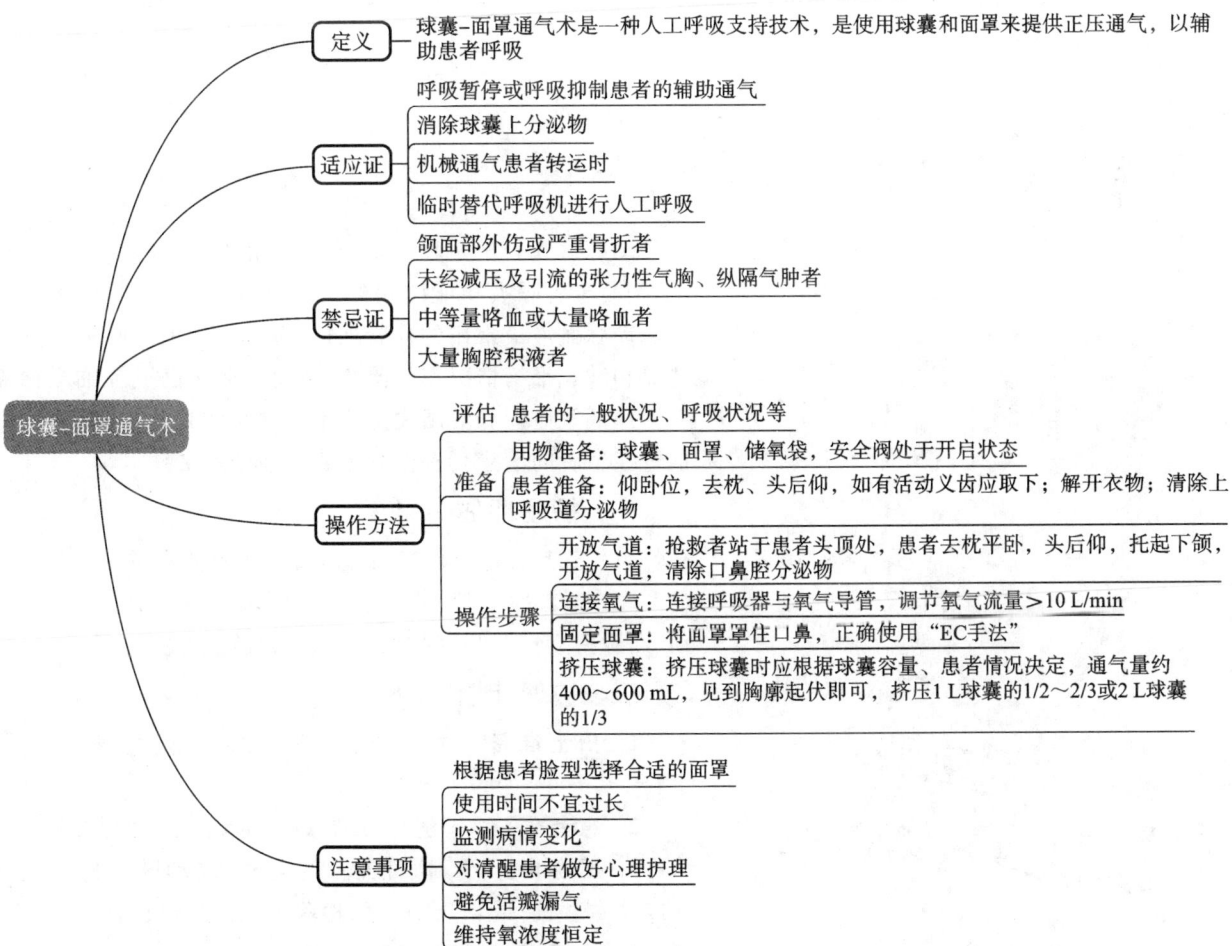

任务检测

在线答题

任务五　采集动脉血气标本

学习要点

- **重点**：动脉血气标本的采集方法。
- **难点**：动脉血气标本的采集技术。

任务导入

患者，男，56岁。在家沐浴时突然倒地，呼叫不醒，面色潮红、嘴唇呈樱桃红色，立即送往医院救治。家属反映家中使用煤气沐浴，并且没有窗户。查体：心率130次/分，瞳孔反射迟钝。医嘱：查动脉血气分析。

请思考：

护士采集动脉血气标本时应注意哪些方面？

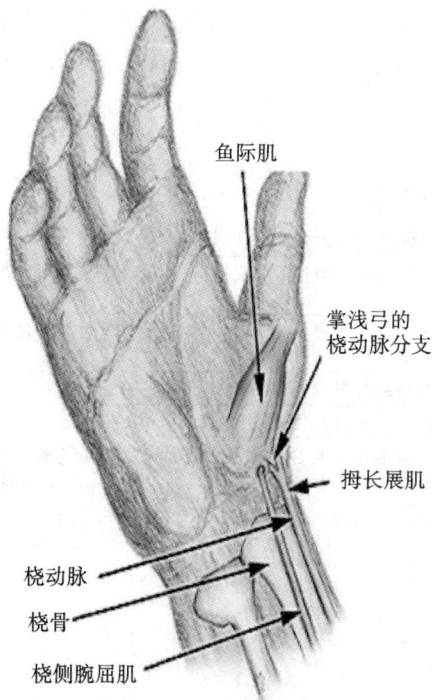

图 12-10　桡动脉穿刺点

动脉血气分析是反映肺泡与肺循环之间的气体交换情况，判断患者呼吸功能监测的常用指标之一，是临床上用于检测动脉血液最常用的检验项目，可以很好地反映动脉血氧情况和酸碱平衡情况。目前，动脉血气分析已成为临床诊断和治疗低氧血症和酸碱失衡等不可缺少的检验项目，对于急危重症患者的治疗具有十分重要的临床意义。

一、护理评估

（1）患者的意识状态、心理状态、理解能力及合作程度。

（2）患者的年龄、病情、体温、呼吸和用氧情况、肢体活动、动脉搏动情况和穿刺部位皮肤和血管情况。

二、护理计划

1. 护士准备　着装整洁，修剪指甲，洗手，戴口罩及手套。

2. 患者准备　了解采集动脉血气标本的目的并配合。

3. 用物准备　一次性无菌注射器（或动脉采血针）、胶塞或软木塞、适量0.5%肝素、检验单、医疗垃圾桶、生活垃圾桶、锐器盒、治疗巾和小垫枕等。

三、护理实施

1. 核对解释 核对患者信息,贴电子条形码于采集容器上。

2. 选择动脉 一般选用肱动脉、桡动脉(图 12-10)、股动脉、足背动脉,以动脉搏动最明显处作为穿刺点(桡动脉位于前臂掌侧腕关节上 2 cm,股动脉穿刺点位于髂前上棘与耻骨结节连线中点)。

3. 消毒皮肤 在穿刺部位肢体下垫小枕、治疗巾,常规消毒局部皮肤,戴无菌手套或常规消毒左手食指、中指。

4. 采集标本

(1)血气分析专用注射器采血(图 12-11)。取出并检查专用注射器,将注射器活塞拉至所需的血量刻度,便自动形成抽取等量血液的负压。在已消毒范围内摸到动脉搏动最明显处,用左手食指和中指固定被穿刺的动脉两端,右手持专用注射器,在两指间垂直刺入或与动脉走向成 45°角刺入动脉,见有鲜红色回血,固定注射器,血气分析专用注射器会自动抽取所需血量。

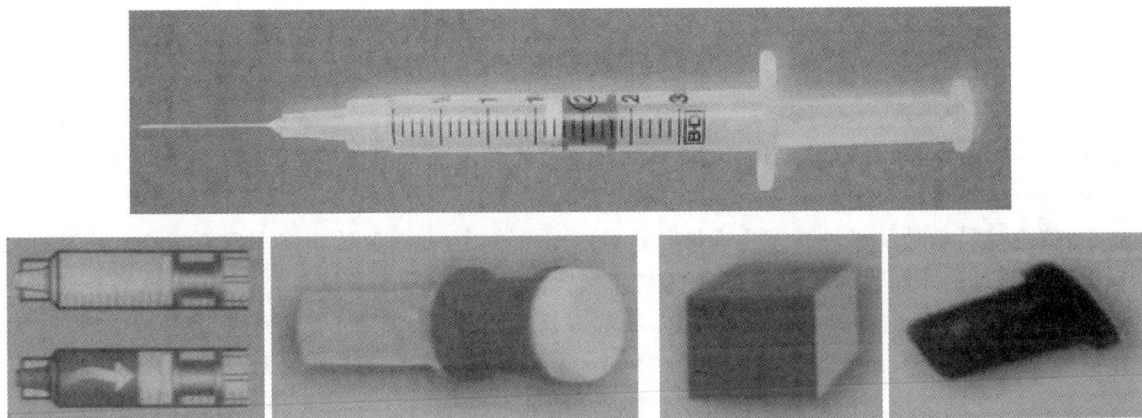

图 12-11　血气分析专用采血注射器

(2)普通注射器采血。取出放于无菌治疗盘的肝素注射器,用左手食指和中指在已消毒范围内摸到动脉搏动最明显处,用左手食指和中指固定被穿刺的动脉两端,右手持注射器,在两指间垂直刺入或与动脉走向成 45°角刺入动脉(图 12-12),见有鲜红色回血时,一手固定注射器,另一手抽取所需血量。

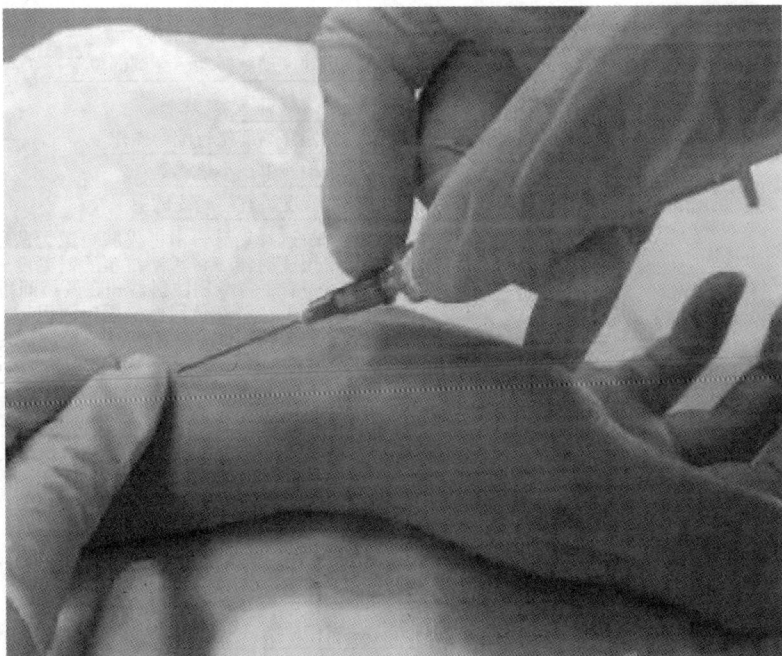

图 12-12　持针手法及进针角度

5. 拔针处置 采集 1.5～2 mL 血液,迅速拔出针头,立即刺入软塞隔绝空气,用手轻轻搓动注射器使血液与抗凝剂混匀,避免凝血,并用无菌纱块按压穿刺点 5～10 min。

6. 整理 协助患者取舒适卧位,用物分类处置,洗手,再次查对、记录并及时送检。

四、护理评价

(1) 护患沟通良好,患者愿意配合并有安全感。

(2) 在化验申请单上注明采血时间、体温、氧疗方法、氧疗浓度和氧疗使用时间。

五、护理要点及注意事项

(1) 严格遵守无菌操作原则,以防感染。

(2) 准确判断穿刺点——搏动最明显处,避免反复多次穿刺。

(3) 注射器与针头连接应紧密,注射器内不可留有空气,标本应无凝固,严格隔绝空气,以免影响检验结果。

思政园地

"一针见血"的背后,是不为人知的努力

护士小罗和小张,刚参加工作那年,轮转到附属医院的重症监护室。而重症监护室里的患者病情都很危重,学会动脉采血是进入 ICU 的第一关。为了提高操作水平,也为了能更快掌握采血技术,两人除了在模拟人手上练习外,还互做"模特",进行实践操作"动脉采血技术",亲身体验患者的感受,练成了精湛的技术。正因为有这种精益求精的态度,当新型冠状病毒感染疫情来临时,小罗和小张都积极地加入了抗疫大军,她们说:"在给患者抽血时,为了减轻患者的痛苦,做到一针见血,操作时蹲下,即使戴着护目镜和三层手套,也尽可能靠近患者的手臂,屏住呼吸,减少哈气带来的护目镜起雾,勒紧手套,用食指反复感觉轻微的变化,确认,再确认,再下针穿刺! 在实践操作中,我们需要认真细致地进行每一个步骤,保证结果的准确性和可靠性。"她们这种严谨的科学态度不仅是正确采集标本的必要条件,也是作为护理专业人才应该具备的基本素质。

任务小结

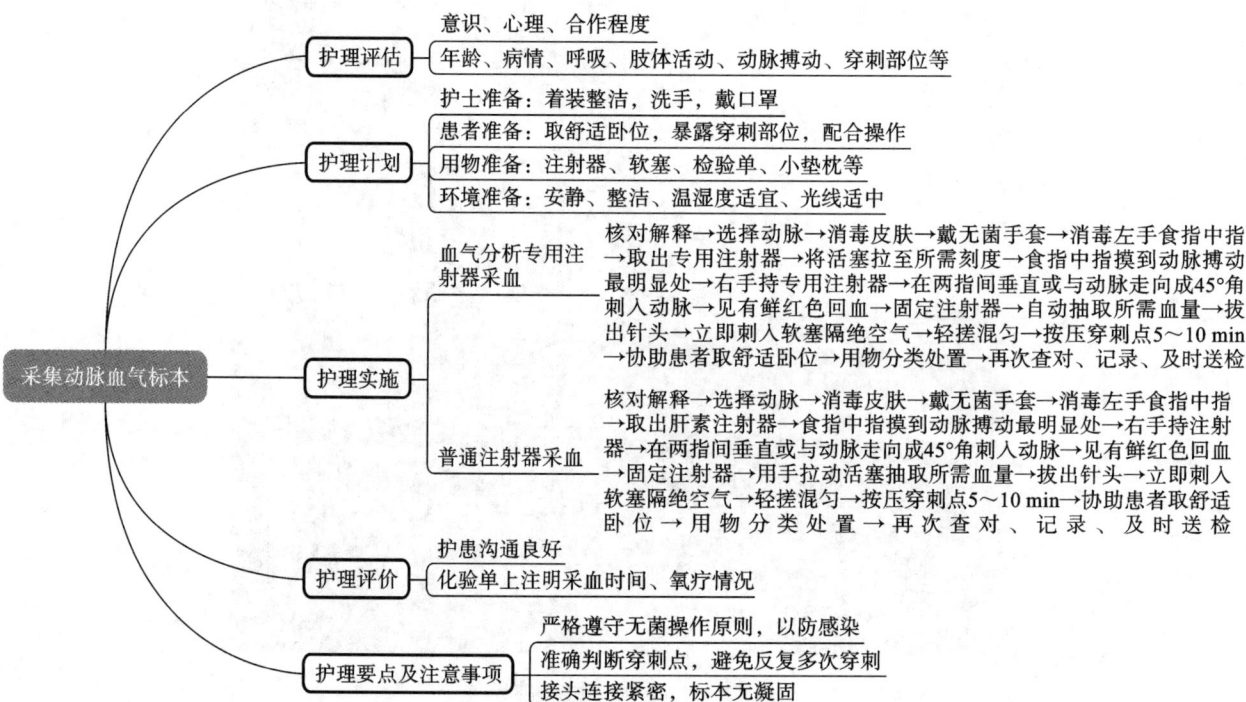

任务检测

在线答题

任务六 动、静脉穿刺置管术

学习要点

- **重点**：动、静脉穿刺置管术的护理要点及注意事项。
- **难点**：动、静脉穿刺置管术的操作方法。

任务导入

张先生，男，50岁，因活动后气短2年入院。入院后诊断为风湿性心脏病，二尖瓣重度狭窄，需行二尖瓣置换术。术前进行循环监测，需行桡动脉穿刺，监测其动脉血氧情况。

请思考：

1. 动脉穿刺置管术有哪些禁忌证？
2. 动脉穿刺置管术的护理要点有哪些？

一、动脉穿刺置管术

动脉穿刺置管术是指经四肢大动脉行穿刺采取动脉血或注入药物以达到诊断或治疗的目的的一种临床常用术式，是危重症治疗和监护中的一项重要技术。

（一）适应证和禁忌证

1. 适应证

（1）重度休克需要经动脉输血及输液，以迅速增加有效循环血量，改善器官灌注者。

（2）危重患者及大手术后需要有创血压监测者。

（3）需要经动脉采血进行血气分析等实验室检查者。

（4）需要进行某些特殊检查及治疗，如选择性动脉造影或经动脉注射抗肿瘤药物行区域性化疗者。

2. 禁忌证

（1）凝血功能障碍，有出血倾向者。

（2）局部存在感染、溃烂、瘢痕、皮肤疾病者。

（3）侧支循环较差者。

（二）操作方法

1. 护士准备 穿戴整齐，术前检查穿刺部位的皮肤和侧支循环情况。

2. 患者准备 了解操作的目的和相关知识并配合操作。

3. 用物准备 动脉穿刺插管包(动脉穿刺套管针、动脉导管、无菌注射器、洞巾及纱布)、无菌手套、消毒用品、麻醉药物等。

4. 操作步骤

(1) 选择穿刺部位。动脉穿刺置管部位首选左手桡动脉,其次为股动脉、足背动脉、肱动脉等。①桡动脉穿刺点:位于手掌横纹上方1～2 cm的动脉搏动处。②肱动脉穿刺点:位于肘关节横纹上方的动脉搏动处。③股动脉穿刺点:位于腹股沟韧带中点下方1～2 cm的动脉搏动处。

(2) 桡动脉侧支循环试验(Allen试验):Allen试验阳性者,不宜选用桡动脉。

(3) 术者戴无菌手套,铺洞巾,常规消毒、麻醉穿刺点局部皮肤。

(4) 术者持动脉穿刺套管针,在动脉搏动最明显处,将穿刺针与皮肤成15°～30°角向近心方向刺入皮下及动脉,拔出针芯后可见动脉血喷出,而后根据需要接动脉血压监测或加压输血等装置。如拔出针芯后无血液流出,可缓慢将外套管后退,直至有血液流出,若仍无,需重新穿刺。

(5) 操作完毕拔针后,无菌纱布压迫穿刺点5 min以上,以防出血,如压迫后仍有较多出血,需加压包扎。

知识链接

> Allen试验:清醒患者可嘱其握拳,同时压迫桡、尺动脉,嘱患者反复用力握拳并张开手指5～7次至手掌变白,松开对尺动脉的压迫,继续压迫桡动脉观察手掌颜色变化。正常人手掌转红时间为5～7 s,平均为6 s,小于7 s属于Allen试验阴性,表示循环良好;大于7 s属于Allen试验阳性,不宜选择桡动脉穿刺。

(三) 护理要点及注意事项

(1) 严格遵守无菌操作原则,避免感染。

(2) 严密监测患者的生命体征,及时处理。

(3) 嘱咐患者穿刺部位勿过度弯曲,避免剧烈运动,防止导管滑出。

(4) 置管时间原则上不超过4天,有渗血或污染时要及时更换,以防导管相关感染。

(5) 保持留置导管的清洁、通畅,避免局部形成血栓及堵塞。

(6) 保证液体持续滴注及定期肝素生理盐水冲洗,避免局部形成血栓和远端栓塞。

二、静脉穿刺置管术

常用的静脉置管技术包括:①静脉套管针置管术;②外周中心静脉导管(PICC)置管术;③中心静脉(股静脉、颈内静脉和锁骨下静脉等)穿刺置管术。中心静脉穿刺置管术是抢救危重症患者的一条重要生命线。

(一) 适应证和禁忌证

1. 适应证

(1) 外周静脉穿刺困难,需建立静脉通道者。

(2) 急救时需快速补液、输血、给药和监测中心静脉压、肺动脉压或心排血量者。

(3) 穿刺法行导管检查术者。

(4) 进行肠外营养、血液净化者。

(5) 安装心脏起搏器者。

2. 禁忌证

(1) 有出血倾向及凝血功能障碍者。

(2) 穿刺部位局部感染者。

(3) 需穿刺的静脉通道上存在损伤或梗死者。

(4) 极度躁动不安、不能合作者。

（二）操作方法

1. 护士准备 穿戴整齐，术前检查穿刺部位皮肤的情况。

2. 患者准备 了解操作的目的和相关知识并配合操作。

3. 用物准备 中心静脉置管包、碘伏消毒液、生理盐水、无菌敷料、5 mL 无菌注射器及针头、麻醉药物、无菌手套等。

4. 操作步骤

（1）锁骨下静脉穿刺置管术（图 12-13）。

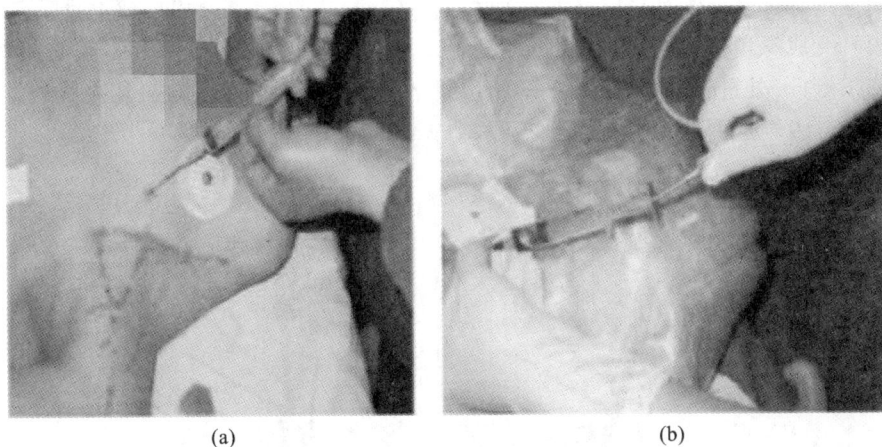

(a)	(b)

图 12-13 锁骨下静脉穿刺置管术

①体位：患者肩背下垫小枕，取头低肩高仰卧位，头偏向穿刺对侧，减少锁骨下静脉与颈内静脉的夹角，使静脉充盈，导管更易送入。

②刺点：首选右锁骨下静脉，以防损伤胸导管。可经锁骨上和锁骨下静脉穿刺。

a. 锁骨上静脉穿刺点（图 12-14）：取胸锁乳突肌外侧缘和锁骨上缘所形成的夹角平分线上距顶点 0.5～1 cm 处，沿锁骨上缘，指向胸锁关节进针，一般进针 1.5～2 cm 可进入静脉。

b. 锁骨下静脉穿刺点（图 12-15）：取锁骨内、中 1/3 交界处，以锁骨下缘为穿刺点，针尖向内，向同侧胸锁关节后上缘进针，针身与胸壁成 15°～30°角，一般刺入 2～4 cm 可入静脉。

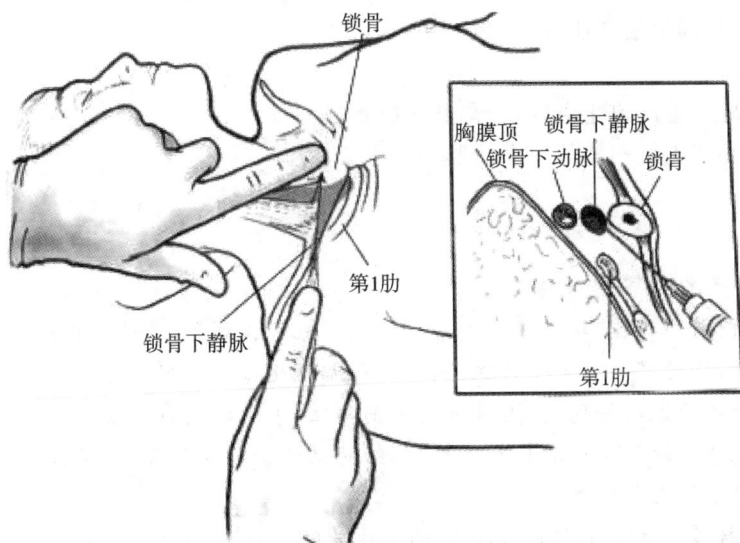

图 12-14 锁骨上静脉穿刺点

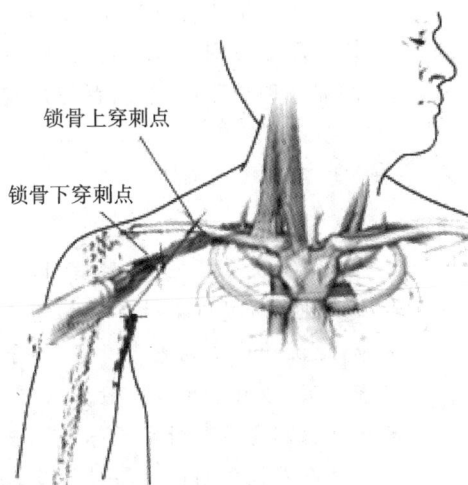

图 12-15 锁骨下静脉穿刺点

③穿刺：检查中心静脉导管是否完好，用生理盐水冲洗，排气备用。常规消毒皮肤，铺洞巾。局部浸润麻醉后，用注射器抽生理盐水 3 mL，连接穿刺针，进针入皮下后推注少量生理盐水，将可能堵塞于针内的皮屑推出，然后边缓慢进针边抽吸，至有落空感并吸出暗红色血液，提示已入静脉。

④置管:有两种方法。一是外套管针直接穿刺法:进入静脉后向前推进3~5 cm,再撤出针芯,将注射器接在外套管上,回抽静脉血时缓慢地旋转套管向前进入。二是钢丝导入法:回血时,左手固定穿刺针,右手取导引钢丝,自穿刺针尾插入导引钢丝,拔出穿刺针,取备好的静脉导管在导引钢丝引导下插入静脉。导管插入深度一般不超过15 cm。注意动作轻柔,以防损伤血管。取出导引钢丝后,缝合2针固定导管,无菌敷料包扎。

(2)颈内静脉穿刺置管术。

①体位:取去枕仰卧位,头偏向穿刺对侧。

②穿刺点:一般选右侧颈内静脉。根据穿刺点与胸锁乳突肌的关系分为三种进路。a.前路:以胸锁乳突肌前缘中点(距中线约3 cm)或稍向上位置为穿刺点。b.中路:以胸锁乳突肌的锁骨头、胸骨头和锁骨组成的三角形(称胸锁乳突肌三角)的顶点为穿刺点。肥胖或小儿因胸锁乳突肌不清楚,可选择在锁骨内侧端上缘小切迹上方1~1.5 cm处进针,一般进针2~3 cm即入静脉。c.后路:以胸锁乳突肌外缘中、下1/3交界处为穿刺点,针尖勿向内侧过深刺入,以防损伤颈总动脉(图12-16)。

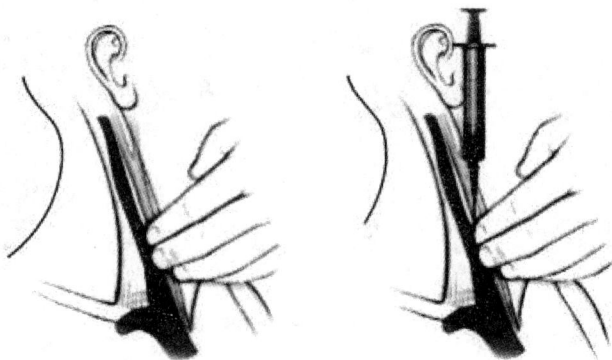

图12-16 颈内静脉穿刺点

(三)护理要点及注意事项

(1)导管固定妥善,防止脱出,严密观察插管局部有无渗血、渗液。

(2)防止穿刺部位感染:定期更换置管穿刺点覆盖的敷料,无菌纱布至少2天更换1次,无菌透明敷料至少1周更换1次,敷料若出现潮湿、松动或可见污染时应当及时更换。

(3)保持导管通畅:每天用生理盐水或者肝素生理盐水冲洗导管,防止受压、扭曲和堵塞。

(4)导管留置时间,一般是2~4周,拔管后局部应加压3~5 min。

(5)中心静脉推注药物速度宜慢,以防发生心律失常。

(6)切勿反复穿刺,以防损伤血管;穿刺后妥善压迫止血,防止局部血栓形成。

(7)加强心理护理:给予患者精神鼓励、心理支持和生活的全面照顾。

思政园地

技术精湛,护佑生命

在医院的手术室中,麻醉科赵医生被同事称作"动脉穿刺圣手"。某日,医院接收了一位患有急性心肌梗死并发心源性休克的老年患者,随时可能发生心搏骤停,每一秒都生死攸关。赵医生临危受命,他沉稳地走到患者身旁,双手如精密的仪器般稳定,迅速确定穿刺部位,手中的软针在他指尖轻颤几下,似有了生命一般。仅仅用了18 s,软针便精准刺入动脉,鲜红的动脉血涌入导管,为后续的体外循环支持和紧急冠脉介入手术搭建起生命的桥梁。

这令人惊叹的速度与精准度,源自赵医生多年扎根临床的磨砺。他不放过任何一次学习交流的机会,反复研究不同患者的血管特性,将经验汇聚成手中这最可靠的"绝技"。面对患者家属的感激,赵医生总是微笑着说:"这是我该做的,能帮患者挺过难关,所有努力都值得。"他以非凡的技术、暖心的关怀,在医院树起一面守护生命的旗帜,让"技术精湛,护佑生命"成为科室闪亮的招牌。

任务小结

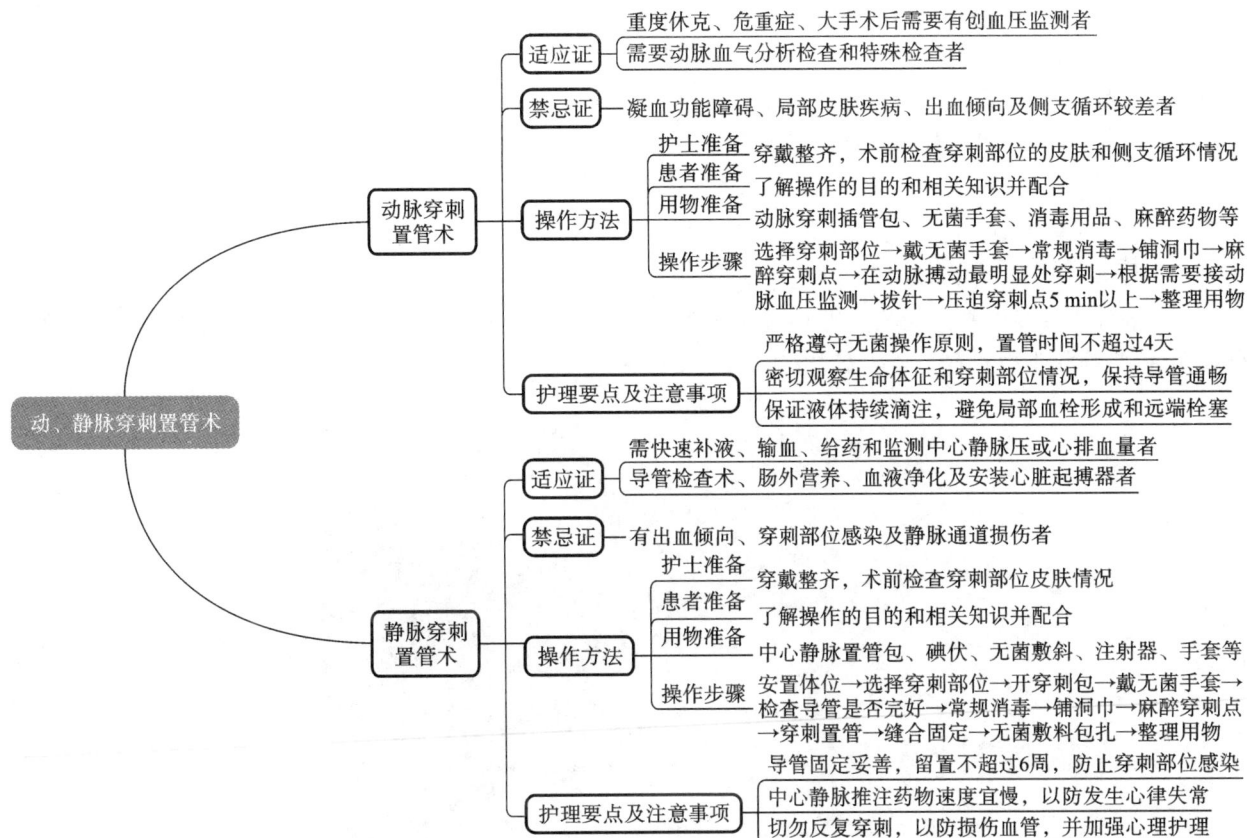

任务检测

在线答题

任务七 中心静脉压的监测及输液泵的使用

学习要点

- **重点**: 中心静脉压的监测技术及输液泵的使用方法。
- **难点**: 中心静脉压的数据分析。

王先生,男,58岁,因"突发胸闷气喘9天"以"主动脉瓣膜重度反流"收入院。入院后完善相关检查,在全麻体外循环下行主动脉瓣置换术,手术顺利。术后医嘱:监测中心静脉压。

请思考:

1. 怎样正确监测中心静脉压?

2. 在监测中心静脉压的过程中有哪些注意事项?

一、中心静脉压的监测

中心静脉压(CVP)是指胸腔内的上、下腔静脉或右心房内的压力。CVP的监测主要反映右心室前负荷和血容量,与静脉张力和右心功能有关。但不能反映左心功能(图12-17)。

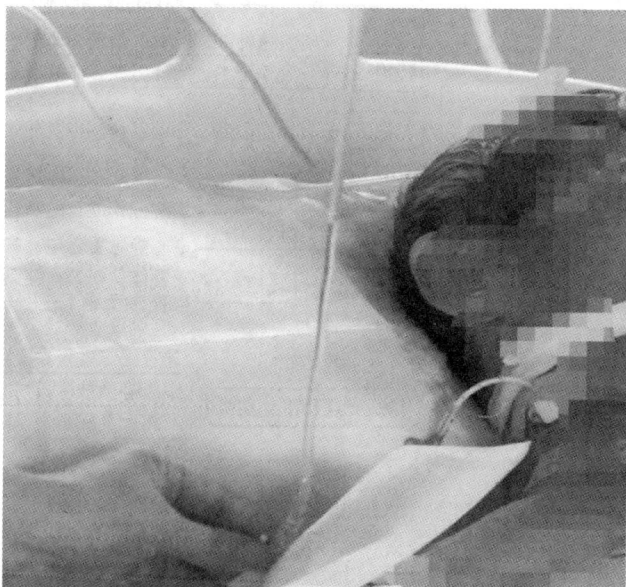

图 12-17　中心静脉压监测

1. 适应证

(1) 严重创伤、休克、急性循环衰竭、急性肾衰竭等危重患者。

(2) 需大量输液、输血或需肠外营养者。

(3) 需经静脉输入高渗溶液或强酸、强碱类药物者。

(4) 右心功能不全者。

(5) 各种大、中型手术,尤其是心血管、颅脑和胸部大而复杂的手术者。

2. CVP 的正常值及其临床意义　CVP 的正常值为 $5\sim10$ cmH$_2$O。当 CVP<5 cmH$_2$O 时,表示血容量不足;CVP>15 cmH$_2$O 时,提示心功能不全、静脉血管床过度收缩或肺循环阻力增高;若 CVP>20 cmH$_2$O 时,则表示存在充血性心力衰竭。通常要求连续测定,动态观察其变化趋势以准确反映右心前负荷的情况。

3. 操作方法

(1) 经锁骨下静脉或右颈内静脉穿刺插管至上腔静脉或右心房,或者经股静脉插管至下腔静脉。

(2) 连接测压装置,并用生理盐水排气后固定于床旁。

(3) 归零:换能器与患者的右心房(第4肋间腋中线)在同一水平面,转动三通,关闭换能器患者端,打开通大气端,使用心电监护仪上"调零"键自动归零。

（4）关闭换能器大气端，打开患者端，读取数值并记录。

　　CVP的数值是反映右心功能的间接指标，通过掌握CVP与补液的关系，对了解循环血量和右心功能具有十分重要的临床意义。CVP与补液的关系见表12-1。

表 12-1　CVP 与补液的关系

CVP	BP	原　因	处 理 原 则
低	低	血容量严重不足	加快输液的速度
低	正常	血容量不足	适当补液
高	低	心功能不全/血容量过多	减慢输液，强心、纠酸
高	正常	容量血管过度收缩	舒张血管
正常	低	心功能不全/血容量不足	补液试验*

注：补液试验是指在5～10 min快速输入晶体液250 mL，根据CVP和血压的变化来判断患者的血容量状态和心功能情况。

4. 护理要点及注意事项

（1）严格执行无菌操作技术，每日消毒穿刺部位，更换敷料、输液系统及测压管道。穿刺点若有发红、分泌物等炎症表现，及时报告医生并记录。

（2）测量时，确保零点与右心房中点（第4肋间腋中线）在同一水平面上。

（3）观察各管道有无扭曲、脱落，有无连接不紧密、松脱、进气、回血等情况，发现问题及时处理，确保输液管道通畅。

（4）应用呼吸机治疗患者，进行CVP监测时暂停呼吸机使用。

（5）咳嗽、吸痰、呕吐、躁动和抽搐等均会影响CVP的数值，应在安静后10～15 min监测。

（6）确保静脉内导管和测压管道系统内无凝血，密切观察，做好记录。

二、输液泵的使用

输液泵是一种输液控速装置，通过作用于输液导管达到控制输液速度的目的，常用于需要严格控制输液量和药量的情况。除了能减轻护士的劳动强度，更重要的是保证了输液或注射用药的准确性和安全性。按其工作特点不同，输液泵可分为蠕动控制式输液泵、定容控制式输液泵和针筒微量注射式输液泵三类。前两者针对输液瓶或输液袋，又称为容积输液泵（图12-18），后者针对注射器，又称为微量注射泵（图12-19）。

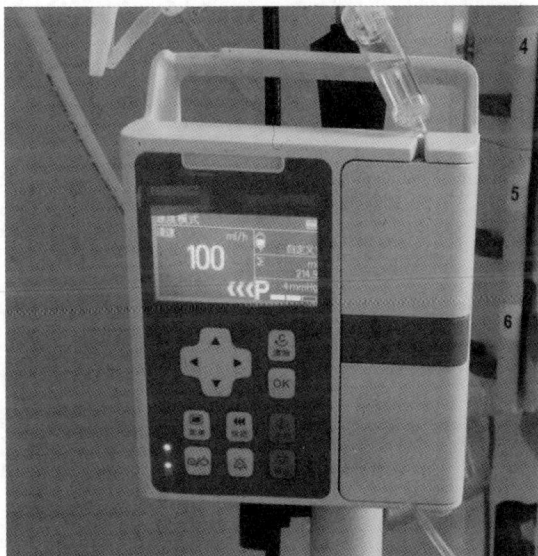

图 12-18　容积输液泵

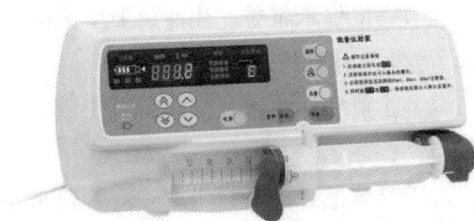

图 12-19　微量注射泵

（一）容积输液泵的使用

1. 护士准备　衣帽整齐,洗手、戴口罩。

2. 患者准备　了解操作的目的和相关知识并配合操作。

3. 用物准备　手消毒液、巡视卡、注射卡、输液泵、输液器,根据医嘱准备的药液等。

4. 操作步骤

（1）携用物至床旁,核对、解释,取得患者配合,评估注射部位的皮肤、血管情况。

（2）将输液泵固定于输液架上,接通电源,将液体挂于输液架上,排气,关紧调节器。

（3）打开输液泵电源开关,正确安装输液器。

（4）根据医嘱设定输液量、输液速度及其他需要的参数。

（5）建立静脉输液通道,打开泵入开关（"启动（START）"）键,打开调节器,按设定速度泵入。

（6）交代注意事项,整理用物,洗手。

5. 常见报警原因及处理

（1）完成报警。输液泵在工作中达到预置用量时即报警。处理方法:及时更换液体或者停止输液。

（2）阻塞报警。输液针阻塞、液体漏入皮下、输液管道有折叠、输液器和输液泵不配套。处理方法:检查整个输液通道及静脉穿刺部位,及时解决。

（3）气泡报警。输液通路中气泡进入输液泵时报警。处理方法:停止输液,打开阀门,排出空气后再按"启动（START）"键。

（4）电池欠压报警。输液泵内电池电压不足时报警。处理方法:立即接通电源,数分钟后电池电压逐步恢复,报警自动消失。

（二）微量注射泵的使用

1. 护士准备　衣帽整齐,洗手,戴口罩。

2. 患者准备　了解操作的目的和相关知识并配合操作。

3. 用物准备　微量注射泵、特制注射器和延长管、常规静脉注射所需用物等。

4. 操作步骤

（1）携用物至床旁,核对、解释,取得患者配合,评估注射部位的皮肤、血管情况。

（2）将微量注射泵固定于输液架上,接通电源,打开开关。

（3）将延长管连接于注射器上,排尽针筒及延长管内的空气。

（4）将特制注射器安装于注射泵卡槽内。

（5）根据医嘱设定输液量、泵入速度及其他需要的参数。

（6）先按"启动（START）"键,再按"快进（FAST）"键,待头皮针尖出水后按"关机（STOP）"键,将延长管直接与患者静脉输液通道连接。

（7）检查输液器管道,按"启动（START）"键开始输注。

（8）再次查对,填写输液记录单,挂于输液架上。

（9）交代注意事项,整理用物,洗手。

5. 常见报警原因及处理

（1）残留提示报警。当注射器中液体仅剩 1.5 mL 左右时泵上残留提示灯亮,并同时发出间断报警声。处理方法:及时更换液体或停止输液。

（2）注射完毕报警。当注射器中液体注射完毕时,注射完毕报警指示灯亮,并发出连续报警声。处理方法同上。

（3）阻塞报警。当针头或输液管路阻塞,输液泵发出间断声、光报警。处理方法:及时正确判断原因并排除阻塞原因,保持管道通畅。

（4）电源线脱落报警。电源线在搬运或者移动过程中脱落。处理方法:及时连接电源线。

（5）电池欠压报警：输液泵内电池电压不足时报警。处理方法：及时连接电源线。

（三）护理要点及注意事项

（1）操作者受过培训，熟悉操作流程、参数设置和报警界限的设定以及故障的排除。

（2）使用前检查各部分的功能及报警系统，根据需要设定参数和报警界限等。

（3）严格执行床旁双人查对。

（4）使用后，用消毒液擦拭输液泵和微量注射泵，并检查其性能，妥善存放备用。

思政园地

　　科室刚接收了一位病情严重的患者，需要使用微量注射泵进头行药物治疗。这个任务交给了小李来负责。小李深知微量注射泵的重要性，因为它直接关系到患者的治疗效果和生命安全。于是，她提前认真学习了微量注射泵的操作方法，并反复练习，确保自己能够熟练掌握。在操作过程中，小李始终保持专注和耐心，时刻关注着患者的反应和注射泵的工作状态。然而，就在某一天，某患者输液进行到一半的时候，注射泵突然出现了报警，小李按照所学知识检查排除各种报警原因后，发现注射泵出现故障，立即关闭注射泵，及时更换另一台注射泵。并报告医生及设备维修人员，避免对患者治疗产生影响，得到了科室领导的赞扬。

　　你对此事有什么启发？

任务小结

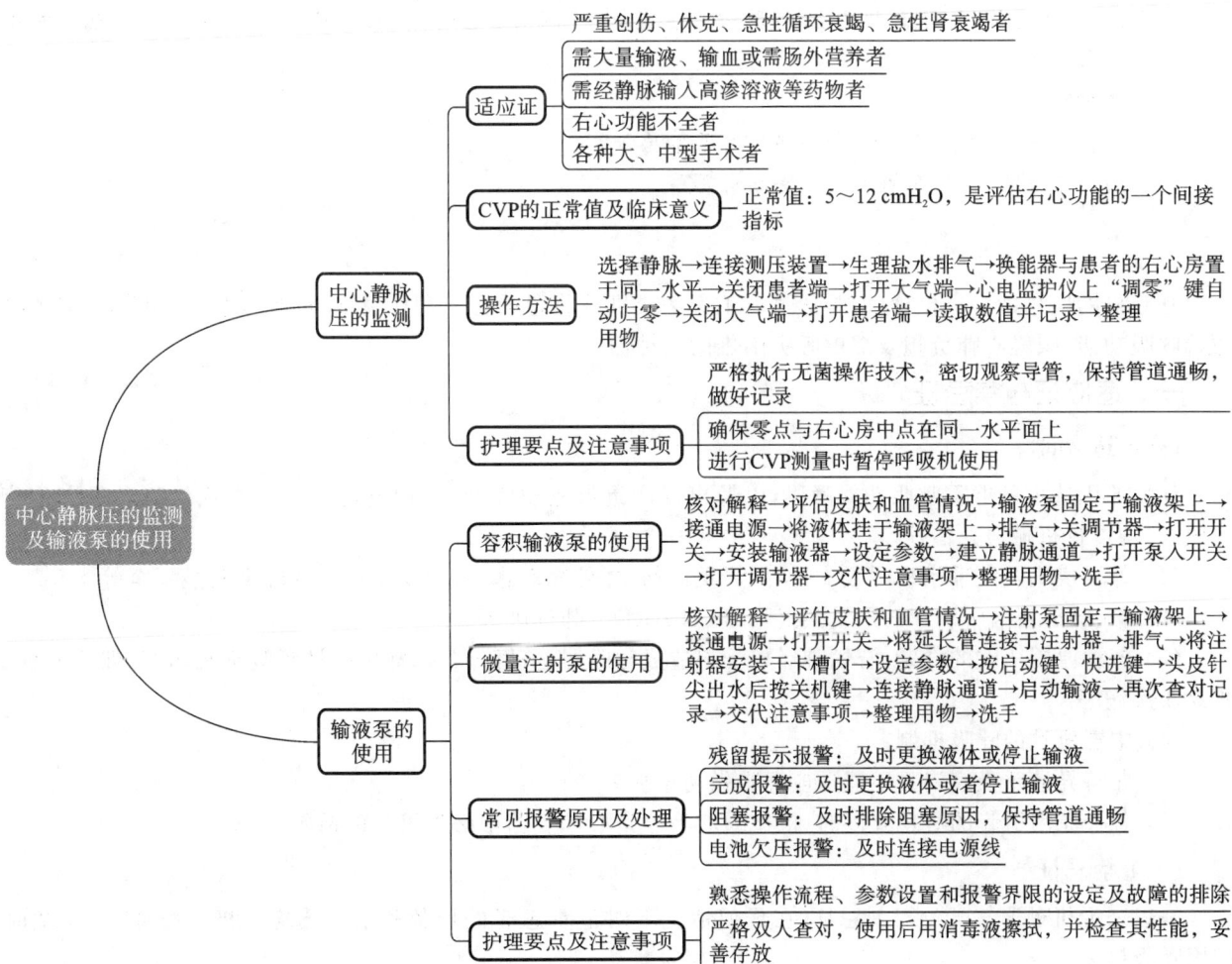

⟶ 任务检测

在线答题

任务八　呼吸机的临床应用

学习要点

- **重点**：机械通气的常用模式及呼吸机的使用方法。
- **难点**：呼吸机的操作方法。

任务导入

患者，女，52岁。因外伤后进行性呼吸困难4天，病情加重入院治疗。入院体检：T 37.8 ℃，R 115次/分，P 32次/分，BP 115/75 mmHg，PaO_2 56 mmHg，$PaCO_2$ 55 mmHg，pH 7.5，意识清楚，呼吸急促，口唇发绀，颈静脉充盈，两肺呼吸音减低，可闻及粗湿啰音，未闻及病理性杂音。医嘱予呼吸机辅助呼吸。

请思考：

1. 呼吸机的应用指征有哪些？有无禁忌证？
2. 应用呼吸机期间的护理要点有哪些？

呼吸机的应用即为机械通气，是通过人工方法或机械装置的通气替代、控制或辅助患者的呼吸，以达到改善呼吸功能、减轻心肺负担及缓解呼吸困难的一种治疗手段。

一、适应证与禁忌证

（一）适应证

任何原因造成的严重呼吸功能障碍，以及出现严重低氧血症或二氧化碳潴留，经常规给氧和保守治疗无效者，均可行机械通气治疗。

（1）外科疾病及大手术后呼吸支持，如严重创伤、体外循环术后、大出血引发的呼吸功能不全等。

（2）胸、肺部疾病所引起的严重换气障碍，如 ARDS、肺气肿等。

（3）各种原因所致的脊髓、脊髓神经根受损造成呼吸肌运动障碍者，如中枢性呼吸衰竭、神经肌肉疾病、骨骼肌疾病等。

（4）中毒所致的呼吸抑制。

（5）非特异性呼吸衰竭且不能适应呼吸做功增加者。

（6）各种原因引起的心搏骤停时，机械通气治疗是心肺复苏中必不可少的措施之一。

（二）禁忌证

一般来说机械通气无绝对禁忌证，在任何情况下对危重患者的抢救和治疗均应积极治疗原发病，适时应用呼吸机。

（1）血容量未补足前的低血容量性休克者。

（2）严重肺大疱和未经引流的气胸者。

（3）未经减压或引流的气胸,及大量胸腔积液的患者。

（4）中等量以上活动性咯血者。

（5）支气管胸膜瘘、气管食管瘘者。

（6）心肌梗死或严重的冠状动脉供血不足者。

二、机械通气的模式

常用的几种呼吸机工作模式如下。

1. 机械控制通气模式（CMV） 又称指令通气,是以呼吸机预设频率定时触发,并输送预定潮气量（或压力）,即呼吸机完全代替患者的自主呼吸,包括控制呼吸频率、潮气量、呼吸比和吸气流速。适用于呼吸停止、严重呼吸功能低下的患者。

2. 机械辅助通气模式（AMV） 在患者自主呼吸的基础上,依靠气道内压的降低或流量的改变来触发,触发后按预设潮气量（或压力）、频率、吸气和呼气时间等将不足部分气体传送给患者。

3. 辅助-控制通气模式（A-CV） 把控制通气与辅助通气结合的一种互补模式。可以在患者有呼吸时帮助患者呼吸,在患者没有呼吸时替代呼吸。它预定一个可保证机体需要的通气量和最低频率,该频率起储备作用,如果患者呼吸频率大于或等于该频率则控制部分不工作,此时相当于辅助通气;反之,辅助通气则转为控制通气,以预先设定频率通气,提高了安全性,有利于患者自主呼吸的恢复。

4. 同步间歇指令通气模式（SIMV） 一种容量控制通气和自主呼吸相结合的通气模式,两种通气共同构成每分通气量。SIMV 一般用于撤机前的过渡准备,主要优点是能减少患者自主呼吸与呼吸机对抗,降低撤机困难。

5. 持续气道正压（CPAP） 在自主呼吸条件下,患者有稳定的呼吸驱动力和适当潮气量,在整个呼吸周期内人为保持一定程度的气道内正压,从而有利于防止气道萎陷,增加功能残气量,改善肺顺应性,并提高氧合作用。适用于阻塞性通气功能障碍的患者,通过给予一定水平的气道内正压来帮助患者呼吸。

6. 呼气末正压通气（PEEP） 呼气末气道及肺泡内压保持高于大气压水平,使功能残气量增加,防止呼气末时小气道或肺泡闭陷,并可减少间质水肿。此模式必须配合其他呼吸模式共同使用,主要用于各种低氧血症性呼吸衰竭（如 ARDS）、肺不张等。

三、操作方法

（一）操作前准备

1. 护士准备

（1）了解患者的年龄、病情、意识状态及发病相关因素。

（2）了解患者有无建立人工呼吸道及其方式。

2. 患者准备 了解呼吸机的使用目的和注意事项并配合。

3. 用物准备 呼吸机、呼吸机管路、管路支架、湿化器、滤纸、无菌蒸馏水、模拟肺、氧气连接管、压缩器连接管、电源转换器、听诊器、无菌手套、消毒手液、记录单等。

4. 环境准备 安静整洁,温湿度适宜,光线适中。

（二）操作步骤

1. 核对解释 核对患者和医嘱,向患者解释呼吸机的使用目的,取得合作。

2. 安装管路 安装湿化器、滤纸,连接呼吸机管道各部件,连接模拟肺;连接电源、氧源、压缩空气,确保气源压力在规定范围。

3. 开机自检 开启呼吸机主机开关及显示器开关,按检测程序进行自检,检查呼吸机是否漏气。

4. 气道湿化 向湿化器内加无菌蒸馏水至刻度,温度调至 $34\sim36$ ℃。

5. 设置参数 遵医嘱调节呼吸机参数（详见表 12-2）,设定通气模式、潮气量、呼吸频率、吸入氧浓度、触发灵敏度、报警上下限等。

表 12-2　呼吸机各种参数及报警参数设定

项　目	数　值	报警设定	数　值
呼吸频率(RR)	成人 12~20 次/分 儿童 20~40 次/分	吸气压力下限	0~30 cmH$_2$O
潮气量(V$_T$)	成人 8~12 mL/kg 儿童 5~6 mL/kg	呼吸频率上限	40 次/分
吸呼比值(I∶E)	1∶(1.5~2)	呼吸频率下限	3~4 次/分
每分通气量(MV)	成人 90~100 mL/kg 儿童 100~120 mL/kg	每分通气量上限	成人 16 升/分 儿童 8 升/分
气道压力	成人 12~20 cmH$_2$O 儿童 8~12 cmH$_2$O	每分通气量下限	2 升/分
吸入氧浓度(FiO$_2$)	根据氧分压调节， 长时间通气<60%	同步触发灵敏度	-4~-2 cmH$_2$O

6. 连接气道　检查患者人工气道情况,取下模拟肺,将管道与患者相连。

7. 观察记录　密切观察患者的生命体征、血氧饱和度、呼吸同步情况,听诊两肺呼吸音,检查通气效果;依据血气分析结果调整有关参数并记录。

8. 健康指导　向患者及其家属告知呼吸机使用期间的要求和注意事项。

9. 停用呼吸机

(1)遵医嘱检查患者是否符合脱机指征,并做好解释和指导工作。

(2)准备好合适的给氧装置,充分吸痰,妥善处理患者气道,撤去呼吸机,调至待机状态。

(3)观察患者病情,确认病情平稳后停用呼吸机。先关湿化器开关、呼吸机显示器和主机开关,再关空压机和关氧气,最后切断电源,安置患者并记录。

10. 终末处理　确认患者不再需要使用呼吸机后,消毒呼吸机管路;将管道和湿化罐浸泡于消毒液中;消毒完毕,及时捞出,用无菌蒸馏水冲洗干净后晾干,安装好备用。

(三) 护理要点

1. 观察记录　密切观察患者的胸部活动、呼吸音的强弱、呼吸频率与呼吸比、潮气量及每分通气量,观察病情变化,如意识、皮肤颜色、心率及心律、血氧饱和度、血压和尿量的变化,发现异常及时处理。定时做血气分析,及时调整潮气量、呼吸频率、呼吸比、每分通气量等,并做好记录。

2. 巡查　注意呼吸机的运转情况,检查螺纹管是否有积水、漏气、脱落,患者是否有积痰,及时处理。

3. 基础护理　口腔护理每日 2~3 次,会阴护理每日 2 次,给予高能量饮食,吞咽困难者给予鼻饲流质饮食。按时翻身拍背,及时吸痰,加强被动运动和主动运动,积极开展康复锻炼。

4. 心理护理　患者由于人工气道的建立失去了正常的发音功能,容易产生心理障碍,护士应加强人性化和个性化护理。

5. 防止并发症　如发现呼吸机相关性肺炎、气胸及皮下气肿、低氧血症、肺萎陷等情况时,应及时报告医生,及时处理。

知识链接

呼吸机报警常见情形

1. 高压报警　患者气道分泌物过多、管路打折、积水过多等;患者刺激性咳嗽或出现新的合并症,比如气管痉挛、肺炎、肺水肿、肺不张、张力性气胸等,这都可能导致气道高压报警。处理方法:密切观察病情变化,检查患者的呼吸是否同步,吸痰,调整呼吸机的机械臂长度;清除管路积水,检查管路,解除管路打折原因。

2. 低压报警　气囊漏气、充气不足;呼吸机管路破裂、断开或接头连接不紧造成漏气。处理方法:给气囊重新充气;气囊破裂者给予更换气管内套管;仔细检查管路,将各接头接紧;如发生管路破裂,更换新管路。

四、注意事项

（1）患者床旁应备有简易呼吸器、吸引器、吸氧装置，并且性能良好。

（2）严密监测生命体征的变化，加强气道管理，注意呼吸改善的指征。

（3）保持呼吸道通畅，及时清理分泌物。遵医嘱定时做血气分析，防止并发症的发生。

思政园地

戴着呼吸机的医生守护戴着呼吸机的患者

小伟被送来医院急诊科时，已经处于昏迷休克状态，经检查，全身脏器衰竭，处于弥散性血管内凝血（DIC），必须进行气管插管，使用呼吸机。没有了自主呼吸，靠呼吸机、升压药来维持生命体征的小伟，被推入了ICU。

小伟大概不知道，在他危难时刻，随时要调整呼吸机参数，随时要调整治疗方案，随时要完善相关检查，而那个昼夜不分守在他床旁的，就是ICU的陈主任。挑战与坚守持续了三天，小伟的生命体征趋于平稳。这段时间，陈主任没有回家，饿了吃盒饭，困了躺在办公室，随叫随到，分秒必争。一个星期后，小伟奇迹般地睁开了眼，他一回头，却看到了床旁坐着戴着无创呼吸机的陈主任。两人一个眼中充满了疑惑，一个眼中充满了惊喜。这一幕，永远留在了ICU护士们的脑海中。

从患者濒临死亡，到治愈回归社会，这是医护人员的责任与担当。在生命面前，医护人员显得那么渺小，又那么伟大。他们创造了无数的奇迹，也制造了无数的温暖，他们从没有放弃过每一秒。这，就是医护人员的担当和作为！

（4）及时正确处理呼吸机报警，防止意外事件的发生。

（5）加强呼吸机的管理，防止气管插管或套管脱出，导致窒息；长期使用呼吸机者，应每天更换湿化液，每周更换呼吸机管道或按医院感染管理规范执行，预防感染；呼吸机上的过滤网应每天清洗，及时添加湿化罐内蒸馏水；保持集水杯在管道最低位，及时倾倒管道内的冷凝水。

➡ 任务小结

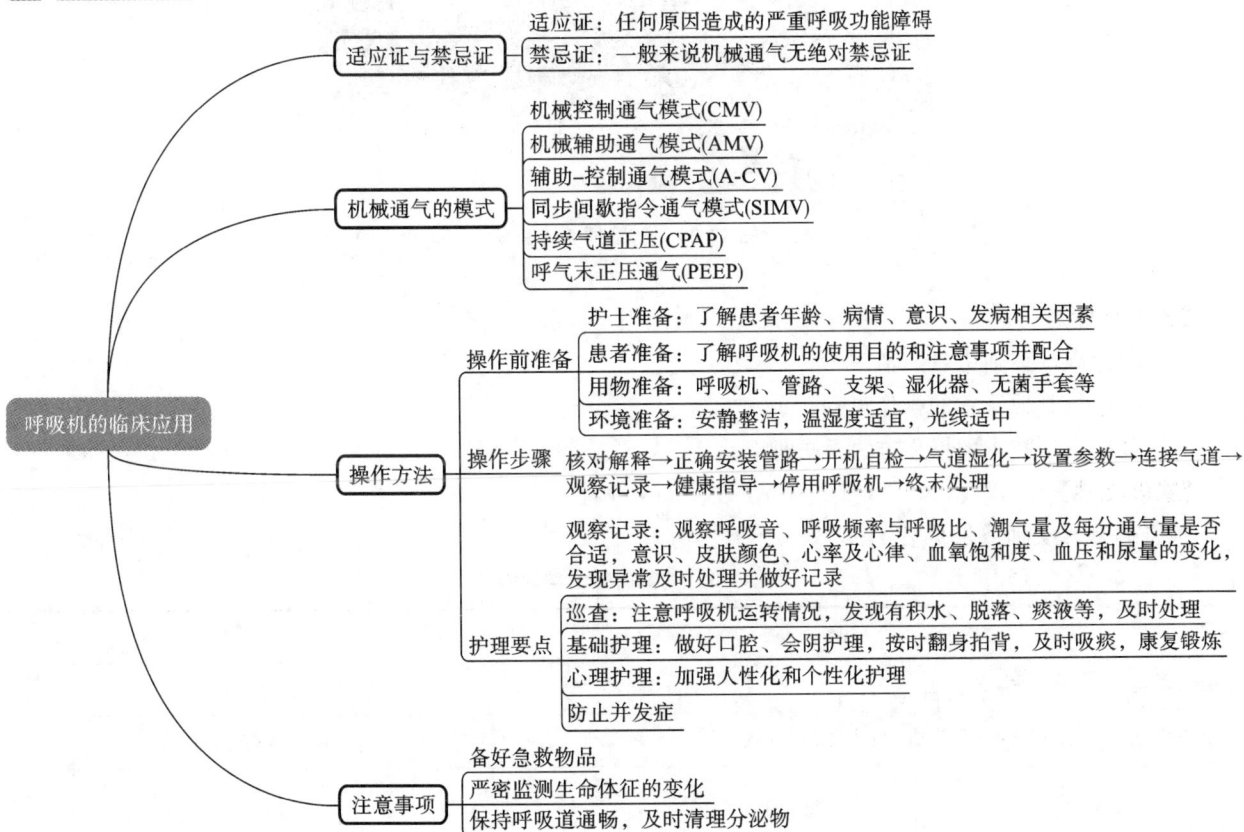

在线答题

实训 11　气管插管术

【情境案例】

　　患者,男,56 岁,因急性呼吸衰竭被送入急诊室。患者既往有慢性阻塞性肺疾病(COPD)病史,长期使用支气管舒张剂和吸入性糖皮质激素治疗。入院时,患者神志不清,呼吸浅快,口唇发绀,R 120 次/分,BP 90/60 mmHg。初步诊断为 COPD 急性加重导致呼吸衰竭。患者病情危重,需要紧急进行气管内插管术以建立人工气道、改善通气和氧合。经过与患者家属沟通并签署知情同意书后,医生决定进行气管内插管术(图 12-20)。

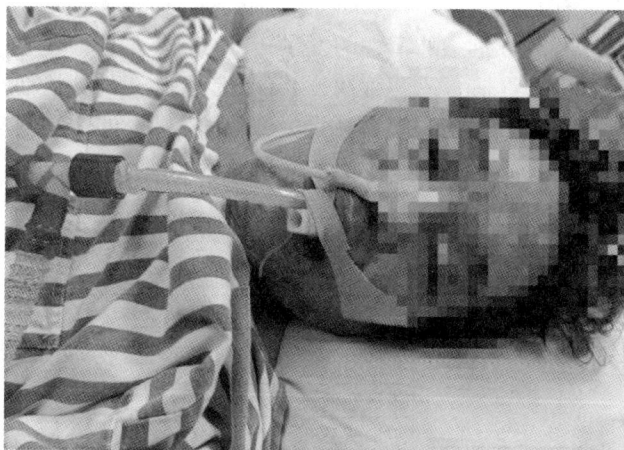

气管插管术
操作视频

图 12-20　气管插管术案例

【实训目标】

（1）学会准确评估患者病情。

（2）熟悉气管插管术的操作流程。

（3）掌握本项技术的操作方法及护理要点。

【实训条件】

气管插管术实训条件见表 12-3。

表 12-3　气管插管术实训条件

项　　目	条　　件	要　　求
操作环境	模拟病房	安静整洁
设备设施	必要时备吸痰管、吸痰器、呼吸机	仪器完好、配件齐全

项　目	条　件	要　求
用物准备	手套、气管插管模型、喉镜、气管导管、导丝、注射器、牙垫、呼吸球囊、听诊器、胶带 2 条(每条 30 cm 左右)、灭菌液状石蜡(图 12-21) 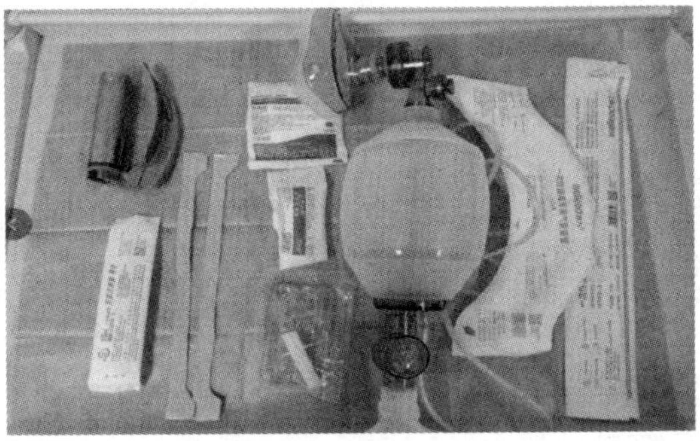 扫码看彩图 图 12-21　用物准备	气管导管、导丝、牙垫、灭菌液状石蜡在使用期内
人员准备	患者家属了解操作目的并配合;护士仪表符合职业要求,熟悉操作步骤	操作者熟悉操作流程及相关注意事项

【操作流程】

气管插管术操作流程见表 12-4。

表 12-4　气管插管术操作流程

操作步骤	项目内容	操作流程	注意事项
准备	评估	病房安静整洁、温湿度适宜,屏风遮挡	让无关人员离场
		护士着装整洁,修剪指甲,洗手	七步洗手法
		用物齐全,摆放有序,均在使用期限内。检查导管气囊是否漏气,导丝置入到气管插管(导丝顶端距导管开口 1 cm),用灭菌液状石蜡充分润滑气管导管前 1/3 段,塑形满意	喉镜、呼吸囊、吸痰器是否处于安全备用状态
		(1)和患者家属进行沟通交流,告知其患者行气管插管术的必要性和相应风险。 　(2)对患者气道进行评估,判断是否具有符合气管插管的适应证。选择气道开放的方法:经口气管插管或经鼻气管插管。判断紧急/择期气管插管	签署气管插管术操作同意书
	核对	核对患者信息,判断患者意识	
实施	吸氧	(1)插管前给予高流量吸氧 2～3 min,使患者血氧饱和度达 95% 以上,使用镇静剂。 　(2)检查口腔,清除口腔异物	如有活动义齿应取出

操作步骤	项目内容	操 作 流 程	注 意 事 项
	体位	（1）患者仰卧，用软枕使患者头位垫高 10 cm，使经口、经咽、经喉三轴线接近重叠（图 12-22）。 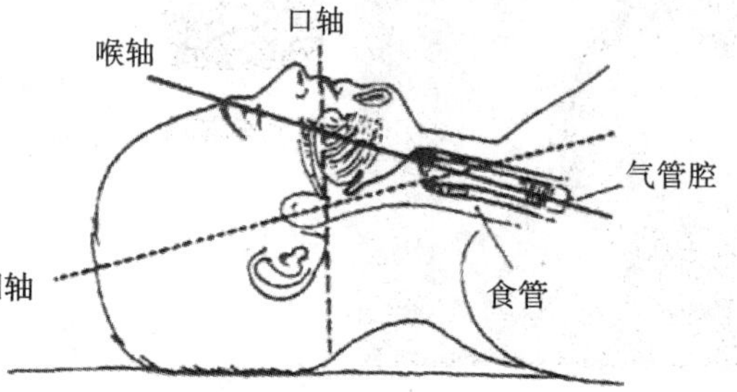 **图 12-22　三轴线** （2）术者位于患者头端，用右手推患者前额，使头部在寰枕关节处极度后伸。如未张口，应用右手推下颌并用食指拨开下唇，避免喉镜置入时下唇被卷入挤伤	
实施	置入喉镜	（1）左手持喉镜自患者右侧口角置入，将舌体挡向左侧，再把镜片移至正中，见到悬雍垂。沿舌背弧度将镜片再稍向前置入咽部，即可见到会厌。 （2）右手拇、食、中三指分开上、下唇，左手持喉镜沿口角右侧置入口腔，用镜片侧翼将舌体左推，使镜片移至正中位，然后左臂用力上提，暴露咽腔（图 12-23）。 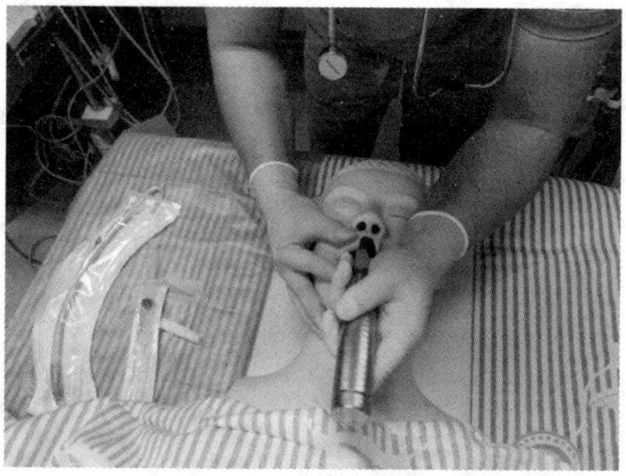 **扫码看彩图** **图 12-23　置入喉镜** （3）如用直喉镜片，将其置于会厌的喉面，挑起会厌，以显露声门；如用弯喉镜片，只需将其远端伸入舌根与会厌咽面间的会厌谷，再上提喉镜，使会厌向上翘起，紧贴镜片而显露声门	不能以牙做支点上撬，以免损伤牙齿

续表

操作步骤	项目内容	操作流程	注意事项
实施	插入导管	右手以握笔状持带导丝的气管导管从右侧弧形斜插口中,将导管前端对准声门后,轻柔地插入气管内,气囊在声门以下,拔出导管管芯(图12-24) 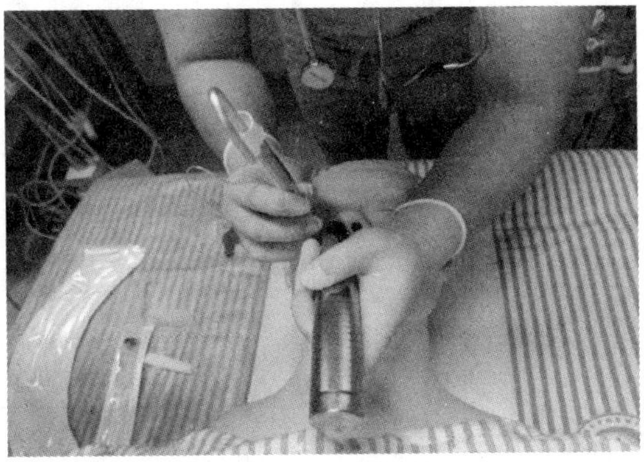 扫码看彩图 图 12-24 插入导管	成人男性插管深度距门齿 22～24 cm,成人女性插管深度距门齿 20～22 cm
	充气固定	(1)用注射器向气管导管的气囊内注气 5～10 mL,以不漏气为准。 (2)检查导管是否在气管内:①直视下导管进入声门;②压迫胸部时,导管口有气流;③人工呼吸时,可见双侧胸廓对称起伏,听诊双肺可听到清晰的肺泡呼吸音;④如用透明导管,吸气时管壁清亮,呼气时可见明显的白雾样变化;⑤患者如有自主呼吸,术者面部靠近导管外端,感觉有气流流出。 (3)确定在气管内即可置牙垫于磨牙间,退出喉镜,用胶布将气管导管和牙垫妥善固定(图12-25)。 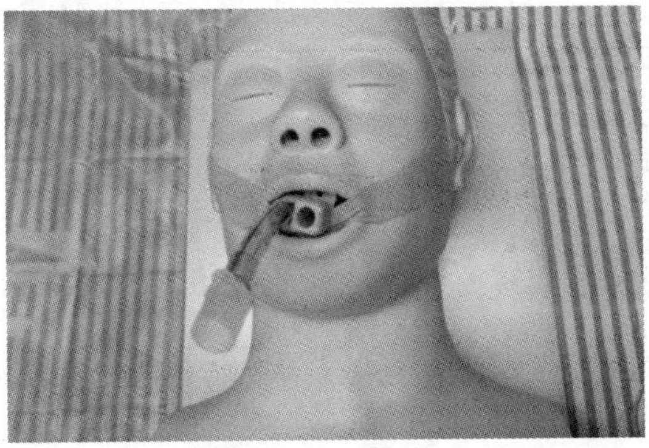 扫码看彩图 图 12-25 导管固定 (4)导管接麻醉机或呼吸器,同时听两侧呼吸音,再次确认导管插入气管内。 (5)检查确认气管插管深度	听诊 5 个部位(确定导管在气管内):左右肺尖部(左右锁骨内侧段 2～3 cm)、左右肺底部(锁骨中线上与第 6 肋相交处或腋中线的第 8 肋处)、胃部
评价	整理	护士整理用物	
		评估患者症状是否好转或改善	
		洗手、拉开屏风,终末处理	
	记录	做好详细记录,了解插管长度	

【实训评价】

学生按上述操作流程练习后,按操作评分标准(见附录J)进行自我考核、小组考核及教师考核,将实训情况填于表12-5内。

表 12-5 实训评价表

实训名称				实训时间			
操作时长		技能之星	是□ 否□	评价等级	优□ 良□ 达标□ 未达标□		
实训步骤	存在问题		学生评分 30%	小组评分 30%	教师评分 40%	综合评分	
操作前准备							
操作中实施							
操作后评价							
人文关怀							
本次实训心得体会							
备注	综合成绩满分100分,优≥90分,良80~89分,达标60~79分,未达标<60分						

实训 12 呼吸机的使用

呼吸机的临床应用视频

【情境案例】

患者,男,72岁。反复咳嗽、咳痰10余年,气促5年,再发加重并神志模糊、躁动1h入院。既往吸烟史30年。入院体检:T 38.2 ℃,P 122次/分,R 30次/分,BP 140/90 mmHg。半坐卧位,意识模糊,唇颊发绀,球结膜充血,皮肤湿润,杵状指(趾),桶状胸,双侧语颤减弱,叩诊呈过清音,肺部可闻及哮鸣音及湿啰音。心尖搏动不明显,心律尚齐,心尖部有Ⅱ级收缩期杂音。肝肋下触及2 cm,质软,脾未及。

辅助检查:血常规示 WBC 13×10^9/L,NC 92%;血气分析示 PaO_2 52 mmHg,$PaCO_2$ 60 mmHg。拟立即应用呼吸机治疗。

【实训目标】

(1)通过练习,熟悉呼吸机的操作方法及注意事项。

(2)熟练掌握呼吸机的适应证和禁忌证。

【实训条件】

呼吸机使用技术实训条件见表12-6。

表 12-6　呼吸机使用技术实训条件

项　目	条　件	要　求
操作环境	监护病房或模拟病房(图 12-26) 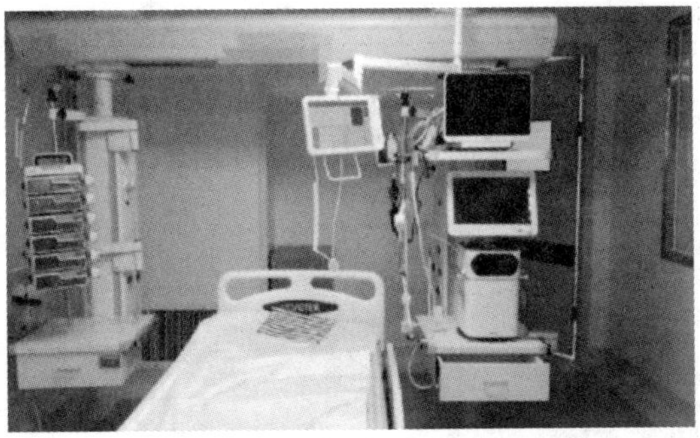 图 12-26　监护病房	安静整洁,光线适中
设备设施	供氧系统、电源装置、呼吸机	仪器完好、配件齐全
用物准备	模拟肺,呼吸回路物品(螺纹管路、湿化器、储水瓶、"Y"形接头),无菌蒸馏水等	用物均在使用有效期内
人员准备	护士仪表符合职业要求,熟悉操作步骤;患者及其家属了解操作目的并愿意配合	操作者熟悉操作流程、各参数的设置及相关注意事项

【操作流程】

呼吸机使用的操作流程见表 12-7。

表 12-7　呼吸机使用的操作流程

操作步骤	项目内容	操作流程	注意事项
准备	评估	病房安静整洁、温湿度适宜,屏风遮挡	无关人员离场
		患者是否具备使用呼吸机指征	注意禁忌证
		用物齐全,摆放有序	用物在使用有效期内
		护士着装整洁,修剪指甲,洗手,戴无菌手套	七步洗手法
	核对	核对患者信息,判断患者意识、呼吸情况	
	沟通	跟患者及其家属做好解释,取得合作	
实施	检查连接	检查呼吸机配件是否齐全,电源、气源是否完好,管道在使用有效期内(图 12-27) 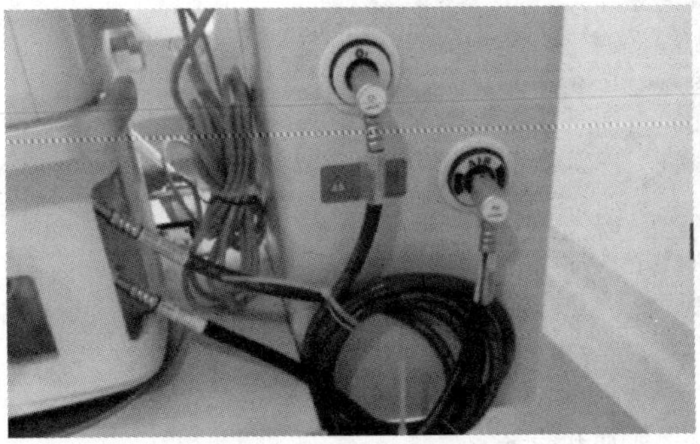 图 12-27　连接气源	连接电源、气源接头

操作步骤	项目内容	操作流程	注意事项
	开包	七步洗手法洗手,戴无菌手套,打开管道外包装	核对使用有效期
实施	安装湿化器	在加温湿化瓶中加入无菌蒸馏水至湿化器水位线以下,安装湿化器(图 12-28) 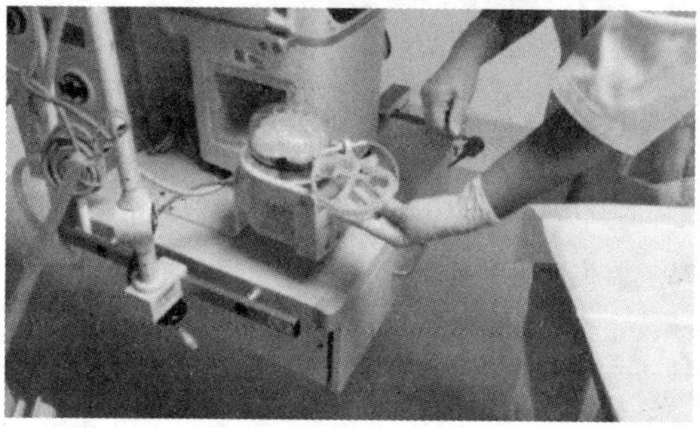 图 12-28　安装湿化器	湿化瓶中加入无菌蒸馏水
	安装呼吸机管路	用单根短管路将呼吸机送气口与湿化器连接,将两根管路按要求连接成一个呼吸回路,分别与湿化器、呼吸机出气口相连,并将连接好的呼吸机管路置于专用支架上固定(图 12-29) 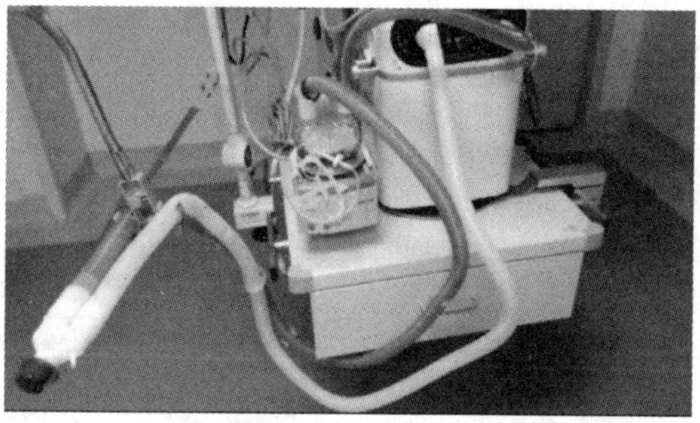 图 12-29　呼吸回路连接	正确连接各管路,切勿接错
	开机自检	打开主机电源开关,进行呼吸机自检(图 12-30) 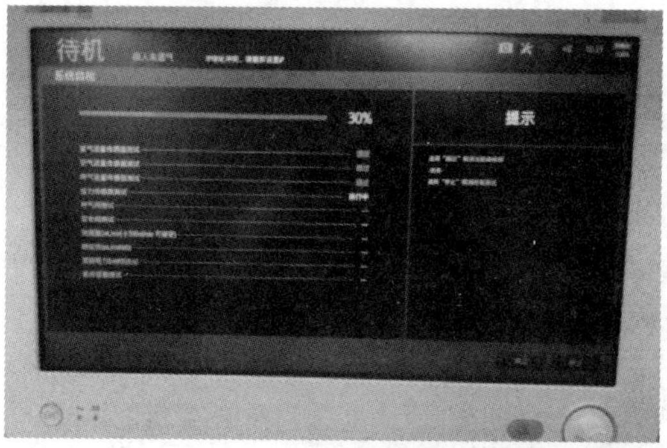 图 12-30　呼吸机自检	自检过程中切勿随意更换管路

续表

操作步骤	项目内容	操作流程	注意事项
实施	开湿化器	打开湿化器开关,调节湿化器温度至 34～36 ℃	
	调试参数	设置机械通气模式:容量控制、压力控制或根据实际病情选择其他通气模式。 (1)潮气量:成人 8～10 mL/kg、小儿 6～10 mL/kg。 (2)呼吸频率:成人 16～20 次/分,小儿 20～40 次/分。 (3)呼吸压力:成人 12～20 cmH$_2$O,小儿 8～20 cmH$_2$O。 (4)呼吸比:一般 1:(1.5～2.0)。 (5)氧浓度:根据氧分压调节,长时间通气不超过 60%;吸痰前、后可按"纯氧"键或适当提高氧浓度。 (6)触发敏感度:根据患者自主吸气力量大小调节,一般为-4～-2 cmH$_2$O,调整报警参数(图 12-31) 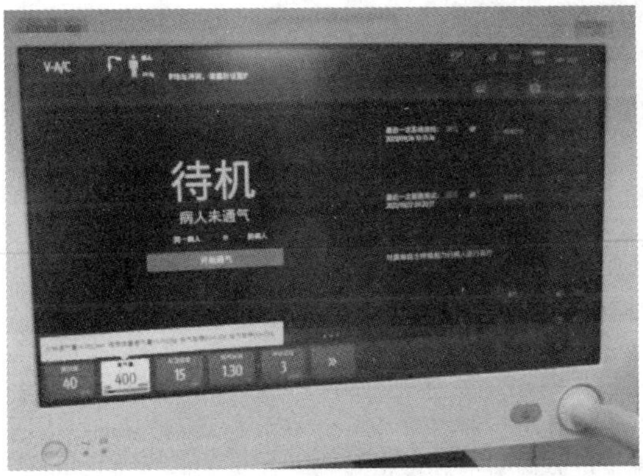 图 12-31　设置参数	根据患者病情、年龄、体重选择呼吸模式、送气方式,调节参数及报警上下限
	患者准备	保持呼吸道通畅,必要时清理呼吸道分泌物	有利于保持气道通畅
	连接气道	将呼吸机与患者的人工气道正确连接,观察呼吸机运行情况,观察患者胸廓是否规律起伏,妥善固定管路(图 12-32) 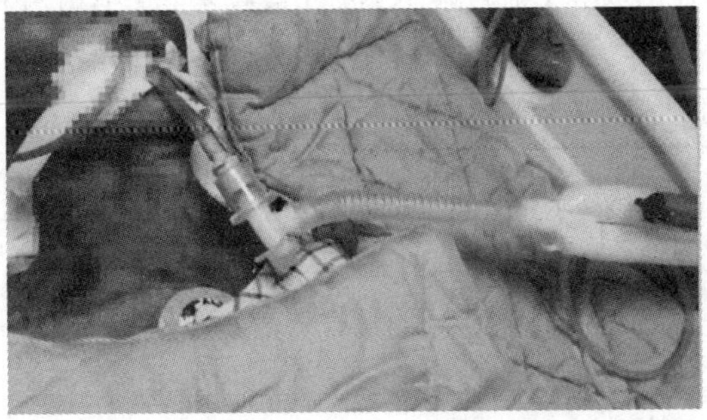 图 12-32　人工气道连接	待患者呼吸稳定后方可离开

操作步骤	项目内容	操作流程	注意事项
实施	观察监测	观察患者生命体征、血氧饱和度、血气分析结果及患者的吸痰情况，随时了解患者感受。通气半小时后查血气分析	根据血气分析结果和医嘱调整各参数
	洗手记录	七步洗手，记录患者使用呼吸机的时间、氧浓度以及通气情况，整理床单位	
	停机	使用完毕后，撤下呼吸回路管路及配件给予灭菌或消毒处理，做好终末处理并记录停机时间（图12-33） 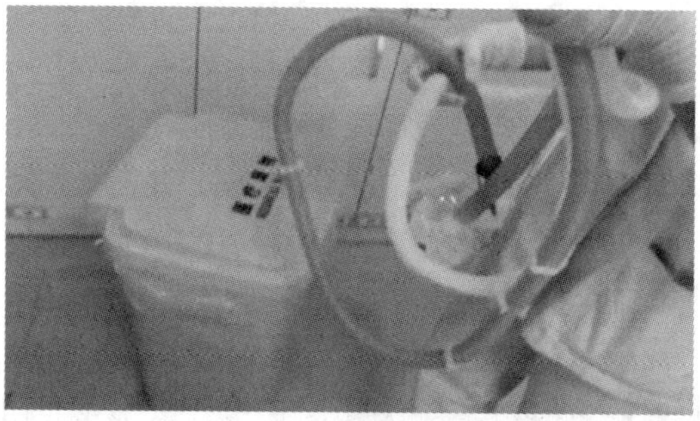 图 12-33　撤管	呼吸机各管路及配件分类处置
	整理	连接氧气装置，观察吸氧情况	准确调节氧流量
		观察患者生命体征、血氧饱和度的情况	
		关闭电源、气源，分离接头，并做好终末处理，及时消毒灭菌，避免交叉感染	一人一管一用
	洗手记录	七步洗手，记录吸氧时间、氧流量以及吸氧的呼吸情况	
评价	操作方法	流程正确，操作规范，动作娴熟	
	操作效果	操作、配合熟练，操作程序及终末处理正确	
		判断准确，观察病情仔细，关心、爱护患者	

【实训评价】

学生按上述操作流程练习后，按操作评分标准（见附录K）进行自我考核、小组考核及教师考核，将实训情况填于表12-8内。

表 12-8　实训评价表

实训名称				实训时间		
操作时长		技能之星	是□　否□	评价等级	优□　良□　达标□　未达标□	
实训步骤	存在问题		学生评分 30%	小组评分 30%	教师评分 40%	综合评分
操作前准备						

续表

操作中实施				
操作后评价				
人文关怀				
本次实训心得体会				
备注	综合成绩满分 100 分,优≥90 分,良 80～89 分,达标 60～79 分,未达标＜60 分			

（宋和弦　唐明云）

操作评分标准

附录 A　现场救护操作评分标准

考核内容		评 分 要 求	分值	自评得分	组评得分	师评得分	备注
素质要求（6分）	服装、服饰	服装、鞋帽整洁,着装符合职业要求	2				
	仪表、举止	仪表大方,举止端庄,步履轻盈	2				
	态度、语言	语言流畅、清晰,态度和蔼可亲	2				
准备（6分）	环境	环境安全,光线充足	2				
	用物	物品完好、齐全,摆放科学、美观	2				
	患者	了解操作目的、注意事项及配合要点	2				
实施（74分）	判断	判断伤情:受伤人数,大致判断患者病情	3				
	核对	核对患者信息	3				
	启动EMSS	呼救,拨打"120"急救电话,必要时取得患者家属配合	3				
	检伤分类	患者意识丧失,呼吸及大动脉搏动停止,给予黑色标识	5				
		患者昏迷,头部受伤大出血,双侧瞳孔不等大,给予红色标识	5				
		患者意识清楚,表情淡漠,皮肤湿冷,心慌,气促,右小腿开放性骨折伴喷射性出血,腰椎压痛,给予红色标识	5				
		患者意识清楚,呼吸困难,左肺局部皮肤挫伤,听诊呼吸音低、叩诊鼓音,左季肋区压痛,给予黄色标识	5				
		患者意识清楚,腹部皮肤擦伤,少量渗血,给予绿色标识	5				
	现场急救护理	颅脑部受伤伴昏迷处理:给予红色标识,头部包扎止血,建立静脉通道,滴注甘露醇,吸氧,取头高足低卧位	8				
		胸部受伤处理:给予红色标识,止血带止血,包扎固定小腿,建立静脉通道,滴注 0.9%氯化钠注射液,三人平托法搬运,卧脊柱板,吸氧	8				
		气胸患者的处理:给予黄色标识,取坐位,吸氧,建立静脉通道,滴注生理盐水	6				
		腹部皮肤擦伤:给予绿色标识,消毒、纱布包扎伤口	6				
		黑色标识,等待尸体转运	2				

考核内容		评 分 要 求	分值	自评得分	组评得分	师评得分	备注
实施 (74分)	转运	正确搬运到指定地点	3				
	交接	记录并交接病情	4				
	整理	整理,消毒	3				
评价 (14分)	过程 评价	流程正确,操作规范,动作娴熟	3				
	效果 评价	病情判断准确,检伤分类正确	3				
		正确处理患者	3				
		组织分配合理	3				
		关心患者,体现人文关怀	2				
总　　分			100				

附录 B　心肺复苏技术操作考核评分标准

单人心肺复苏的操作考核标准

考核内容		评 分 要 求	分值	自评得分	组评得分	师评得分	备注
素质 要求 (6分)	服装、 服饰	服装、鞋帽整洁,着装符合职业要求	2				
	仪表、 举止	仪表大方,举止端庄,步履轻盈	2				
	态度、 言语	语言流畅、清晰,态度和蔼可亲	2				
准备 (6分)	护士	修剪指甲、七步洗手法洗手、戴口罩	3				
	用物	检查物品完好、齐全(口述),物品摆放科学、美观	3				
实施 (74分)	评估 患者	发现有人倒地,评估环境安全	2				
		判断患者是否有意识,呼叫患者,轻拍患者肩膀并大声询问:"你怎么了?能听见我说话吗?"	2				
		确认患者意识丧失,立即呼救,寻求他人帮助(口述)	2				
		记录抢救时间(口述)	2				
		判断患者呼吸:通过看、听、感觉(看:胸部有无起伏。听:有无呼吸音。感觉:有无气流逸出)	3				
		判断患者脉搏:触摸患者大动脉搏动	3				
		将患者置于硬板床(或平整的地面)上,取仰卧位,头、颈、躯干在同一轴线上,双手放于两侧,身体无扭曲(口述)	2				
		解开衣领,暴露患者胸、腹部	2				

考核内容		评分要求	分值	自评得分	组评得分	师评得分	备注
实施 (74分)	胸外心脏按压	按压部位：胸骨中下1/3交界处或两乳头连线中点	2				
		按压手法：一手掌根部置于按压部位，另一手掌平行重叠于该手背上，两手手指交叉并拢翘起，不能触及患者胸壁。操作者肩、肘、腕在一条直线上，并与患者身体长轴垂直，确保按压力垂直作用于患者胸骨，利用上身重量垂直下压	4				
		按压深度：至少5 cm	2				
		按压时间：放松时间＝1：1	2				
		按压频率：至少100次/分	2				
		胸外心脏按压与人工呼吸次数之比为30：2	2				
	开放气道	清除口、鼻腔内分泌物或异物（先看后清理），取出活动义齿（口述）	4				
		仰头抬颏法：一手置于患者前额使头后仰，手掌向后下方施力，另一手中指及食指置于下颌骨近颏部，抬起下颏	4				
	人工呼吸	保持患者口部张开状态	2				
		左手拇指和食指捏住患者鼻孔	2				
		深吸一口气	2				
		尽量张口与患者的嘴密闭接触	3				
		用力吹气，直至患者胸廓抬起	4				
		吹气完毕，立即与患者口部脱离，同时松开捏鼻的手指，观察胸廓情况	2				
	口述	操作5个循环后判断患者的复苏效果					
		颈动脉搏动恢复	3				
		自主呼吸恢复	3				
		散大的瞳孔缩小，对光反射存在	3				
		昏迷变浅，出现反射、挣扎或躁动	3				
		面色、口唇、甲床和皮肤色泽转红	3				
	洗手、记录	整理用物	1				
		七步洗手法洗手	2				
		记录	1				
评价 (14分)	过程评价	程序正确，操作规范，动作娴熟，体现人文关怀	6				
	效果评价	吹气量达标，自主呼吸恢复	3				
		按压部位、频率正确	3				
		抢救有效，复苏成功	2				
总　　分			100				

双人心肺复苏的操作考核标准

考核内容		评分要求	分值	自评得分	组评得分	师评得分	备注
素质要求（6分）	服装、服饰	服装、鞋帽整洁,着装符合职业要求	2				
	仪表、举止	仪表大方,举止端庄,步履轻盈、矫健	2				
	态度、言语	语言流畅、清晰,态度和蔼可亲	2				
准备（6分）	人员	修剪指甲、七步洗手法洗手、戴口罩	3				
	用物	治疗盘、纱布块、舌钳、开口器、手电筒、弯盘、心脏按压板（必要时）、氧气面罩、呼吸球囊、急救箱、除颤仪	3				
实施（74分）	评估患者	甲发现有人倒地,评估环境安全	2				
		甲判断患者是否有意识:轻拍肩部,大声呼叫患者	3				
		甲确定患者意识丧失后,通知乙立即启动急救系统,准备抢救物品及设备	3				
		甲判断患者有无脉搏:触摸患者大动脉	3				
		甲判断患者有无呼吸,判断患者呼吸:通过看、听、感觉(看:胸部有无起伏。听:有无呼吸音。感觉:有无气流逸出)	3				
		乙记录抢救开始时间	2				
		甲摆放患者体位:将患者平卧于硬板床（或平整的地面）上,必要时垫入复苏板,头、颈、躯干在同一轴线上,双手放于两侧,身体无扭曲(口述)	2				
	胸外心脏按压	按压部位:胸骨中下1/3交界处或两乳头连线中点	2				
		按压手法:一手掌根部置于按压部位,另一手掌平行重叠于该手背上,两手手指交叉并拢翘起,不能触及患者胸壁。操作者肩、肘、腕在一条直线上,并与患者身体长轴垂直,确保按压力垂直作用于患者胸骨,利用上身重量垂直下压	4				
		按压深度:至少5 cm。深度为胸廓前后径的1/3	3				
		按压频率:至少100次/分	3				
		按压时间与放松时间之比为1∶1	2				
	开放气道	乙将患者头偏向一侧,清除口、鼻腔内分泌物或异物（先看后清理）,取出活动义齿(口述)	4				
		乙开放气道:应用仰头抬颏法,一手置于患者前额使头后仰,另一手中指及食指置于下颌骨近颏部,抬起下颏	4				
	人工呼吸	乙行"EC"手法球囊通气2次,球囊通气要求达到有效潮气量(500~600 mL)	8				
		胸外心脏按压与球囊通气次数之比为30∶2	5				
		观察胸廓情况	2				
	口述	操作5个循环后判断患者的复苏效果					
		颈动脉恢复搏动	3				

考 核 内 容		评 分 要 求	分值	自评得分	组评得分	师评得分	备注
实施 (74分)	口述	自主呼吸恢复	3				
		散大的瞳孔缩小,对光反射存在	3				
		昏迷变浅,出现反射、挣扎或躁动	3				
		面色、口唇、甲床和皮肤色泽转红	3				
	洗手、记录	整理用物	1				
		七步洗手法洗手	2				
		记录	1				
评价 (14分)	过程评价	程序正确,操作规范,动作娴熟,体现人文关怀	6				
	效果评价	吹气量达标,自主呼吸恢复	3				
		按压部位、频率正确	3				
		抢救有效,复苏成功	2				
总　　分			100				

附录C　体外非同步除颤术操作评分标准

考 核 内 容		评 分 要 求	分值	自评得分	组评得分	师评得分	备注
素质要求 (6分)	服装、服饰	服装、鞋帽整洁,着装符合职业要求	2				
	仪表、举止	仪表大方,举止端庄,步履轻盈	2				
	态度、言语	语言流畅、清晰,态度和蔼可亲	2				
准备 (6分)	评估	环境安全,屏风遮挡,让无关人员离场	1				
		患者是否存在心搏骤停、室颤等除颤指征	1				
		用物齐全,摆放有序,均在使用期限内,检查除颤仪处于安全备用状态	1				
		护士着装整洁,修剪指甲,七步洗手法洗手	1				
	核对及呼救	核对患者信息、判断患者意识,呼叫其他医护人员,必要时取得患者家属合作	2				
实施 (74分)	开启电源	备齐用物至床旁,打开除颤仪电源	4				
	判断	观察心电监护,判断患者心律失常类型	4				
	暴露	去枕平卧、开放气道、暴露患者胸部,保持患者左手臂外展	4				
	清洁	检查皮肤是否完整,用生理盐水清洁皮肤	4				

考核内容		评分要求	分值	自评得分	组评得分	师评得分	备注
实施 (74分)	涂抹	电极板涂抹导电糊,导电糊要涂抹均匀	4				
	充电	选择合适的能量,充电	4				
		选择能量为单向波非同步 360 J 或双向波非同步 200 J,若一次除颤不成功,间隔做 CPR,下次能量递增 50 J,连续除颤不超过 3 次	10				
	放电极	放置电极板于合适位置: 心底部电极板放于右锁骨中线第 2～3 肋间	4				
		心尖部电极板放于左腋前线第 5 肋间与腋中线交界处	4				
		避开心电监护的电线(口述)	4				
	放电	电极板紧密贴合皮肤,双臂垂直,两手同时按下两个电极板的"放电"键。大声嘱其他人员(含操作者)离开患者和病床	4				
		同时用眼睛余光观察其他人员是否已离开患者和病床	4				
	CPR	放电后,立即做一个循环的 CPR	8				
	判断	观察患者的心电图改变,若心室颤动/室扑(无脉性室性心动过速)持续出现,CPR 的同时,再充电,重复除颤步骤(口述)	4				
	整理	清洁皮肤,观察皮肤情况; 监测心率、心律,并遵医嘱用药	2				
		操作完毕,关闭电源开关	2				
		清洁、75%乙醇纱布消毒电极板。终末处理、七步洗手法洗手	2				
	记录	准确记录除颤时间、能量、次数	2				
评价 (14分)	过程评价	操作熟练	3				
		关注患者心理,体现人文关怀	3				
		规范流畅,操作中体现职业素养	4				
	效果评价	准确迅速,关爱患者	2				
		终末处理正确	2				
总　分			100				

附录 D　休克患者的救护操作评分标准

考核内容		评分要求	分值	自评得分	组评得分	师评得分	备注
素质要求 (6分)	服装、服饰	服装、鞋帽整洁,着装符合职业要求	2				
	仪表、举止	仪表大方,举止端庄,步履轻盈	2				
	态度、言语	语言流畅、清晰,态度和蔼可亲	2				

考 核 内 容		评 分 要 求	分值	自评得分	组评得分	师评得分	备注
准备 (6分)	护士	七步洗手法洗手、戴口罩	2				
	用物	物品完好、齐全、摆放合理、美观	2				
	环境	环境安全,安静整洁	2				
实施 (74分)	一般 护理	协助患者取仰卧中凹卧位(抬高头胸 10°～20°,抬高下肢20°～30°)	3				
		遵医嘱给予患者吸氧,镇静,注意保暖,如调节合适室温、加盖棉被	3				
	迅速 扩容	建立 2 条以上静脉通道,遵医嘱补液	9				
	严密 观察	严密监测患者生命体征,特别注意观察其意识状态、面色、温度、皮肤色泽、尿量及尿比重变化	5				
		关注血流动力学等辅助检查结果,一旦发现异常情况,及时通知医生并配合处理	5				
	药物 护理	使用微量注射泵输注,控制输液速度,应加强对输注部位的观察,避免药液外渗	10				
	预防 感染	严格执行无菌操作,做好手卫生,遵医嘱合理使用抗生素	6				
	皮肤 护理	病情允许时,协助患者每 2 h 翻身一次,保护皮肤	6				
	安全 护理	对烦躁不安、神志不清的患者,加床旁护栏,防止坠床,必要时给予约束带适当约束	6				
	心理 护理	加强与患者及其家属的沟通、交流,指导其配合治疗和护理	6				
	健康 教育	健康教育对患者及其家属具有指导意义	6				
	整理 记录	整理用物,终末处理	2				
		洗手、记录	2				
	注意 事项	昏迷患者头偏向一侧	1				
		禁止使用热水袋、电热毯等进行体表保暖	1				
		补液应先输入晶体溶液,后输入胶体溶液	1				
		血管活性药物应尽量从中心静脉输入	1				
		应用血管活性药物应从小剂量、低浓度、慢速度开始	1				
评价 (14分)	过程 评价	程序正确,操作规范,动作娴熟	8				
	效果 评价	能够准确判断休克患者病情	2				
		能够熟练掌握休克的护理措施	2				
		注意保护患者安全,充分体现人文关怀,有爱伤意识	2				
总　　分			100				

附录 E 脊柱损伤患者的搬运操作评分标准

考核内容		评分要求	分值	自评得分	组评得分	师评得分	备注
素质要求（6分）	服装、服饰	服装、鞋帽整洁,着装符合职业要求	2				
	仪表、举止	仪表大方,举止端庄,步履轻盈	2				
	态度、语言	语言流畅、清晰,态度和蔼可亲	2				
准备（10分）	人员	4 名救护人员共同参与,并指定其中 1 人担任指挥员	2				
	物品	颈托、脊柱固定板、头部固定器(或沙袋、头枕)、软垫、三角巾固定带、模拟人(可真人角色扮演)	2				
	环境	指挥员首先观察周围环境是否安全,确定现场安全后,方可下令上前救护,让无关人员离场	2				
	沟通	指挥员表明身份、安慰患者、询问伤势,交代患者保持整个身体静止不动	2				
	评估伤情	询问患者疼痛部分,救护人员固定站位:第一助手跪于患者的头顶部,指挥员跪在患者右侧、与肩部平齐,第二助手跪于指挥员右侧,第三助手跪于患者左侧	2				
实施（72分）	摆正体位	由第三助手将患者双手和肘部置于患者胸腹前	2				
		第一助手用"头锁"手法固定患者头部,操作规范、到位,双肘部首先依托可靠支撑、无悬空迹象	2				
		理顺躯干和四肢:指挥员小心理顺患者的躯干和上肢;第二助手协助理顺患者的下肢;摆正仰卧位,保持整个身体平直无扭曲	2				
		指挥员将右手食指放在患者胸骨上,以胸骨正中线作为定位瞄准标志	2				
		第一助手采用"头锁"手法调整患者头部位置:先沿着颈轴向轻柔旋转作小心调整,后顺着举颏向轻柔仰头作小心调整。使患者鼻尖、胸骨正中线与脚趾在一条直线上。保持头往后仰、双眼平视,呈自然解剖体位	4				
		第一助手始终用"头锁"手法固定头部,患者头部固定,保持牢固稳定、无晃动	2				
	颈托固定	测量颈托:指挥员用手指正确丈量颈部长度;选择并调节合适高度的颈托	2				
		安放颈托:指挥员对颈托进行适当弯曲塑形,小心将颈托圈穿过患者的颈后部、居中;妥善固定好颈托,避免压住耳朵或衣物	2				
		检查颈托固定情况:颈托的位置正确,中央点居中正对下巴;颈托的松紧适度,患者感觉舒适	2				
		第一助手检查患者的神志和呼吸;指挥员检查患者的颈动脉搏动;第二助手检查患者的躯干四肢有无其他损伤	2				

考核内容		评分要求	分值	自评得分	组评得分	师评得分	备注
实施 (72分)	轴性翻身	交换固定手法:指挥员使用"头胸锁"手法过渡(口述稳定);第一助手换用"头肩锁"手法固定头颈部(口述稳定);长手为右手、肘部依托于自身膝盖上。后锁未稳定前,前锁不得松开	4				
		准备翻身:指挥员与第二助手均跪在患者右侧,分别扶持患者上肢胸部、髋部和双下肢,手相互交叉,准备翻身	2				
		指挥员先清楚讲明翻身方向、发出口令;3位助手协调一致将伤员往右翻身。患者头、颈、躯干和四肢为一个整体,沿同一轴线整体翻身90°,摆放成侧卧位并稳定患者身体	4				
	检查脊柱	指挥员负责检查患者:触诊检查脊柱伤情,自上而下地沿着整个脊柱触诊至骶尾部。每一个椎体是否有局部压痛或畸形,做出疑似脊椎骨折的初步定位诊断。口述检查结果	4				
		第一、二助手平稳固定患者身体保持侧卧位,保持头、颈、躯干呈一条直线	2				
	安置脊柱板	第三助手迅速将脊柱固定板推至患者的背下,固定脊柱固定板位置。(头部固定器的锁止基座正对患者耳部,确认脊柱固定板的高低位置摆放合适)摆放脊柱固定板一次到位,避免重新翻身	2				
		翻滚法至脊柱固定板:指挥员发出统一数数口令,协调地将患者整体翻滚到脊柱固定板上	4				
		交换固定法:指挥员使用"头胸锁"手法过渡,第一助手改用"双肩锁"手法固定患者,并使用双前臂牢牢夹持固定住头颈部	2				
		将伤员平推至脊柱固定板正中间:指挥员及第二助手同时使用"交叉手",指挥员发出统一数数口令,将患者平推至脊柱固定板的正中间。平推过程中不得有扭曲或失误	2				
实施 (72分)	固定躯干	交换固定法:由指挥员采用"头胸锁"手法或第一助手用"头锁"手法固定头部	2				
		安装头部固定器:稳妥固定好患者头部,确认已无法移动(无头部固定器可用沙袋或头枕代替)。头部固定器的锁止位置正确、露出耳朵	2				
		固定躯干:3条专用固定带绕过患者的上、下半身;分别用"斜十字"交叉法各捆绑一次;将患者躯干与脊柱固定板牢固捆在一起	2				
		固定手足:捆绑患者手足,分别使用2条三角巾,捆绑松紧适度,将患者双手腕与双足踝呈"8"字形交叉固定	4				
	再次评估	指挥员重新检查患者重要的生命体征,口述报告:神志和瞳孔(口述)、呼吸(数值描述)、脉搏(数值描述)、血压(数值描述),数值平稳才能实施搬运	2				
		第二、三助手整理患者躯干的固定带	2				
	担架搬运	4人内侧手握持脊柱固定板的手位对称,外侧腿单膝着地,挺身蹲在担架四个角	2				
		前进:由指挥员发出统一数数口令,4人协调一致地抬起脊柱固定板。保持脊柱固定板的平衡、稳定,步调一致地前进,无左右晃动	6				
		行进方向正确:应向患者脚朝前、头朝后的方向行进	2				

考 核 内 容		评 分 要 求	分值	自评得分	组评得分	师评得分	备注
评价 (12分)	过程 评价	患者头颈部须尽量避免不必要的移动。	2				
		在整个移动过程中,始终保持在一条直线上。	2				
		固定手法正确	2				
	效果 评价	观察病情仔细,关心、爱护患者	3				
		操作配合熟练,操作程序及终末处理正确	3				
总　　分			100				

附录 F　止血、包扎技术操作评分标准

【情境案例】

李某,男,32岁,不慎被锐器划伤,前臂及头部受伤30 min,入院,查体:前臂掌侧可见3 cm长伤口,伤口内广泛渗血.中央有喷射性出血;头顶偏右有约4.0 cm长的头皮裂伤伤口,伤口中有金属异物刺入颅内,外露约2.0 cm。患者现意识清醒,生命体征平稳,请在现场进行快速有效的止血、包扎急救处理。

考 核 内 容		评 分 要 求	分值	自评得分	组评得分	师评得分	备注
素质 要求 (6分)	服装、 服饰	服装、鞋帽整洁,着装符合职业要求	2				
	仪表、 举止	仪表大方,举止端庄,步履轻盈	2				
	态度、 语言	语言流畅、清晰,态度和蔼可亲	2				
准备 (6分)	环境	环境安全,安静整洁,室温适宜,光线充足	2				
	用物	物品完好、齐全,摆放科学、美观	2				
	患者	了解操作目的、注意事项及配合要点	2				
实施 (74分)	评估 现场	环顾四周,评估环境安全并报告	2				
		表明救护身份	2				
		给予患者心理安慰	2				
	止血 带止 血法	认真检查患者伤情及出血情况	2				
		立即用指压止血法处理出血或创面处,方法选择正确	4				
		使用止血带之前,指导患者用健肢继续协助指压止血,并抬高伤肢2 min	2				
		在扎止血带部位(上肢选择在上臂的上1/3段,下肢在大腿的上2/3段)加垫棉垫	4				
		扎止血带压力均匀、松紧适度,以刚好能阻止动脉血流为度,手法正确	6				
		检查止血效果(触摸远端动脉搏动)	2				
		在明显位置标记扎止血带的部位及时间,并口述	2				
		口述注意事项:止血带每0.5~1 h放松1次,每次放松时间为2~3 min,总时间不超过4 h	2				

续表

考核内容		评分要求	分值	自评得分	组评得分	师评得分	备注
实施 (74分)	加压包扎止血法	检查伤口,排除异物和骨折情况	2				
		选择合适的无菌敷料做好准备	2				
		用无菌敷料覆盖在创面上,敷料应大于创面,胶布简单固定	2				
		在肢体远端用绷带环形包扎两圈固定,然后再用螺旋形包扎法或螺旋反折包扎法向上包扎,下一圈适度加压压住上一圈的2/3	6				
		使绷带卷边缘保持间隔整齐	2				
		用环形包扎法绕肢体两圈,在伤肢外侧结束,用绷带打结或胶布固定	4				
		检查止血效果	2				
	有异物存留的伤口的包扎	检查头部伤口及异物情况并口述伤情(有异物的伤口,不能拔除异物,需先固定异物,再进行包扎)	2				
		用适当的敷料覆盖异物周围,将三角巾或绷带制作成保护圈,垫高伤口周围(保护圈高度要求超过异物高度,并有一定的硬度),固定异物	4				
		进行风帽式包扎:无菌敷料覆盖伤口,除去眼镜及头饰(口述),将三角巾底边向内折起数厘米,置于眉弓上方和头顶,将三角巾两端经耳上方往后收,在枕下交叉,再绕回前额中央打结,将结尾折入带内,将三角巾顶角轻轻拉紧固定折入带内	6				
		检查松紧度,有无包压耳廓,不能压迫异物	4				
	观察记录	再次检查,确保所有止血包扎伤口已全部处理,无遗漏	2				
		观察患者生命体征,及时处理	2				
		准确记录所有包扎伤口的包扎时间,注意观察伤口周围循环情况	2				
		做好转运交接工作,清理用物,洗手、记录	2				
评价 (14分)	过程评价	止血、包扎方法选择正确有效	2				
		创面覆盖完整,敷料无外露,加压均匀、适度,包扎平整美观	4				
		做到"快、准、轻、牢"	2				
	效果评价	评估病情准确迅速,关爱患者	2				
		程序正确,操作熟练规范,无菌观念强,终末处理正确	4				
总　分			100				

附录G　急性左心衰竭患者的救护操作评分标准

考核内容		评分要求	分值	自评得分	组评得分	师评得分	备注
素质要求 (6分)	服装、服饰	服装、鞋帽整洁,着装符合职业要求	2				
	仪表、举止	仪表大方,举止端庄,步履轻盈	2				
	态度、语言	语言流畅、清晰,态度和蔼可亲	2				

续表

考核内容		评分要求	分值	自评得分	组评得分	师评得分	备注
准备(6分)	环境	环境安全,安静整洁	2				
	用物	急救设备处于备用状态,用物准备齐全	2				
	人员	做好自身防护	2				
实施(72分)	病情评估	护士甲:发现患者病情变化: 有无意识障碍,有无突发严重呼吸困难(口述) 有无大汗淋漓、烦躁不安(口述) 有无强迫体位、端坐呼吸(口述) 有无面色苍白、口唇发绀、皮肤湿冷(口述)	4				
		屏风遮挡、呼救、立即通知医生(口述)	2				
		医生甲到达: 心率、脉率是否增快(>100次/分)(口述)	2				
		记录通知医生的时间	2				
		两肺是否布满对称性湿啰音、干啰音(口述)	2				
		心尖区是否闻及奔马律(口述)	2				
		有无气道阻塞(口述)	2				
		有无呼吸,呼吸的频率和程度(口述)	2				
		有无脉搏,循环是否充分(口述)	2				
		神志变化(口述)	2				
		血压变化(口述)	2				
		医生乙:记录患者评估指标	2				
	治疗配合	护士甲: (1) 摆体位:拉床栏,置患者于半坐位或端坐位,双下肢下垂	4				
		(2) 吸氧:连接氧源、高流量6~8 L/min,必要时予20%~30%乙醇湿化吸入	4				
		(3) 心电监护:连接心电监护仪,监测患者生命体征及心电图、血氧饱和度(口述)	4				
		(4) 安慰患者及其家属	2				
		护士乙:打开急救车,建立静脉通道,遵医嘱用药(医生甲下达口头医嘱,护士乙口头复述一遍,并与护士甲双人核对后再执行,用物后保留空药瓶)	4				
		(1) 强心:西地兰0.2 mg,静脉注射	2				
		(2) 平喘:氨茶碱0.25 g,静脉滴注	2				
		(3) 镇静:吗啡5 mg,皮下注射	2				
		(4) 利尿:呋塞米20 mg,静脉注射	2				
		(5) 扩张血管:硝普钠20 μg/min,缓慢避光静脉滴注	2				
		(6) 激素类:地塞米松5 mg,静脉注射	2				
		医生乙:记录医生甲口头医嘱	2				
		护士甲: (1) 进行轮扎四肢,每侧肢体轮扎时间不超过15 min	4				
		(2) 必要时吸痰、留置导尿管,记24 h液体出入量(口述)	2				

考核内容		评分要求	分值	自评得分	组评得分	师评得分	备注
实施 (72分)	病情观察	急救效果评价。 病情好转:呼吸困难、口唇发绀有好转,心率减慢,肺部湿啰音减轻等(口述)	4				
	整理记录	分类整理抢救用物,做好终末处理	2				
		洗手,护士甲详细记录抢救时间、经过(口述)	2				
评价 (16分)	过程评价	流程正确,操作规范,动作娴熟	4				
		分工明确,配合默契	4				
	效果评价	用物齐备、用物处理规范	4				
		沟通有效,宣教得当,体现人文关怀	4				
总　分			100				

附录 H　自动洗胃机洗胃术操作评分标准

考核内容		评分要求	分值	自评得分	组评得分	师评得分	备注
素质要求 (6分)	服装、服饰	服装、鞋帽整洁,着装符合职业要求	2				
	仪表、举止	仪表大方,举止端庄,步履轻盈	2				
	态度、语言	语言流畅、清晰,态度和蔼可亲	2				
准备 (12分)	评估环境	环境安全,屏风遮挡,让无关人员离场	2				
	人员	护士着装整洁,修剪指甲,七步洗手法洗手	2				
	核对、评估患者	核对患者信息,解释操作目的和操作中注意事项	1				
		用手电筒检查口腔黏膜是否完整,取出义齿	1				
		评估患者病情、意识状态、合作程度、毒物性质	2				
		测量胃管插入长度(成人 45～55 cm)	2				
	用物	用物齐全,摆放有序,均在使用期限内	1				
		检查自动洗胃机处于性能良好、安全备用状态,洗胃液温度适宜(25～38 ℃)	1				
实施 (70分)	连接	正确连接管道:药管的另一端放入洗胃液桶内,污水管的另一端放入空塑料桶内,胃管的一端和已插好的患者胃管相连接	4				
		打开电源,按"启动"键,进行管道排气,运转洗胃机 2 个循环,调节药量流速,关机备用	4				
	体位	备齐用物至床旁协助患者取合适卧位,清醒患者取左侧卧位,头部略高,昏迷患者取去枕平卧位,头偏向一侧	2				

续表

考核内容		评分要求	分值	自评得分	组评得分	师评得分	备注
实施 (70分)	插管	打开洗胃包,准备无菌盘(胃管、纱布、润滑棉球、灌洗器)	2				
		枕头上铺巾,颌下铺巾,置弯盘于口角旁,备纱布,备四条长胶布,标记胃管长度	2				
		嘱患者张嘴,置牙垫于上下齿之间,用胶布固定(昏迷患者用开口器协助放入牙垫)	2				
		戴手套,检查胃管是否通畅	2				
		反折或关闭胃管末端,润滑胃管前端	2				
		将胃管经口腔插管至胃内(不合作患者从鼻腔插入)	2				
		用灌洗器吸出胃液证明胃管在胃内,留取胃液标本,胶布固定胃管	3				
	洗胃	将患者胃管连接洗胃机的胃管端,脱手套	2				
		开洗胃机"启动"键,先吸出胃内容物	2				
		然后对胃进行自动冲洗,直至洗出液澄清无味	2				
		全程守护,保证管道通畅不堵塞、无脱落	2				
	观察	过程中随时观察患者面色、脉搏、呼吸和血压的变化及有无洗胃并发症的发生	2				
		若患者出现腹痛、洗胃液呈血性或出现休克现象时,应立即停止洗胃,联系医生行急救处理(口述)	2				
	反折	洗胃完毕,按"停止"键停止洗胃	2				
		分离胃管末端,反折胃管用纱布包裹	2				
		根据病情保留一定时间,以备再次洗胃。有机磷中毒患者应保留胃管24 h(口述)	2				
	拔胃管	戴手套,拔出胃管,取出牙垫,协助患者漱口。擦净脸面,必要时更衣,撤除治疗巾及各种用物	7				
		取平卧位舒适体位,头偏向一侧,防止呕吐误吸,整理床单位	4				
	消毒管道及洗胃机	排尽洗胃机进液管、进胃管和排液管内的余液	2				
		将进液管和进胃管同时放入清水中,排液管放入污桶中,启动洗胃机运转4~5个循环进行清洗	2				
		将上述管道放入含有效氯1000 mg/L的消毒液中运转30 min消毒	2				
		换清水启动洗胃机再运转30 min后,吸出余液,排尽空气,晾干备用	2				
		关机,拔电源,用含氯消毒剂擦拭洗胃机表面	2				
	整理记录	分类整理用物,按院感要求进行终末处理	3				
		洗手,记录洗胃液名称及量,呕吐物颜色、气味及患者病情	3				
评价 (12分)	过程评价	流程正确	3				
		操作规范	3				
	效果评价	动作熟练	3				
		沟通有效,宣教得当,体现人文关怀	3				
总 分			100				

附录 I　急性气道异物梗阻操作评分标准

考 核 内 容		评 分 要 求	分值	自评得分	组评得分	师评得分	备注
素质要求（6分）	服装、服饰	服装、鞋帽整洁，着装符合职业要求	2				
	仪表、举止	仪表大方，举止端庄，步履轻盈	2				
	态度、语言	语言流畅、清晰，态度和蔼可亲	2				
准备（10分）	评估环境	确定环境是否安全	2				
	评估病情	观察患者是否能说话、咳嗽，面色变化，有无典型"V"形手势	4				
	表明身份	表明身份，询问是否被卡住了："你被东西卡住了吗？我懂急救，让我帮您！"并安慰患者	4				
实施（72分）	判断	能说话者首先鼓励患者咳嗽，不能咳嗽、不能说话、不能呼吸者立即急救	4				根据实际病例采用合适的施救方法
	腹部冲击法	清醒的成人及儿童：施救者站立于患者身后，两臂从患者腋下环绕其胸部，一手握空心拳，拇指侧置于胸部中部，注意避开肋骨缘及剑突，另一手包裹拳头向内、向上冲击5次，直至异物排出。 晕倒患者：小心将患者慢慢仰卧平躺于地面，施救者两腿分开，跪在患者大腿外侧，双手掌叠放在患者脐部稍上方，向下、向前快速挤压，压后随即放松，连续做5次，直至异物排出	50				
	背部叩击法	施救者站到患者身后或身体一侧，一只手从腋下前伸支撑患者胸部，另一只手掌根在两肩胛骨连线中点部位进行5次大力叩击。此法可根据实际情况与腹部冲击法交替使用，直至异物排出					
	胸部冲击法	肥胖或孕妇：施救者站立于患者身后，两臂从患者腋下环绕其胸部，一手握空心拳，拇指侧置于胸部中部，注意避开肋骨缘及剑突，另一手包裹拳头向内、向后冲击5次，直至异物排出					
	背部叩击法＋胸部冲击法	婴幼儿：施救者采取坐或跪的姿势，用前臂托住患儿胸部，置于俯卧头低足高位，一手固定婴儿下颌角，使婴儿头部轻度后仰，打开气道，另一掌根在患儿两肩胛骨连线中点连续叩击5次。若异物未排出，将患儿翻转成仰卧头低足高位，施救者一手的中指和食指，放在患儿两乳头连线中点，胸骨中下段连续冲击5次，直至异物排出					
	判断	异物排出，患者意识清醒，查看时间	3				
		若异物未排出，患者意识丧失，立即判断呼吸、脉搏，如出现心搏骤停，立即进行心肺复苏（口述）	3				

考核内容		评分要求	分值	自评得分	组评得分	师评得分	备注
实施 (72分)	操作后整理	协助患者采取舒适体位,关心安抚陪伴患者	4				
		观察患者有无腹痛等不适,监测患者病情变化	4				
	记录、交接	等待"120"急救中心救护人员到达后送往医院进一步检查。记录及交接患者病情(口述)	4				
评价 (12分)	过程评价	程序正确,操作规范,动作娴熟	4				
	效果评价	观察病情仔细,关心、爱护患者	4				
		操作配合熟练,操作程序及终末处理正确	4				
总　　分			100				

附录 J　气管插管术操作评分标准

考核内容		评分要求	分值	自评得分	组评得分	师评得分	备注
素质要求 (6分)	服装、服饰	服装、鞋帽整洁,着装符合职业要求	2				
	仪表、举止	仪表大方,举止端庄,步履轻盈	2				
	态度、语言	语言流畅、清晰,态度和蔼可亲	2				
准备 (12分)	护士	着装规范、修剪指甲、七步洗手法洗手、戴口罩及手套	2				
	物品	准备 10 mL 注射器;检查气管导管充气气囊是否漏气;导丝置入气管导管,塑形满意;充分润滑气管导管;喉镜镜片选择得当,检查喉镜灯光良好;准备牙垫、简易球囊一个;准备吸引装置与吸痰管,挂听诊器、胶布 2 条(每条 30 cm 左右)。准备动作流畅,相关物品放置有序。准备时间不超过 2 min(少一项扣 1 分,扣完为止)	4				
	评估、解释	评估患者是否具有适应证	2				
		向患者家属说明操作的必要性和风险	2				
		签署气管内插管术操作同意书	2				
实施 (70分)	吸氧准备	插管前给予高流量吸氧 2~3 min,使患者的血氧饱和度达 95% 以上,使用镇静剂	3				
		检查口腔,清除口腔异物(如有活动义齿应取出)	3				
	安置体位	患者体位摆放得当,手法正确,气道开放满意。体位保持好,无回位	4				
		术者位于患者头端,用右手推患者前额,使头部在寰枕关节处极度后伸	4				

考核内容		评分要求	分值	自评得分	组评得分	师评得分	备注
实施 (70分)	置入喉镜	左手拇指和食指(或中指)交叉拨开双唇,使双唇不受压。左手持麻醉喉镜自患者右侧口角置入,将舌体挡向左侧,再把镜片移至正中,镜片自右侧口角置入移至中间,深度适中	6				
		向前上方上提喉镜,不能以门齿为支点,以免损伤牙齿	3				
		见咽腔后,镜片继续向前,可见会厌,用镜片前端挑起会厌,暴露声门,右手持气管导管借助喉镜插入气管(气管导管选择合适)	6				
	插入导管	持气管导管从口腔的右侧进入,将导管前端对准声门后,轻柔地插入气管内,直至套囊完全进入声门	6				
		如声门显露不全,需借助导丝使导管前端翘起接近声门,一旦进入声门,立即拔去导丝,再使导管进入	6				
	充气固定	用注射器向气管导管的气囊内注气5～10 mL,以不漏气为准	3				
		检查导管是否在气管内:①直视下导管进入声门;②压迫胸部时,导管口有气流;③人工呼吸时,可见双侧胸廓对称起伏,听诊双肺可听到清晰的肺泡呼吸音;④如用透明导管,吸气时管壁清亮,呼气时可见明显的"白雾"样变化;⑤患者如有自主呼吸,术者面部靠近导管外端,感觉有气流流出	6				
		确定在气管内可置牙垫于磨牙间,退出喉镜	3				
		导管接麻醉机或呼吸器,同时听两侧呼吸音,再次确认导管插入气管内	4				
		检查确认气管插管深度,用长胶布妥善固定导管和牙垫	4				
		轻柔复位头颈部,无损伤	3				
	整理记录	整理用物,拉开屏风,进行终末处理	2				
		七步洗手法洗手	2				
		做好详细记录	2				
评价 (12分)	过程评价	程序正确,操作规范,动作娴熟	3				
		患者口唇无受压,胶布固定牢固、美观	3				
	效果评价	评估患者呼吸是否好转或改善	2				
		体现人文关怀	2				
		插管模型显示气管位置正确	2				
总　　分			100				

附录 K　呼吸机使用操作评分标准

考核内容		评分要求	分值	自评得分	组评得分	师评得分	备注
素质要求 (6分)	服装、服饰	服装、鞋帽整洁,着装符合职业要求	2				

续表

考核内容		评分要求	分值	自评得分	组评得分	师评得分	备注
素质要求(6分)	仪表、举止	仪表大方,举止端庄,步履轻盈	2				
	态度、语言	语言流畅、清晰,态度和蔼可亲	2				
准备(8分)	环境	病房安静整洁、温湿度适宜,屏风遮挡	2				
	用物	用物齐全,摆放有序,物品在有效期内	3				
	患者	核对信息,判断患者意识、呼吸,解释取得合作	3				
实施(72分)	检查连接	检查呼吸机配件是否齐全	2				
		连接电源	2				
		连接气源	2				
	开包	七步洗手法洗手,戴无菌手套,打开管道外包装	2				
	安装湿化器	安装湿化器	2				
		加温湿化瓶中加入蒸馏水至水位线以下	2				
	安装呼吸机管路	呼吸机送气口与湿化器连接	2				
		将两根管路连接成一呼吸回路,分别与湿化器、呼吸机出气口相连	2				
		将连接好的呼吸机管路固定于支架上	2				
	开机自检	打开呼吸机主机电源开关,进行自检	3				
	气道湿化	打开湿化器开关,调节湿化器温度至 34~36 ℃	2				
	调试参数	设置机械通气模式:容量控制、压力控制或根据实际病情选择其他通气模式	2				
		①潮气量:成人 8~10 mL/kg,小儿 6~10 mL/kg。 ②呼吸频率:成人 12~20 次/分,小儿 20~40 次/分。 ③呼吸压力:成人 12~20 cmH₂O,小儿 8~20 cmH₂O。 ④一般吸呼比:1:(1.5~2.0)。 ⑤氧浓度:根据氧分压调节,长时间通气不超过 60%。 ⑥触发敏感度:根据患者自主吸气力量大小,一般为 -4~-2 cmH₂O。 ⑦设定报警范围	14				
	连接气道	保持患者呼吸道通畅,及时清理分泌物	3				
		将呼吸机与患者的人工气道正确连接	3				
		观察呼吸机运行情况,观察患者胸廓是否规律起伏	4				
		妥善固定各管道	2				
	观察监测	观察患者生命体征、血氧饱和度、血气分析结果及吸痰情况	4				
	洗手记录	七步洗手法洗手,记录患者使用呼吸机的时间、氧浓度以及通气情况,整理床单位	4				

续表

考核内容		评分要求	分值	自评得分	组评得分	师评得分	备注
实施 (72分)	停机	使用完毕后,对呼吸机管路及配件给予灭菌或消毒处理	2				
		做好终末处理并记录停机时间	2				
	整理	连接氧气装置,了解吸氧情况	2				
		观察患者生命体征、血氧饱和度的情况	2				
		关闭电源、气源,分离接头,并做好终末处理	3				
	洗手 记录	七步洗手法洗手,记录吸氧时间、氧流量以及吸氧的呼吸情况	2				
评价 (14分)	过程 评价	流程正确,操作规范,动作娴熟	6				
	效果 评价	参数设置正确,整理及终末处理正确	4				
		病情判断准确、观察仔细,体现人文关怀	4				
总　　分			100				

参考文献

[1] 王凤侠,苗润新.急救护理[M].武汉:华中科技大学出版社,2022.

[2] 王为民.急救护理技术[M].4版.北京:人民卫生出版社,2022.

[3] 中国红十字会总会.常见急症与避险逃生[M].北京:人民卫生出版社,2015.

[4] 关永俊.全国护士执业资格考试过关精点[M].上海:第二军医大学出版社,2020.

[5] 杨桂荣,李新娥,赵明范.急危重症护理[M].武汉:华中科技大学出版社,2019.

[6] 费素定,吴忠勤,周一峰.急危重症护理(数字案例版)[M].武汉:华中科技大学出版社,2020.

[7] 胡爱招,王明弘.急危重症护理学[M].4版.北京:人民卫生出版社,2018.

[8] 熊云新,叶国英.外科护理学[M].4版.北京:人民卫生出版社,2018.

[9] 赵剡.急诊分诊指南[M].武汉:武汉大学出版社,2013.

[10] 乔萍,狄树亭,储媛媛.急危重症护理[M].北京:中国科学技术出版社,2018.

[11] 中华人民共和国卫生部.急诊病人病情分级指导原则(征求意见稿)[J].中华危重症医学杂志(电子版),2011,4(4):241-243.

[12] 金静芬,刘颖青.急诊专科护理[M].北京:人民卫生出版社,2018.

[13] 桂莉,金静芬.急危重症护理学[M].5版.北京:人民卫生出版社,2022.

[14] 尤黎明,吴瑛.内科护理学[M].7版.北京:人民卫生出版社,2022.

[15] 赵祥文,肖政辉.儿科急诊医学[M].5版.北京:人民卫生出版社,2022.

[16] 周谊霞,蒋谷芬.急危重症护理学[M].2版.北京:中国医药科技出版社,2022.

[17] 李勇,俞宝明.外科护理[M].4版.北京:人民卫生出版社,2022.

[18] 李乐之,路潜.外科护理学[M].5版.北京:人民卫生出版社,2021.

[19] 郭茂华,王辉.急救护理学[M].北京:人民卫生出版社,2019.

[20] 王芳.急救护理学[M].3版.北京:人民卫生出版社,2021.

[21] 童培建,郑晓辉.创伤急救学[M].2版.北京:人民卫生出版社,2021.

[22] 易敏,王映华,陈湘岳.急救护理技术[M].上海:同济大学出版社,2019.

[23] 程忠义.急救护理技术[M].北京:科学出版社,2018.

[24] 唐少兰.急危重症护理技术[M].2版.北京:人民卫生出版社,2016.

[25] 吕静,卢根娣.急救护理学[M].北京:中国中医药出版社,2021.

[26] 中华医学会.临床技术操作规范重症医学分册[M].北京:人民军医出版社,2009.

[27] 中华护理学会耳鼻喉科护理专业委员会.气管切开非机械通气患者气道护理标准[J].中华护理杂志,2020,55:10-14.

[28] 李小寒,尚少梅.基础护理学[M].7版.北京:人民卫生出版社,2022.